우리 몸을 살리는 슈퍼푸드

우리 몸을 살리는 슈퍼푸드

2판 1쇄 인쇄 | 2025년 1월 5일
2판 1쇄 발행 | 2025년 1월 10일

編 | 유현민
디자인 | 정원미
펴낸이 | 이현순

펴낸곳 | 백만문화사
주소 | 서울특별시 마포구 토정로 214(신수동)
대표전화 | (02) 325-5176
팩스 | (02) 323-7633
신고번호 | 제2013-000126호
홈페이지 | www.bm-books.com
이메일 | bmbooks@naver.com
Copyright©2025 by BAEKMAN Publishing Co.
Printed & Manufactured in Seoul, Korea

ISBN 979-11-89272-44-9(13510)
값 22,000원

우리 몸을 살리는 슈퍼푸드

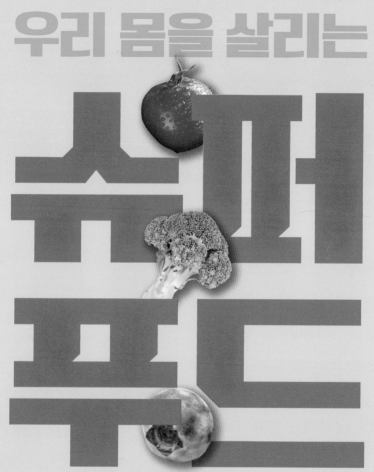

유현민 編

백만문화사

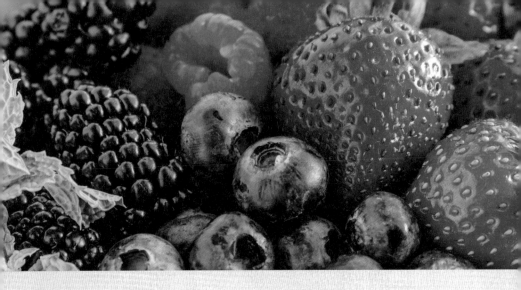

미국의 영양학 박사 스티븐 플랫에 의해 처음 언급된 '슈퍼 푸드'는 건강
을 증진시키는 다양한 요소들로 이뤄진, 영양 밀도가 높은 음식을 가리키
는 말로써 '밀도 높은 건강식품'을 말한다. 슈퍼 푸드는 전반적인 건강 증
진뿐만 아니라 아주 뛰어난 기능을 가지고 있기도 하며 슈퍼 푸드라 지칭
되는 여러 음식들은 공통적으로 적은 열량과 높은 섬유질, 높은 오메가3
지방산과 다수의 식물화학성분, 다량의 비타민 및 미네랄 등을 함유한다
는 공통적인 특징이 있다. 그러니까 슈퍼 푸드 음식은 '높고 깊은 영양가'
를 가졌으며 '우리 몸 전반적인 건강 상태에 도움'을 주는 식품이라고 생각
하면 된다.

  각각 푸드마다 차이가 있지만 몸건강, 면역력증진, 항암효과, 비타민, 노
화방지, 성장기에 도움 되는 성분들이 다량 함유되어 있고 일반적으로 섭

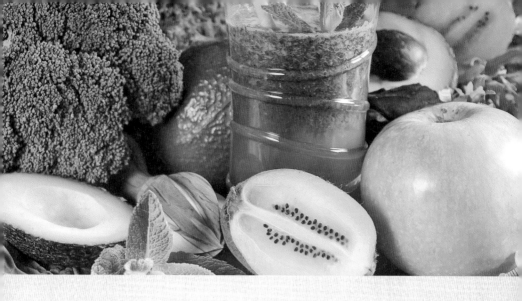

취하는 음식들에 비해 많은 양이 들어 있어 효과가 있다.

슈퍼 푸드를 선정하는 기준 중 가장 중요한 기준은 슈퍼 푸드가 항산화 작용을 한다는 것이다. 그렇다면 항산화란 무엇인가? 우리 몸속의 산소가 불안정 상태에 있을 때를 활성산소라고 하는데 이 활성산소는 생체 조직을 공격하고 세포를 손상시키는 등 우리 몸에 부정적인 영향을 준다. 이러한 산화 작용을 억제하는 것이 바로 항산화이다. 그리고 면역력을 향상시켜 우리 몸이 건강하게 유지될 수 있도록 하는 작용을 한다. 또한 암 예방과 암의 치료에도 두드러진 영향을 준다는 점에서 슈퍼 푸드의 존재는 분명 지구가 선사한, 신이 선물한 것임이 분명하다는 확신을 갖게 한다.

유현민

| 차 례 |

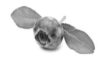

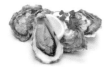

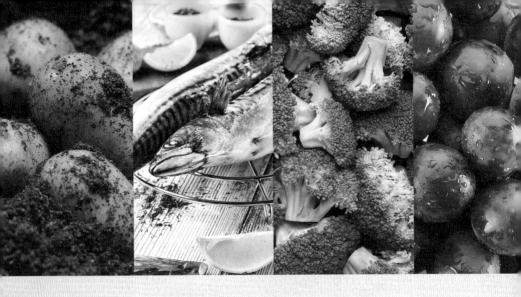

누구나,
100세까지 장수할 수 있다

건강에 필요한 식생활과 환경이 이상적으로 지속되었을 경우 인간은 120
세까지 살 수 있다고 한다. 120세를 목표로 하는 초장수자들은 어떤 식생
활을 해왔는지 현재의 식사법과 함께 비교해 보자.

1 조식粗食

검소한 음식을 말한다. 중년시대에는 메밀이나 좁쌀, 보리밥이 주식이었으며 흰쌀
밥은 그다지 먹지 않았다.

2 감자류의 비중이 크다

감자류에는 비타민과 섬유질, 미네랄과 건강에 없어서는 안 될 비타민C가 많이 들
어있다.

3 끈적끈적한 식료품을 많이 먹는다

띄운 콩과 토란, 해조류 등 끈적끈적한 물질을 무틴이라고 한다. 무틴은 체세포의 싱싱함을 유지하면서 노화를 방지한다. 장수촌의 장수자들은 모두 토란을 먹는 양이 많았는데 무틴식료품의 효과가 컸던 것이다.

4 식염의 양이 적다

식염의 과량섭취는 고혈압을 초래하므로 뇌졸중의 원인이 된다. 그래서 120살에 사망한 일본노인 이즈미 시게치 할머니는 요리를 싱겁게 먹었고 계란찜에는 아예 간을 넣지 않았다고 한다.

5 채소와 과일은 제일 좋은 것

사람의 수명은 일생동안 얼마만큼의 채소를 먹는가에 따라 결정된다고도 한다. 그것은 과일과 채소에 비타민C와 섬유질, 칼륨이 많이 들어 있어 감기와 소금의 해를 막는다는 뜻이다.

6 생선을 잘 먹는다

생선 특히 정어리와 고등어 등을 자주 먹는 것이 좋다. 이런 것들에는 성인병을 막는 성분이 많아 노화를 방지한다.

7 매일 된장국을 먹는다

미역, 다시마 등 해조와 감자, 거기에다 신선한 제철의 채소를 넣어 끓인 된장국에는 160여 종의 유용 균이 함유되어 있는데 그 생균효과는 아주 좋다. 최근에는 또 된장국의 항암작용이 주목되고 있는데 연명효과도 높아지고 있다. 아무튼 해조를 많이 먹는 기회가 두드러지게 많았던 것이 장수의 원인으로 되었던 것이다.

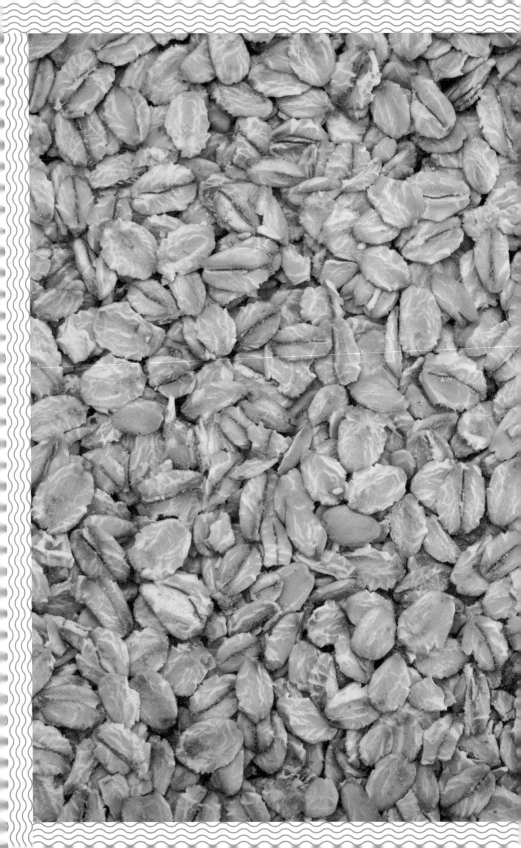

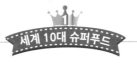

귀리

oat

콜레스테롤을 없애주는 최고의 곡물

재배종인 귀리는 볏과에 속하는 한해살이 또는 두해살이풀로 그의 열매를 말한다. 보리나 밀보다 가늘고 길며 배 쪽에 세로로 홈이 있다. 원산지는 중앙아시아 아르메니아 지방이라고 하며 한국에는 고려시대에 원元나라 군대의 말먹이로 가져온 것이 시초로 여겨진다.

최근 영양적 가치가 새롭게 주목받고 있는데 섬유질이 풍부하여 다이어트에 좋다. 귀리를 볶은 다음 거칠게 부수거나 납작하게 누른 것, 혹은 이 것으로 죽처럼 조리한 음식을 오트밀이라 하는데, 우유에 타먹는 시리얼의 원류로 볼 수 있다. 귀리는 세계에서 4~5번째로 생산량이 많은 곡물이나 그 중 5%만이 식용으로 쓰이고 나머지 95%는 사료로 이용된다. 국내에서는 거친 식감으로 인해 소비량이 극히 적고 유통량의 대부분을 수입에 의존하였으나 타임지에서 건강에 좋은 10대 음식으로 선정되면서 주목받기 시작하여 소비량이 급격히 늘고 있다.

귀리는 아미노산 6종을 골고루 함유하고 있어 근육형성과 신진대사에 중요한 역할을 하며 귀리에 많이 함유되어 있는 불포화지방산과 리놀렌산은 심장순환계 질환을 예방하고 콜레스테롤을 낮추어준다.

양질의 지방산 이외에도 귀리에 풍부한 수용성 식이섬유소인 '베타글루칸'은 콜레스테롤 수치를 낮추어 심장병, 당뇨병 환자에게 도움을 준다. 오트밀의 혈당지수는 다른 곡류에 비해 낮은 편으로 탄수화물이 체내에서 당으로 바뀌어 피로 들어가는 속도가 느리기 때문에 인슐린 분비가 적어 다이어트에 도움이 되고 변비 예방식품으로도 좋다. 그리고 귀리에 들어 있는 페룰릭산은 결장암 예방효능이 탁월하다.

귀리에 들어 있는 섬유질과 단백질 등 다양한 영양소들의 막강한 시너지 효과를 얻을 수 있는 것 외에도 싸고 쉽게 구입할 수 있고 응용이 쉬운 식품이라는 것이 귀리의 장점이다. 섭취방법으로는 오트밀, 제과 및 빵을 통하는 것이 좋다. 이때 비타민이 풍부한 야채주스와 같이 먹으면 영양적으로 궁합이 맞다.

만 들 기

귀리수프

재료
귀리 한 컵, 멥쌀 반 컵, 양배추 1/4통
브로콜리 1개, 호박 1/4통, 양파 1/2개
당근 1/2개, 아스파라거스 조금
표고버섯 1개
소금 약간, 육수(다시마와 북어 끓인 물)

1 귀리와 멥쌀은 충분히 불려두고 채소들은 모두 송송 썰어둔다.
2 올리브유를 냄비에 두르고 야채들과 소금을 약간 넣고 볶아준다.
3 채소가 다 볶아지면 귀리와 멥쌀을 넣고 준비한 육수를 한 국자 넣고 더 볶아준다.
4 쌀이 반투명해지면 나머지 육수를 넣고 끓이면서 육수가 부족하면 물을 더 붓고 중불에서 한 시간 가량 끓여주면 된다. 바닥에 눌지 않도록 가끔 저어준다.

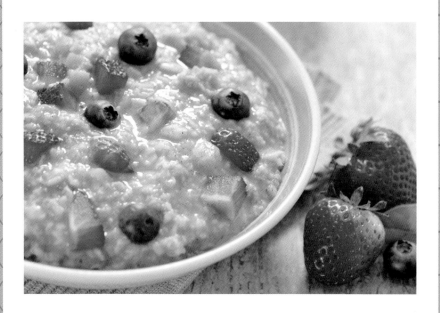

　칼슘이 풍부하게 들어 있어 뼈가 약한 사람들의 뼈를 튼튼하게 해주며 필수 아미노산이 많아 성장기 어린이들의 발육을 촉진한다. 그리고 혈관에 콜레스테롤이 점차 쌓이게 되면 혈관이 좁아지고 혈액순환이 되지 않아 동맥경화 등이 나타날 수 있는데 귀리에 풍부한 불포화지방산이 콜레스테롤을 없애 그 수치를 낮춰줌으로써 동맥경화는 물론 심근경색 등의 성인병 예방에 좋으며 혈압을 떨어뜨려 혈압을 조절한다.

　귀리에 함유된 베타글루칸은 몸속에 있는 노폐물을 분해해 없애주고 열을 내리며 독을 제거하는 역할을 하여 암세포 증식을 막아주는 데 탁월하다. 또한, 철분이 풍부해 빈혈이나 어지럼증을 개선하는 데 효능을 볼 수 있으며 식물성 섬유질이 아주 풍부하여 변비를 막아주는 데 효과가 크다.

Superfood

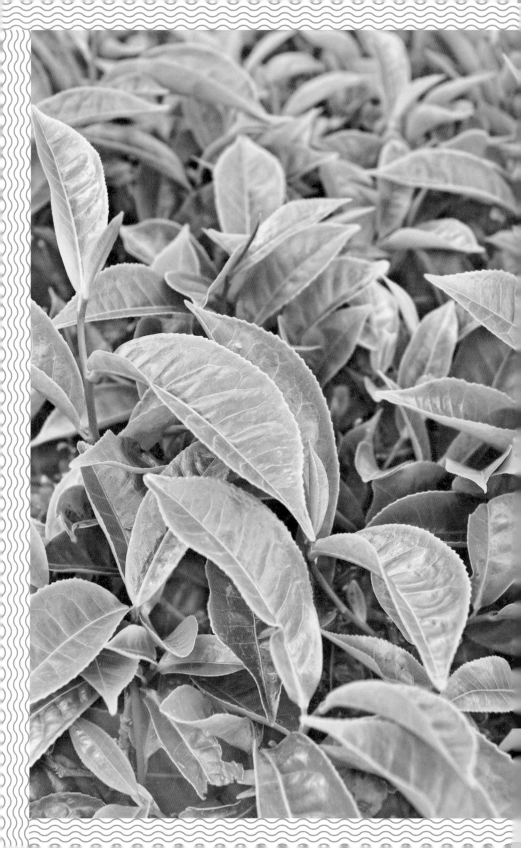

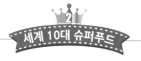

녹차
green tea

마실수록 건강으로 이끄는 세상의 차

푸른빛이 그대로 나도록 말린 부드러운 찻잎을 우린 것이 녹차이다. 녹차는 기원전 3,400년 경 중국의 황제 신농씨가 최초로 해독제로 썼다는 전설이 '식경'에 기록되어 있는 것으로 보아 이미 인간이 오래전부터 약초로 사용해 왔다는 것을 짐작할 수 있다.

공업화사회가 되면서 환경적, 그리고 직업적인 중금속 노출에 의한 생체 내 중금속 축적은 우리의 건강을 위협하고 있고 특히 카드뮴과 같은 환경 변이원성 중금속은 암과 직간접적으로 밀접한 관계가 있는데 녹차의 타닌 성분은 중금속과 결합하여 이들을 몸 밖으로 배출시키는 역할을 한다.

녹차에는 '카테킨'이라는 떫은맛을 내는 성분이 있는데 신진대사를 원활하게 해주고 체지방을 분해하는 성분이 탁월하며 콜레스테롤 개선에 도움을 준다. 비타민C보다 100배나 강한 항독 작용을 하는 폴리페놀이 많이 들어 있으며 종양 발생을 초기에 억제하고 간이나 심장, 위와 같은 질환에 효용이 깊으며 각종 암을 예방하는 효능이 있다.

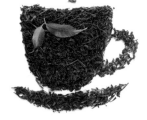

차는 콜레스테롤 수치를 낮추고 혈관 내벽에 혈전이 생기는 것을 막아주고 관상동맥 질환

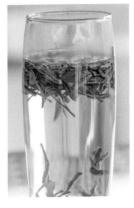

이나 심장마비를 예방하는데 이상적이며 체중 감소에도 효과적이다. 하루에 녹차 세 잔 이상 마시면 카테킨과 항돌연변이 작용으로 암과 치매를 예방할 수 있다. 이 카테킨 성분은 쌉싸름한 맛을 내는데 몸속의 나쁜 활성산소를 없애고 항산화 효과가 비타민 E의 50배, 비타민 C보다 100배가 높다고 한다. 카테킨은 위암, 폐암 등을 예방하고 콜레스테롤 흡수를 저해하여 체내 지질 축적을 방지하며 또한 혈압을 낮추고 심장을 강화하고 감기 바이러스의 활동을 저지시킴으로써 면역력 향상에도 도움이 된다.

녹차의 또 다른 성분 중 아미노산의 일종인 '테아닌'은 몸과 마음을 이완시키고 혈압을 낮추며 학습능력과 집중력을 높여준다. 녹차는 커피에 비해 카페인이 1/3 가량 적다.

성인병을 예방하는 성분 또한 풍부하다. 흔히 고혈압에 원인이 되는 것이 소금인데 소금 속의 나트륨 성분이 혈액의 삼투압을 상승하게 하기 때문이다. 녹차에는 칼륨 성분이 있어 나트륨을 몸 밖으로 배출하도록 해 고혈압을 막아주기도 한다. 또한 콜레스테롤이 혈관에 붙어 혈관 벽을 딱딱하게 만들거나 혈관 통로를 좁게 만들어 동맥경화 등을 유발시키는데 차에는 EGDg라는 독특한 성분이 있어서 콜레스테롤을 줄여주고 몸 밖으로 배출될 수 있도록 도와준다.

현대사회의 모든 음식물은 중금속에 오염되어 있다. 보통 중금속은 호흡기나 소화기를 통해 몸 안으로 들어가면 배설되지 않고 쌓여 중금속 중독을 일으키게 된다. 녹차에는 그러나 이러한 중금속을 해독하는 효능이 있다. 이것은 녹차에 들어 있는 카테킨 성분 때문인데 이 성분이 동위원소가 뼈의 골수에 다다르기 전에 인체로부터 제거시켜 준다.

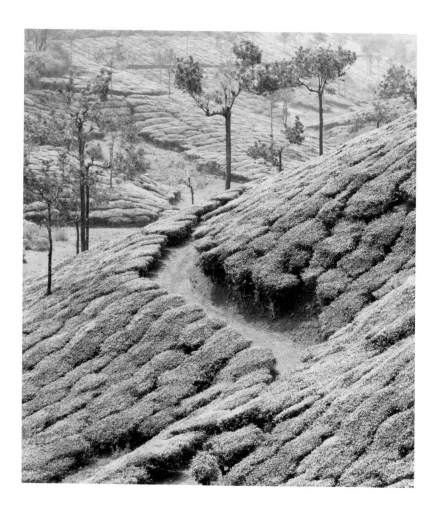

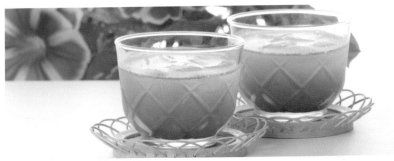

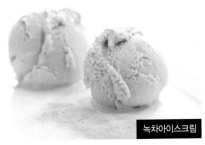

녹차아이스크림

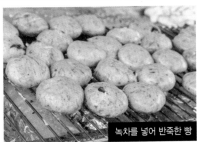

녹차를 넣어 반죽한 빵

만 들 기

녹차를 우리는 법

재료
잘 건조시킨 녹차 재료를 구입한다.
유기농 대작을 이용하는 것이 좋다.

1 일반 주전자를 이용해도 좋고 우림도구가 있으면 그것을 사용하면 된다.

2 바닥에 깔릴 정도의 녹차를 넣는다.

3 전기포트 등에 끓인 물을 적당하게 붓는다.

4 뚜껑을 닫고 전체를 천천히 서너 바퀴 돌린다.

5 차는 세 번 정도 우려서 먹으면 좋고 차에 따라서는 네 번도 좋다.

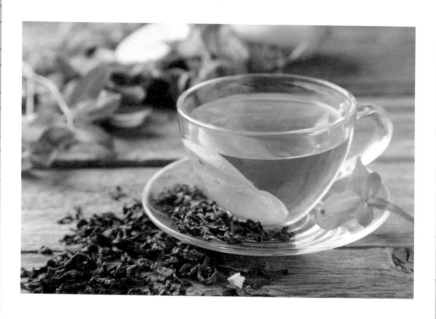

항암효과가 뛰어나 발암억제작용을 하는데 피부, 식도, 전의, 십이지장, 소장, 대장, 폐, 간, 췌장, 유선, 방광 등의 장기와 발암물질에 의한 암과 자외선에 의한 암, 자연 발생 암을 억제한다. 고혈압, 동맥경화 예방, 콜레스테롤을 저하시키는 작용, 중금속 제거 효과, 치매에 대한 효과가 있다.

Superfood

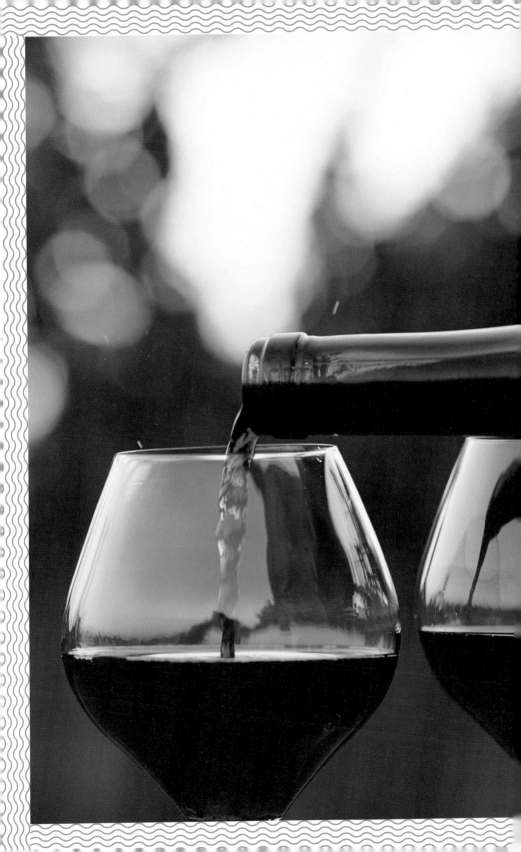

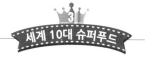

적포도주

red wine

신이 빚은 술

적포도를 원료로 하여 껍질과 씨, 알맹이를 모두 숙성시켜 만든 포도주를 칭하며 붉은 색소를 추출하는 과정에서 씨와 껍질을 그대로 넣고 발효시키므로 씨와 껍질의 탄닌 성분이 함께 추출되어 떫은맛이 난다. 이 맛이 바로 우리 몸의 활성산소를 해가 되지 않도록 바꾸어 주는 항산화 물질이다.

화이트 와인과는 달리 껍질을 제거하지 않고 발효시키며 통 안에서 숙성시킴에 따라 특유의 적색 빛깔이 나오게 된다. 적포도주는 붉은색이 진할수록 좋다. 폴리페놀은 포도의 씨, 껍질, 과육 모두에 존재하지만 과육보다는 씨와 껍질에 주로 많다. 그래서 껍질과 씨를 없애고 만드는 백포도주의 효능에는 심장질환 예방효과가 없다.

적포도주에는 좋은 콜레스테롤을 몸속에 증가시키는 폴리페놀 물질이 백포도주의 약 10배가 들어 있다. 폴리페놀은 심장질환, 뇌 질환, 암의 예방에 도움이 되고 혈압을 내리고 긴장감을 없애며 스트레스 해소에도 도움이 된다. 그리고 혈관 주변에 쌓인 유해산소를 막아 주는 역할을 하는데 정기적으로 와인을 마시게 되면 심장병을 예방해 준다.

그리고 적포도주의 폴리페놀 중 레스베라트롤이라는 성분은 식물이 세균의 공격을 받을 때 분비되는 강력한 항균물질이며 특히 껍질과 씨에 많이 들어 있다. 강력한 항산화력을 가지고 있어 활성산소를 억제해 세포산화를 막아 노화를 방지하고 피부미용효과, 항염증작용을 한다. 또한 동맥경화를 일으키는 혈중 나쁜 콜레스테롤인 LDL 콜레스테롤을 감소시키는 데 도움을 주어 뇌혈관을 보호하고 뇌신경 세포의 노화와 손상을 억제함으로써 치매를 예방해주며 하루에 한 잔씩을 마시게 되면 혈당을 조절하여 성인병이라 일컬어지는 제2형 당뇨를 예방하고 개선한다.

마실 때에는 차게 하거나 하지 않고 실온에서 마시며 장수하는 나라에서는 와인을 매일 마신다고 한다.

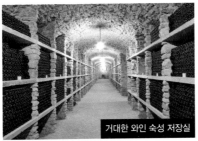
거대한 와인 숙성 저장실

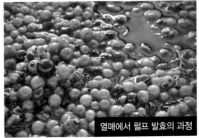
열매에서 펄프 발효의 과정

만 들 기

적포도주소스

재료
포트와인 100ml
베흐블랑 소스 200ml
소금 3g
후추 3g

1 포트와인을 2/3정도로 졸인 다음 준비한 버터소스를 섞어서 사용한다.
2 그냥 졸여서 만든 것과 향신료를 첨가하여 만든 것은 차이가 나기 때문에 향신료를 넣으면 그렇지 않은 것보다 맛과 향이 더 풍부하다.

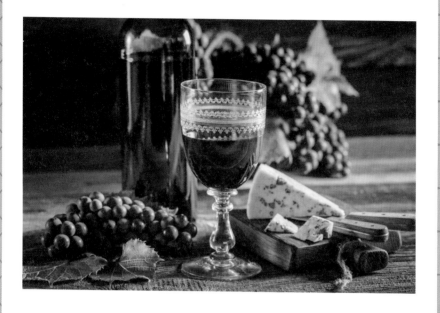

적포도주의 효능 중에 심장 질환의 예방효과가 있는데 이것은 폴리페놀 덕분이다. 심장질환은 순환기 장애의 일종이고 순환기 장애의 최대 원인은 동맥경화이다. 동맥경화는 동맥의 혈관 벽이 손상이 되어서 막히거나 단단하게 굳어져서 파괴되는 것을 말한다. 이런 증상이 심장에서 일어나면 심근경색이고 뇌에서 일어나면 뇌경색이 되는 것이다. 적포도주는 이를 예방하는 데 탁월하다.

또한 적포도주의 폴리페놀 중 레스베라트롤이라는 성분은 강력한 항산화력을 가지고 있어, 활성산소를 억제해 세포산화를 막아 노화를 방지하고 피부미용효과, 항염증작용 등을 한다고 알려져 있다.

Superfood

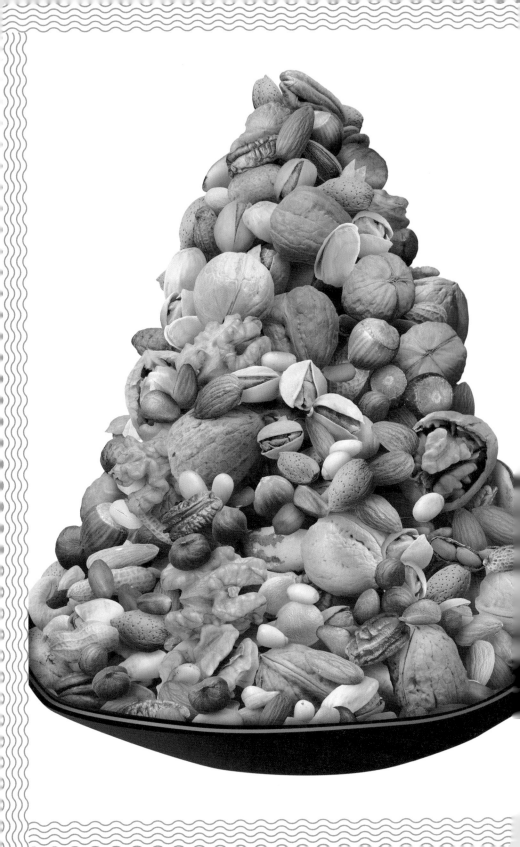

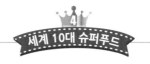

견과류
nuts

지구가 선물한 건강식품

견과류가 우리 몸에 좋다고 하는 것은 심장질환과 혈관질환을 예방한다는 점이다. 불포화지방산이 많이 들어 있어 우리 몸에 좋지 않은 중성지방과 혈청 콜레스테롤 수치를 낮춰주는 역할을 하고 혈관에 있는 지방을 없애 혈액이 잘 순환되도록 하여 심장질환, 혈관질환을 예방한다.

그리고 불포화지방산의 종류인 오메가-3 지방이 뇌신경세포를 활성화하고 견과류를 씹어 먹을 때 뇌를 자극하여 뇌의 혈류량이 늘어나 뇌 건강에 좋다. 비타민E가 들어 있어 탈모예방, 노화방지, 피부미용 등에 효과가 있으며 세포막을 보호하고 혈액의 흐름을 돕는다.

다음 네 가지 몸에 좋은 견과류에 대해 알아보자.

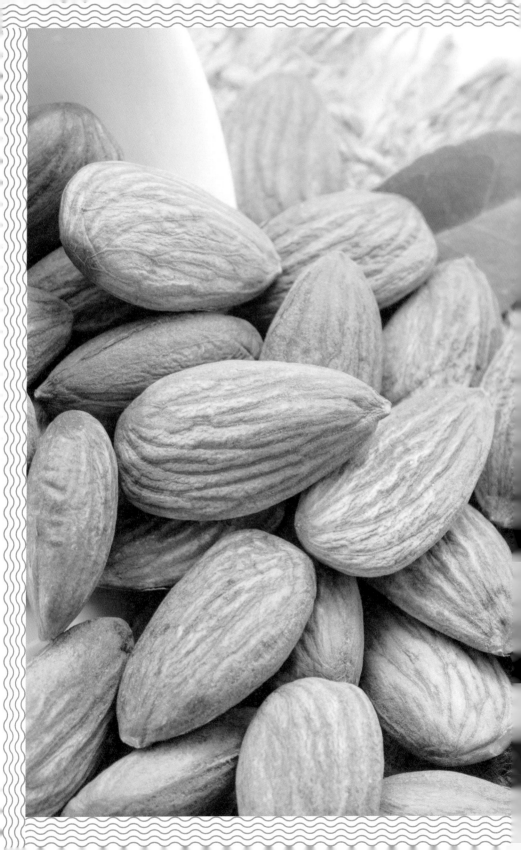

아몬드
almond

암 자살 세포를 활성화하고 치매 예방에 탁월

아몬드는 장미목 장미과 벚나무 속에 속한 중동 원산의 식물이다. 쌍떡잎식물이며 과육 껍질에는 주름이 잡혀 있다. 나무에서 나는 씨앗이 사람들이 알고 있는 아몬드로 대개는 도토리와 같은 견과류로 생각하지만 사실은 복숭아나 자두 같은 핵과에 해당한다. 한자로는 복숭아 도桃자를 써서 편도라고 부른다. 아몬드 꽃은 복숭아꽃과 상당히 흡사한 모양이며 아몬드 열매는 복숭아 모양이다. 익으면서 껍질이 터져 속의 씨앗, 즉 우리가 먹는 아몬드가 나온다. 편도선 역시 이 부분의 생김새가 아몬드처럼 생긴 것에서 유래한 명칭이다.

아몬드는 항산화 물질인 비타민E와 셀레늄의 주요 공급원이다. 비타민E는 치매(알츠하이머병) 예방에 도움을 주고 뇌세포의 노폐물을 제거해 세포를 활성화시키는 강력한 항산화 물질로 뇌 건강 영양소로 주목받고 있다. 셀레늄은 체내에서 생성된 과산화수소를 분해하여 세포의 손상을 억제하는 항산화기능을 한다. 아몬드에 풍부한 섬유소는 배변활동을 순조롭게 도와주고 지방 흡수를 방해하여 다이어트에 좋은 식품이다.

불포화지방산인 리놀렌산은 콜레스테롤을 낮추고 노화를 방지하며 심장질환을 예방하는데도 탁월한 효과를 나타내고 있다. 아몬드뿐만 아니라 호두나 잣 같은 모든 견과류에는 엘라그산이 들어 있는데 이것은 암 자살 세포를 활성화시켜서 특히 암 환우들에게 좋다. 그러나 견과류는 대체적으로 지방 함량이 높아서 칼로리가 높고 소화에 장애를 줄 수 있으므로 하루 한 줌(대략 25~30g) 정도가 적당하다.

만 들 기

아몬드잼쿠키

재료
버터 50g, 설탕 40g, 소금 1/3티스푼
바닐라엑스트랙트 1/3티스푼
달걀노른자 1개, 박력분 80g
아몬드슬라이스 50g

미리준비하기
① 버터와 달걀은 실온상태로 둔다. ② 아몬드슬라이스를 잘게 부순다.
③ 쿠키 팬에 베이킹페이퍼를 깐다. ④ 오븐은 섭씨 170도로 10분 간 예열한다.

만들기
1 볼에 실온 상태의 버터를 넣고 핸드믹서 거품기로 가장 약한 단계에서 30초 정도 풀어준다. 그리고 설탕과 소금을 넣고 부드러운 상태가 되도록 거품기로 가장 약한 단계에서 30초 휘핑한 후 달걀노른자를 넣고 거품기로 30초간 휘핑한다.
2 박력분을 체에 내려넣고 고슬고슬한 상태가 될 때까지 실리콘 주걱으로 섞는다.
3 반죽을 일정한 크기의 모양으로 빚은 후 반죽에 아몬드슬라이스를 골고루 묻힌다.
4 쿠키 팬에 깔 유산지에 일정한 간격으로 나열한 다음 반죽의 가운데 부분을 손가락으로 눌러 오목하게 만든다. 미리 예열해 둔 오븐에 넣어 15~20분간 굽는다.
5 충분히 식힌 다음 일회용 짤 주머니에 딸기잼을 넣고 쿠키의 오목한 부분을 채워 완성한다.

EFFECT
효능

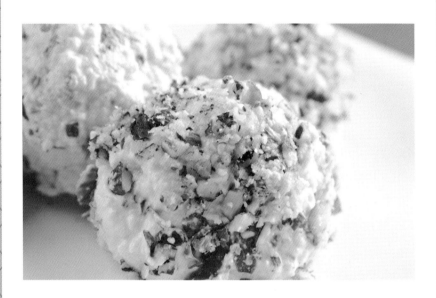

아몬드에 풍부하게 들어 있는 비타민E는 세포가 노화되는 것을 막아주고 활성산소를 제거하는 작용을 하여 두뇌발달이나 기억력향상, 집중력을 높이는 데 도움이 되고 치매예방에도 도움이 된다. 뼈를 건강하고 튼튼하게 해주는 칼슘, 마그네슘, 인 등의 성분들이 풍부하여 꾸준히 챙겨 먹으면 뼈를 강화시켜 성장기 어린이들의 성장발육에도 좋고 골다공증을 예방해주는 효능을 볼 수 있다. 아몬드의 껍질에는 플라보노이드라는 성분이 풍부하게 들어 있어 우리 몸속에 있는 활성산소들을 제거하는 강력한 항산화 작용을 하기 때문에 노화를 막아주면서 부드러운 피부를 만드는 등의 피부미용에도 도움이 된다. 풍부한 불포화지방산은 우리 몸에 유해한 콜레스테롤과 포화지방의 수치를 낮추어 줌으로써 고혈압이나 심근경색 등의 심장질환을 예방하고 개선하는 데 도움이 되며 당뇨병 예방에도 효능을 볼 수 있다.

Superfood

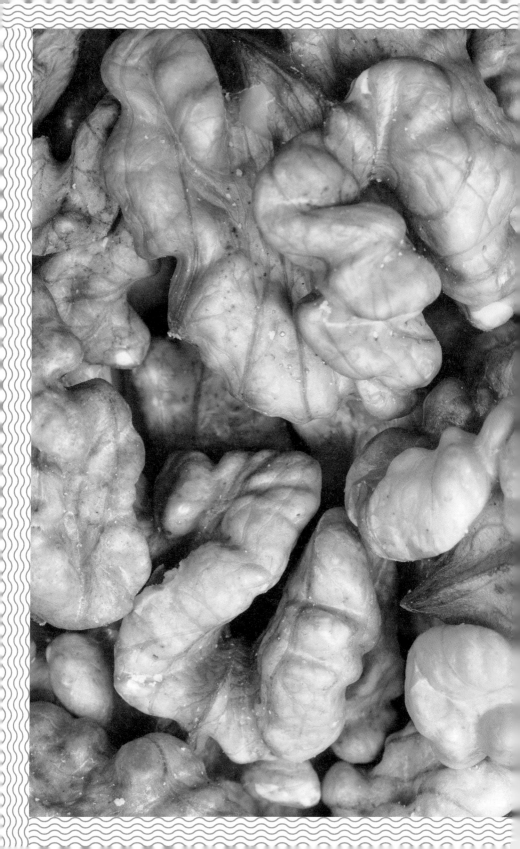

호두
walnut

항산화제가 견과류 중 최고인 놀라운 슈퍼 푸드

호두는 호두나무속에 속하는 나무에서 얻어진 견과이다. 호두는 둥글고, 하나의 씨만을 가지고 있는 핵과로 다량의 단백질과 많은 필수 지방산을 포함하고 있다.

견과류 중 항산화제가 가장 많이 들어 있어 하루 7개만 먹어도 질병을 예방하고 콜레스테롤을 낮추고 생성을 차단한다. 이것은 호두가 다른 견과류보다 플리페놀 함량이 높기 때문이다.

호두가 좋은 것은 혈전을 만드는 포화 지방이 아니라 오로지 불포화지방산과 일포화지방산으로 구성돼 있기 때문이며 암 예방에 좋은 섬유질과 마그네슘 등의 훌륭한 공급원으로 암 예방과 관련된 식물생리활성물질이 풍부하기 때문이다.

하루에 몇 개만 먹어도 식물성 오메가3 지방산은 물론 알파 리놀렌산, 멜라토닌, 구리, 망간 등 필요한 양을 섭취할 수 있고, 구하기 힘든 감마 토코페롤 형태의 비타민E는 심장을 보호해준다. 혈중 콜레스테롤을 낮춰주는 식물 스테롤이 풍부하고 당뇨병 예방에 좋은 섬유질과 마그네슘 등의 훌륭한 공급원으로 또 뇌를 보호해주고 알츠하이머와 파킨슨병의 진행을 늦춰준다. 별로 좋아하지 않는다면 으깨거나 잘라서 시리얼이나 과일에

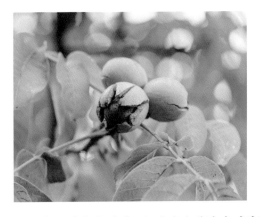

섞어서 먹도록 한다. 1주일에 몇 번 호두 한줌씩을 먹는 것만으로도 심장마비 위험을 많게는 51%나 줄일 수 있다

우리나라에는 옛날부터 '동형동치^{類治}', '동물동치^{同物同治}'라는 사상이 있다. 즉 간장이 약하면 간장을 먹고 신장병에는 소나 돼지의 신장을 먹는다는 뜻이다. 그렇다면 뇌의 경우에는 무엇을 먹어야 하는가? 호두^{核桃}를 먹는다. 호두는 껍데기에 있는 주름이라든지 속에 있는 알의 모양이 뇌와 흡수하다. 그래서 호두를 먹으면 뇌의 노화방지에 도움이 된다고 한다.

호두는 또 뇌세포의 혈행을 좋게 하여 기억력을 높이고 치매와 뇌졸중의 예방에 도움이 되는 성분이 많이 함유되어 있다. 기억력을 높인다는 것은 혈액순환을 순통케 하고 뇌의 활성을 윤활 시키며 뇌의 노화를 방지하는 것이다. 호두는 그 성분의 70%가 지질인데 그 속에는 기억력을 증진하고 불로장수 효과가 높은 리놀산과 리놀렌산 등의 불포화지방산이 다량으로 함유되어 있다. 이런 지방산들은 혈액 속의 콜레스테롤을 떨어뜨리고 혈관의 지방을 씻어내고 혈액을 항상 맑은 시냇물처럼 막힘없이 흐르게 한다. 그래서 혈전이 형성되는 것을 방지할 수 있으며 뇌와 심장의 젊음을 유지할 수 있다.

그리고 호두에는 노화를 막는 비타민E가 많은데 몸 전체의 쇠퇴를 미연에 방지한다. 남성정력기능을 보강하고 허리를 튼튼하게 하는 작용도 있다. 호두를 약간 불에 태워 잘게 썰어서 검은깨, 산초 등을 섞어 뜨거운 물에 타서 매일 세 번씩 복용하면 신장을 강하게 한다.

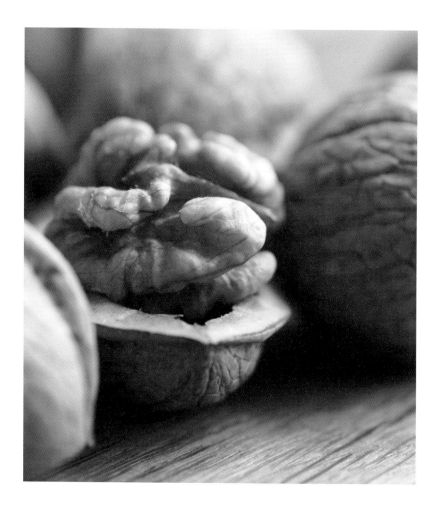

호두과자

재료
호두
우유 2큰술
계란 2개
도넛믹스
버터 100g
팥앙금

1 우유와 계란을 잘 섞어주고 도넛가루는 체로 쳐서 넣어준다.

2 녹인 버터를 넣고 잘 섞어준다.

3 반죽이 완성되면 팥앙금은 대략 3g씩 떼어낸 후 호두를 박아준다.

4 호두과자 팬에 기름칠을 하고 반죽을 1/2 정도 넣고 앙금과 호두를 올리고 반죽으로 덮어준다.

5 앞뒤로 1분 만에 뒤집어가며 약 4~5분 구워준다.

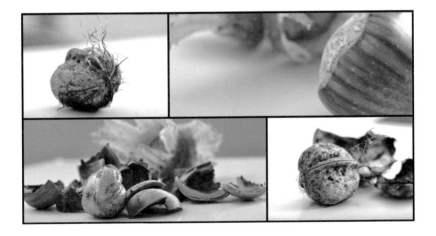

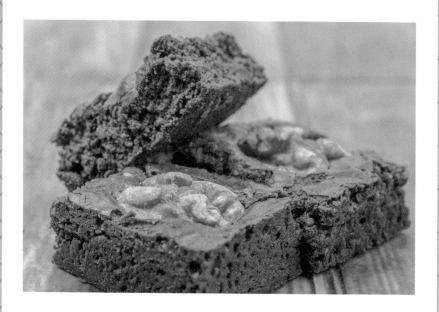

   단백질과 인체 필수 영양성분인 불포화지방산이 풍부함으로써 이러한 성분들은 뇌세포 자양과 뇌기능 향상에 도움이 되며 지방, 단백질, 당질, 수분, 섬유질, 인, 칼슘, 비타민A, B, C, E 등과 각종 미네랄이 풍부하며 비타민 B1, 칼슘, 인, 철분 등은 노화방지와 강장에 탁월한 효능이 있다.

   호두에 함유되어 있는 지방산은 불포화지방산인데 이 중 리놀산과 리놀레인산은 혈중 콜레스테롤을 감소시키는 데 도움을 주어 각종 성인병을 예방하는 데 효능이 있고 고혈압 예방에도 도움이 된다. 그리고 식물성 오메가3 지방산인 알파리놀렌산이 풍부하여 남성 생식기, 남성 불임에 효과가 좋다.

Superfood

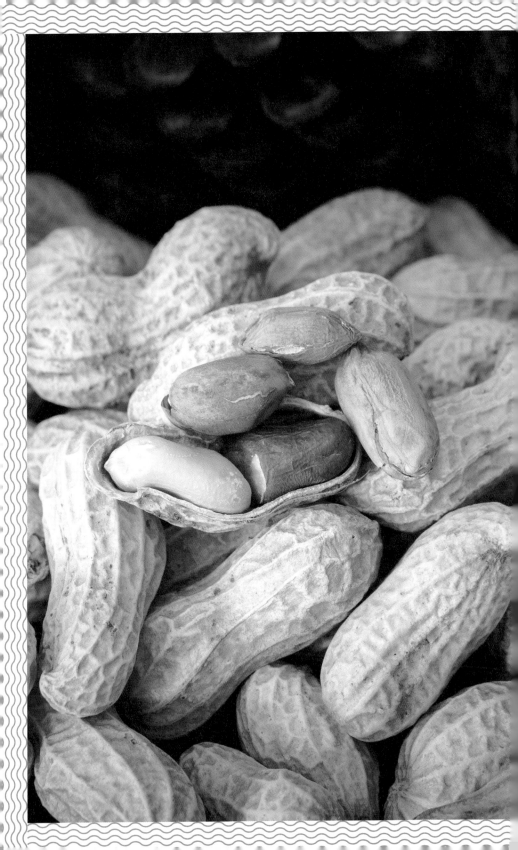

땅콩

peanut

당뇨에 좋고 스태미나를 키운다

원산지가 남미인 땅콩은 꽃이 지고 나서 꼬투리가 땅속으로 파고 들어가고 난 후 열매가 열린다고 해서 한자로는 낙화생落花生이라고도 불린다. 필수아미노산, 불포화지방, 지용성비타민, 나이아신, 마그네슘 등 몸에 이로운 성분이 많이 함유되어 있는데 땅콩은 무엇보다 당뇨환자들에게 좋다. 꾸준히 섭취를 하면 혈당이 급격하게 올라가는 것을 막아주며 비타민B와 레시틴은 머리를 맑게 해주고 다양한 비타민 성분들이 피로회복에 도움을 준다.

열대원산의 고온성 여름작물이며 생육기간은 긴 편이다. 높이는 60cm 정도로 줄기가 바로 서는 것과 뻗어가는 것이 있다. 잎은 어긋나며 잎자루가 길다. 미국에서 중국을 거쳐 정조 2년에 들어왔는데 재배에 실패하였고 순조 30년에 재배에 성공하였다.

땅콩은 지질 45%와 단백질 30% 이상을 함유하고 있으며 비타민 B1과 B2가 들어 있어 영양적으로 아주 우수한 식품이다. 주로 열매를 볶아 먹는데 과자를 만들거나 땅콩죽과 같이 환자의 보양음식으로 이용하기도 한다. 단백질과 지방이 많아 스태미나 식품으로 잘 알려져 있고 필수 지방산이 많아 고혈압의 원인이 되는 혈청 콜레스테롤 수치를 조정해 준다.

땅콩은 껍질째 먹는 것이 좋다. 땅콩 껍질엔 레스베라트롤이란 파이토케미칼 성분이 있어서 대장염증 억제 효과가 있고 생이나 볶은 것보다 삶은 경우가 항산화력이 높다.

요즈음에는 마트 등에서 땅콩나물을 파는데 영양소가 월등하여 인기가 높다. 땅콩이 땅콩나물로 자라면서 칼로리는 1/7, 지방 함유량은 1/13로 줄어들어 살찔 걱정을 덜어준다.

땅콩을 나물로 키워 먹으면 항산화 물질인 레스베라트롤의 함유량이 90배 이상 증가하고 뿌리 부분에는 신체를 맑게 해주는 사포닌 성분이 홍삼의 6배 이상 증가한다.

만 들 기

땅콩수프

재료
땅콩버터
소고기 육수 2컵
양파 1개
생강 1/5쪽
마늘, 고추 약간
카레 2스푼

1 소고기 육수, 양파, 생강, 마늘, 고추, 카레를 물을 조금 넣고 끓인다.
2 다른 냄비에다 토마토소스와 땅콩버터를 약한 불에 걸쭉하게 섞어준다.
3 그런 다음 두 가지를 섞어서 끓인다. 기호에 따라 소고기 육수 대신 소고기를 넣고 끓여도 된다.

효능 EFFECT

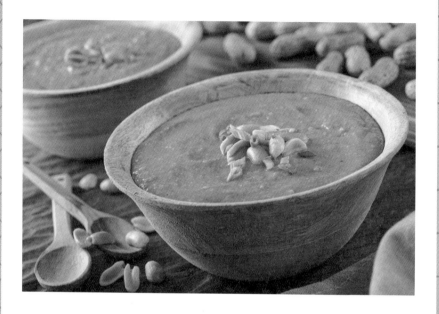

　불포화지방산인 올레인산과 리놀산이 풍부해 콜레스테롤이 혈관 벽에 축적되는 것을 막아 동맥경화증을 예방하는 효과가 있으며 심장과 혈관을 튼튼하게 해주며 뇌기능 향상, 치매 예방, 피부미용에 뛰어난 효과가 있다.

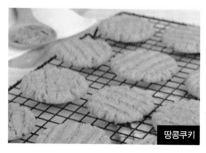

땅콩쿠키

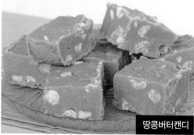

땅콩버터캔디

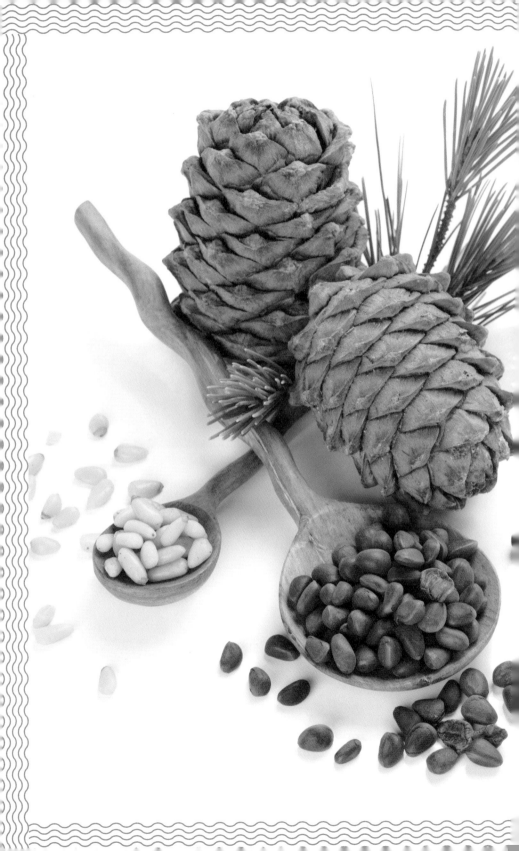

견과류 ❹

잣
pine nut

불로장생의 식품

잣을 생산하는 전나무는 매우 곧고 크게 자라며 가지가 사방으로 빙 둘러 나가 길게 퍼진다. 나무껍질은 어린 나무였을 때는 붉은 갈색을 띠다가 커갈수록 흑갈색이고 얇은 조각이 떨어지며 잎은 짧은 가지 끝에 5개씩 달린다.

예로부터 불로장생의 식품, 신선의 식품으로 알려져 있으며 풍부한 영양과 고소한 맛으로 널리 사랑을 받아왔다.

열매는 솔방울처럼 생긴 구과球果에 들어 있고 달걀모양이며 실편 끝이 길게 자라 뒤로 젖혀진다. 아주 큰 솔방울 모양의 열매가 갈색으로 여물며 2~3년을 주기로 많이 열렸다 적게 열렸다 한다. 종자는 날개가 없고 이듬해 10월에 익으며 속에 있는 흰 배젖은 향기와 맛이 좋으므로 식용 또는 약용으로 쓰인다. 약으로 사용할 때는 해송자海松子라고 한다.

잣에는 지방유가 약 74% 정도 들어 있고 그 주성분은 올레인산, 리놀렌

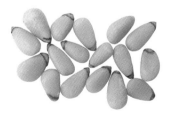

산이다. 약성은 온화하고 맛이 달다. 오래 먹으면 노인성변비에 장의 유동운동을 촉진시키면서 배변을 용이하게 하는 효과가 있다.

잣씨앗을 가을에 채취하여 겉껍질을 벗겨 햇볕에 말려 쓰거나 생것을 쓴다. 물로 뭉근하게 달여 복용하거나 소량씩 계속해서 먹는다. 식용으로 할 때는 익은 씨앗을 견과, 잣죽으로 끓여 먹고 고명으로도 쓴다. 백자주柏子酒라고 하는 잣술을 담가서 마시면 좋다.

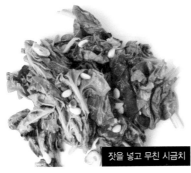
잣을 넣고 무친 시금치

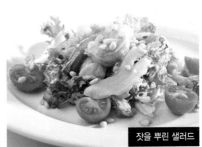
잣을 뿌린 샐러드

만 들 기

잣죽

재료
잣 60g
불린 쌀 1컵
현미 불린 것 1/3컵
육수 4컵

1 육수를 붓고 현미를 넣은 뒤 믹서에 간다.
2 불린 쌀 1컵을 모두 믹서에 넣고 갈아준다.
3 잣도 넣어 갈아준다.
4 냄비에 넣고 약한 불에 끓이며 계속 익을 때까지 저어준다.

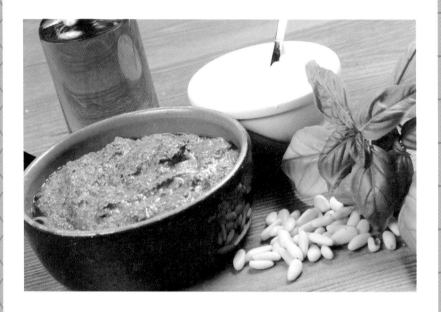

  자양강장효능이 있으며 폐와 장을 다스린다. 폐결핵, 중풍, 손발 저림, 안면신경마비, 이질, 산후풍, 변비, 현기증, 원기부족에 좋으며 치매를 예방하고 머리를 맑게 하며 혈액순환을 좋게 해 마음을 안정시키고 혈압을 내리며 중성지방을 분해한다.

Superfood

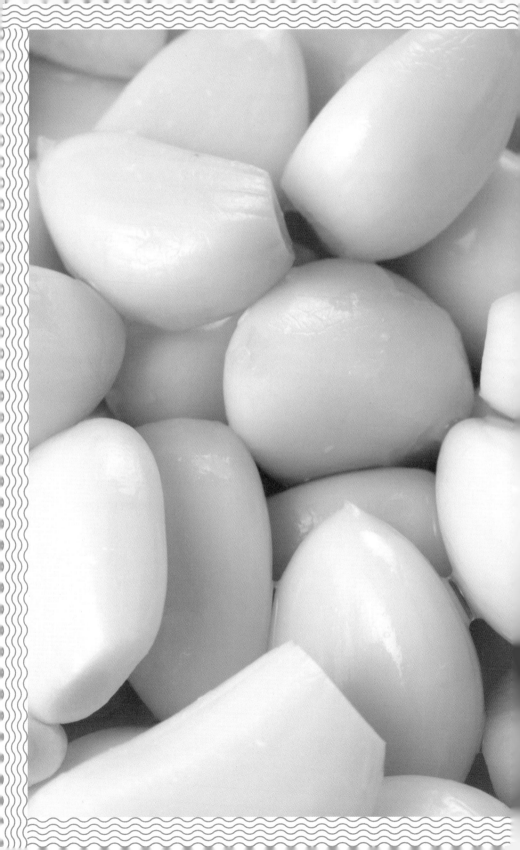

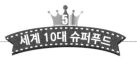

마늘
garlic

밭에서 나는 산삼, 장수촌 사람들의 비결

마늘은 '일해백리−害百利'라 불리는데 이는 강한 냄새를 빼곤 100가지 이로움이 있다는 뜻이다. 사람은 누구나 오래 살고 싶은 욕망이 있는데 세계의 장수촌 사람들에게 있어 공통점은 그들이 사는 마을이 바로 마늘의 주산지라는 것이다.

마늘에는 알리신이라는 성분이 있는데 이 성분은 비타민 B1의 흡수율을 높여 피로회복, 스태미나 증진에 탁월하며 혈액순환을 촉진하여 피로를 해소하는 데 도움을 준다. 강력한 살균, 항균 작용도 뛰어나 식중독균과 위궤양을 유발하는 헬리코박터 파일로리균을 죽이는 역할을 한다. 뿐만 아니라 몸속에 유해 물질인 활성산소를 제거하는 항산화 기능이 있어 면역력을 증진시키고 질병에 강한 몸을 만들어주며 동맥경화와 심장질환을 예방한다.

알리신 외에도 유황 화합물질은 간암, 대장암 등의 예방에 도움이 되는데 미국의 한 연구 결과에 따르면 하루에 마늘 반쪽을 지속적으로 섭취했을 때 위암 발생 위험도가 50%, 대장암은 30%로 감소한다는 보고도 있다. 또한 성장기 두뇌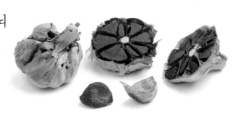
발달에 효과가 크고 기미 주
근깨나 잔주름을 예방하는 데
효과적이다.

사람이 늙으면 각종 호르몬이 고갈되는데 입안의 침샘이 마르고 소화기
능이 떨어지며 각종 성인병을 유발하고 정력 감퇴 및 노화가 촉진되면서
체온이 떨어진다. 그래서 스태미나 식품이나 노약자의 건강식품으로 각광
을 받고 있다.

마늘은 강한 살균력까지 있어 '요리해서 먹는 페니실린'이라는 별칭까지
붙었고 매일 한쪽씩 먹으면 위암, 결장암을 막을 수 있다는 연구결과도 나
왔다.

또한 마늘은 대표적인 정력 강화식품으로 알려져 있는데 이는 마늘에 들
어 있는 '리진'이라는 단백질이 정액에 들어가서 호르몬 활동을 조절해 정
자의 기능이 더 활발해지기 때문이며 혈전을 제거하기 때문에 혈관질환에
도 도움이 되기 때문이다. 또한 난소와 정소의 기능을 향상시켜 수태율을
높여주어 남자나 여자 모두에게 좋은 식품이라 할 수 있다.

동맥경화와 비만 예방에 좋은 마늘은 펙틴, 피트 산의 성분이 혈중 콜레
스테롤을 떨어뜨리고 체내에서 지방 분해를 촉진시켜 동맥경화증이나 비
만을 예방하기도 한다. 또한 음식 중에서 간 기능을 회복시키는 데 마늘보
다 좋은 것이 없다.

마늘의 대표 성분이 알리신인데 마늘을 자르거나 으깨면 이 성분은 마늘
속의 효소에 의해 자극성의 강한 냄새가 나는 알리신으로 변한다. 마늘 속

효소는 열에 매우 약해서 가열하면 기능을 상실한다. 마늘을 열탕에 넣거나 구울 때 냄새가 나지 않는 이유도 이 때문이다.

이 알리신이야말로 마늘이 지닌 최대의 유효성분으로서 항균성, 살균성이 강하고 편도선염, 위장장애 등에 효과가 있다.

알리신과 같은 성분에는 스콜지닌이 있다. 강장작용이 강하고 피로회복과 스태미나 보강에도 도움이 되는 성분으로서 마늘을 사용하면 정력이 증강된다고 말하는 것은 이 스콜지닌 때문이다. 그러나 마늘은 강정제로서 강력한 힘을 가지고 있으나 주의할 점은 공복 시에 먹으면 급성위염을 일으킬 우려가 있으므로 공복에는 삼가야 한다.

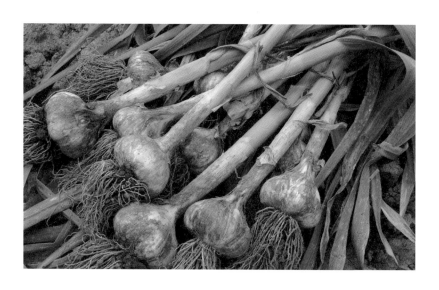

마늘수프

재료
마늘 10개
감자 보통 크기 1.5개
양파 1/4개
포도씨유 2/3티스푼
우유 200ml
물 200ml
식빵, 소금, 하얀 후춧가루 약간

1 감자와 양파의 껍질을 벗기고 마늘도 깨끗하게 깐다.

2 감자와 마늘을 얇게 저며 썰고 양파는 채를 썬다.

3 살짝 달군 냄비에 포도씨유를 두르고 감자, 양파, 마늘을 넣고 약한 불에서 볶아 준다.

4 양파가 투명해지면 물을 넣고 중약 불에서 푹 끓인다.

5 수프 재료가 다 익으면 우유와 함께 믹서에 곱게 간다.

6 갈아진 재료는 다시 냄비에 넣어 한소끔 더 끓인다.

7 농도는 우유로 조절하고 소금과 하얀 후추로 간을 한다.

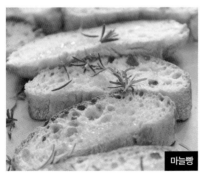
마늘빵

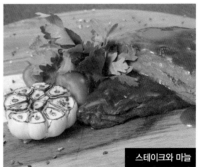
스테이크와 마늘

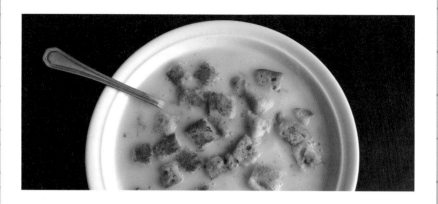

　인체 간암세포, 결장암세포 증식을 막는 효과가 있다. 대표적인 항산화제인 비타민E보다 약 2,000배나 강한 항산화효과가 있기 때문에 혈액과 세포를 건강하게 지켜주며 핏 속의 콜레스테롤을 줄여 혈액의 흐름을 좋게 하고 마늘 속의 칼륨이 피 속의 나트륨을 없애 혈압을 정상화시켜 고혈압을 예방한다. 또한 혈당치 개선에 효과가 뛰어나 당뇨병을 예방하며 인슐린의 분비를 촉진하여 비타민C와 함께 피 속의 포도당이 세포로 스며들게 돕는 작용을 한다. 피 속에 있는 독성을 해독하는 효과가 있으며 술로 인한 숙취와 위장 출혈의 부작용을 치료하며 또한 간세포를 활성화 시켜 간 기능을 회복시킨다. 비타민 B1과 결합, 알리디아민이라는 성분으로 바뀌는데 마늘의 주요성분의 하나인 아연성분이 많아 남성의 고환에 있는 주요성분인 아연을 보강하는 데 탁월한 효과가 있다. 위암과 위궤양을 일으키는 헬리코박터 파일로리균의 성장을 억제해 위장을 보호하고 위액의 분비를 촉진해 소화를 돕고 장운동을 활성화 시켜서 장 무력증에 효과가 있다. 오래도록 꾸준히 복용하면 위가 건강하여 소화를 돕고 위장의 기능을 튼튼하게 한다. 이밖에도 해독작용과 노화예방, 피로회복, 면역력 강화 등에 좋고 비만예방에 좋다.

Superfood

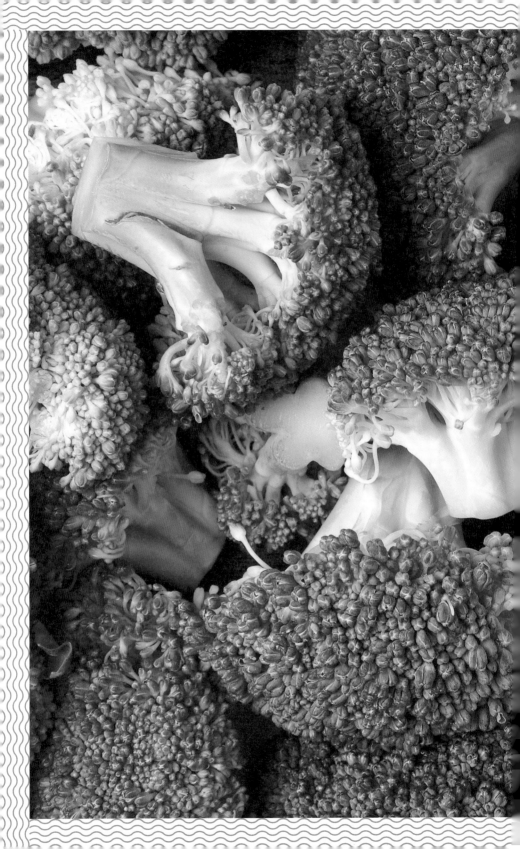

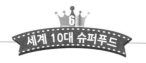

브로콜리
broccoli

성인병 예방과 암의 예방에 탁월한 효과

브로콜리는 항산화합물로 항암식품들 중 가장 강력한 효능을 갖고 있다. 항암효과에 뛰어난 설포라페인과 인돌이 함유되어 있어서 암과 대항하는 면역 효소를 활성화 하고 하루 한 컵만 먹으면 폐암, 위암, 결장암, 직장암, 대장암이나 유방암 등의 암 발생을 예방할 수 있으며 특히 65세 이하 흡연 남성의 결장암을 줄여준다.

브로콜리는 채식주의자들의 훌륭한 철분 공급원이다. 심혈관질환을 예방해주는 엽산이 풍부하고 카로티노이드 항산화제로 백내장 예방에 큰 도움이 되며, 혈액 응고와 뼈의 건강에 작용하는 비타민K도 상당량 들어 있다.

브로콜리는 비타민C가 레몬의 2배, 감자의 7배에 해당한다. 우리 몸에 나쁜 활성산소를 없애주고 피로회복이나 노화방지, 그리고 피부를 하얗게 하는 미백 효과가 뛰어나다. 비타민E가 풍부한 아몬드와 함께 먹으면 두뇌발달에 도움이 되고 오렌지와 함께 먹으면 비타민C가 강화되어 질병에 대한 저항력 또한 높아진다.

브로콜리는 많은 성인병의 예방에 효능이 좋은 것으로 알려진데다 미국 국립암연구소에서 선정한 최고의 암 예방 식품 중 하나로 꼽히면서 더욱 많은 관심을 받게 되었다. 플라보노이드가 풍부한 식품으로 심장병 발생을 20% 이상 줄일 수 있으며 유해산소를 없애는 항산화 성분도 풍부하게 함유되어 있다. 또한 비타민A를 비롯하여 B1, B2, 칼슘, 인, 칼륨 등의 미네랄 성분도 많이 들어 있다.

브로콜리를 매주 두 번 이상 먹는 사람은 매달 채소를 한 번 이하 섭취하는 사람에 비해 백내장 발생위험도 상당히 낮출 수 있다고 보고되어 있다. 브로콜리는 암의 예방뿐만 아니라 다양한 성인병의 예방에 큰 도움이 되는 것은 분명하다.

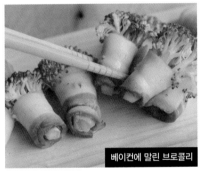
베이컨에 말린 브로콜리

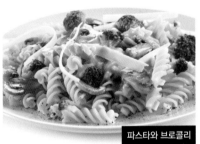
파스타와 브로콜리

만 들 기

브로콜리주스

재료
브로콜리 1개
무가당 요거트
잘 익은 키위 1개

---

1 찜기에 약한 불로 브로콜리를 5분 정도 찐다.
2 재료 세 가지를 믹서에 넣고 곱게 갈아준다.

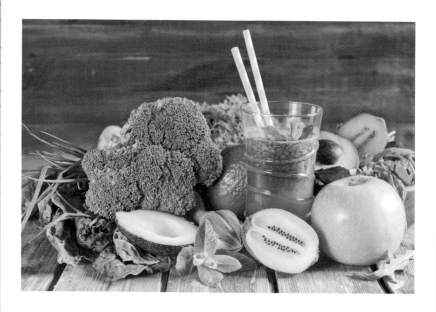

 브로콜리 속에 풍부하게 들어 있는 셀라늄은 노화를 촉진하는 활성 산소를 중화시켜 항암작용이 탁월하다. 특히 암중에서도 주로 전립선암, 대장암, 폐암, 간암, 유방암, 췌장암 등에 효과가 큰데 스트레스를 많이 받거나 환경오염 물질에 지속적으로 노출될 경우 45세 이상부터는 셀레늄을 많이 섭취해야만 한다.

 그밖에 셀레늄은 면역 체계를 강화해 질병을 예방하고 어린이 성장발육을 촉진시키며, 고혈압과 심장병 등 각종 성인병 예방에도 효과가 있다.

Superfood

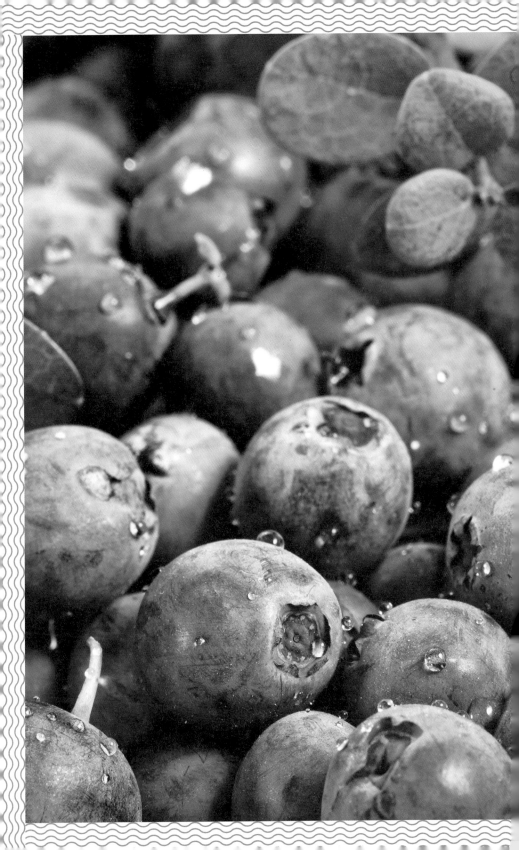

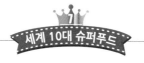

블루베리
blueberry

신이 내린 보랏빛 선물

진달랫과의 관목으로서 열매는 하늘색, 검은색이며 겉에 흰 가루가 묻어 있다. 비타민C와 철분이 풍부하고 달고 신 맛이 있어 생으로 먹거나 잼, 주스 등을 만든다. 북아메리카에 20여 종이 있는데 한국에는 정금나무, 산앵두나무가 있다.

신이 내린 보랏빛 선물이라 불리는 블루베리는 유럽에서는 빌베리라고 한다. 블루베리는 질병과 뇌의 노화를 일으키는 유해한 활성산소를 중화시키는 역할을 하는 보라색 수용성 색소인 '안토시아닌'이 풍부하고 동맥 혈관에 침전물 생성을 방지함으로써 심장병과 뇌졸중을 방지한다. 그리고 뇌와 근육 조직에 기능성 항산화 및 항염증 효능을 나타낸다.

블루베리의 안토시아닌은 시각에 관여하는 로돕신이라는 세포의 재합성을 촉진하여 시력회복 효과를 나타낼 수 있는 것이며 뿐만 아니라 혈중 콜레스테롤 감소, 노화방지, 노년정신건강향상의 효능이 있다.

맛있고 달콤한 블루베리에는 질병을 퇴치하는 식물성 화학물질, 플라보노이드, 수용성 식물섬유 등이 가득한데 이들은 암, 당뇨, 위궤양, 고혈압 등을 예방한다. 그리고 비타민C, 비타민E 등 천연 항산화 성분이 풍부해 지방의 연소를 돕고 면역력을 증진시키며 복부비만에 좋은 식품이다.

한마디로 말해서 블루베리는 거의 경이적이다. 전반적으로 몸의 염증을 완화하고 나쁜 콜레스테롤을 줄여준다. 대부분 아침에 많이 먹는 편인데 디저트로도 완벽하다. 간식이 생각날 때마다 섭취를 하면 더할 나위 없이 좋다.

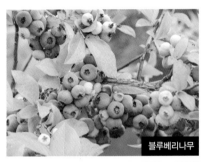

블루베리나무

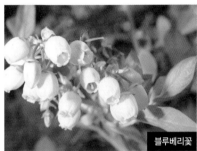

블루베리꽃

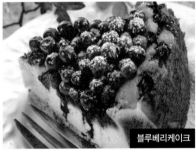

블루베리케이크

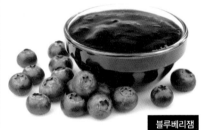

블루베리잼

먹 는 법

블루베리는 생으로 먹는 것이 안토시아닌의 흡수력을 높이는데 좋고 그릭요거트와 샐러드 등과 조합해서 먹으면 훌륭한 항산화 푸드가 될 수 있다. 특히 요구르트와 함께 먹으면 비타민E의 흡수율이 높아진다. 비타민E는 유해산소로부터 세포를 보호해 주는 기능이 있다.

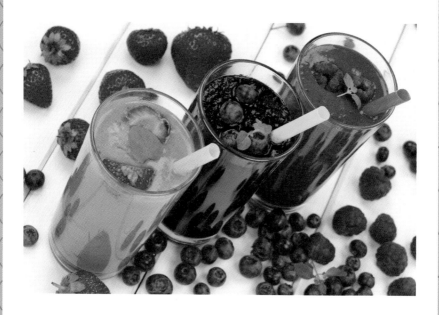

 안토시아닌의 성분이 있는데 이 안토시아닌의 성분은 눈의 망막을 구성하는 드롭신이 재합성되는 것을 활성화해 눈 건강에 매우 좋은 것으로 알려져 있다. 그리고 사과보다 3배나 높은 항산화제를 갖고 있는 대표적인 노화방지 식품 중 하나다. 혈액 안에 있는 노폐물을 제거해주는 작용을 통해서 콜레스테롤 수치를 낮춰준다. 이 밖에도 섬유소가 풍부하게 함유되어 있기 때문에 변비해소에도 좋으며 풍부한 식이섬유로 대장암 예방 효과, 뇌세포 보호 효과로 집중력과 기억력을 향상시키는 등의 장점도 있다.

Superfood

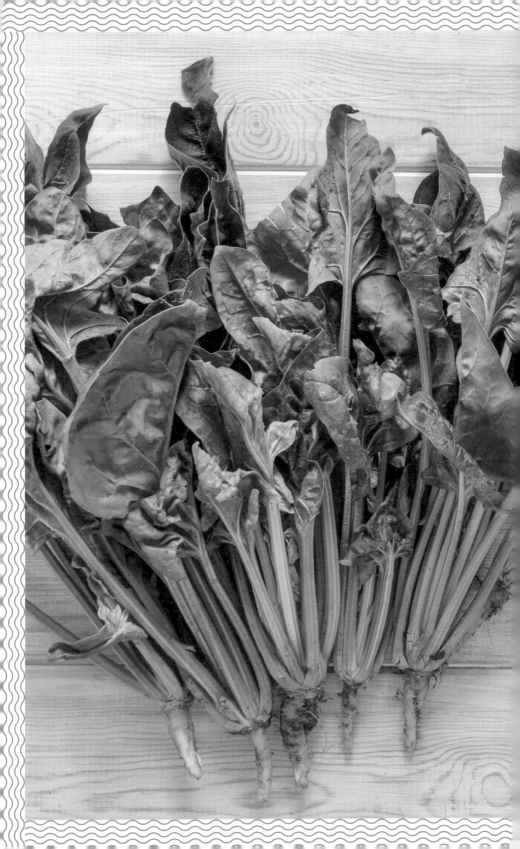

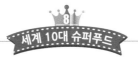

시금치
spinach

야채의 왕, 암의 저항력

'야채의 왕'이라고 불리는 시금치는 지금의 이란지역인 페르시아 지방이 원산지이다. 중국에는 7세기 당나라 시대에 전래되었고 우리나라에 들어온 것은 16세기경일 것으로 추정되고 있는데 철분, 비타민A, C가 많다는 것이 알려져 중요한 작물이 되었다.

시금치는 칼슘과 인, 철 등의 무기성분이 많고 특히 철분 함량이 많아 보혈과 빈혈예방에 좋은 채소로 알려져 있다. 또한 비타민A, B2, B6, C, K, 그리고 E와 같은 좋은 영양소들이 듬뿍 실려 있는데다 단백질, 섬유소, 오메가3 지방산, 칼륨 등도 풍부하다. 그리고 잎이 부드럽고 섬유가 적어 환자식으로 많이 이용되고 있으며 변비, 괴혈병 예방에도 효과적이며 소화를 돕는 식품으로 인정되고 있다.

시금치에 들어 있는 비타민K는 혈액을 응고시키고 뼈의 건강에 효과적이다. 시금치에 함유된 베타카로틴과 미네랄, 비타민C, 식물성 오메가3 지방산, 엽산 등은 고혈압이나 뇌졸중, 심장마비 등 심혈관질환의 위험을 낮추는 물질이다. A, C, E는 활성산소를 없애는 항산화 성분으로 암이나 심혈관질환, 백내장, 황반 변성, 관절염 예방에 아주 효과적이다. 그리고 고카로틴식품인 시금치에 풍부하게 들어 있는 카로티노이드는 눈에 좋고 많이 먹을수록 노화가 지연되며 폐암 등 각종 암이나 백내장을 예방하고 심장마비 발병률을 낮춘다. 또한 신경계통을 튼튼히 하고 심장병과 관계있는 혈관에 염증이 생기는 것을 예방해 준다.

　시금치의 영양소를 파괴하지 않고 그냥 받아들이려면 즙을 내서 마시는 방법이 좋다. 시금치에는 칼슘, 철, 인, 엽록소 등이 들어 있으며 뿌리에는 동과 망간 등이 들어 있다. 그리고 단백질까지 함유하고 있어 영양야채로 우수하며 생즙엔 특히 철분이 많아 빈혈 증세를 일으키는 사람에게 좋다.

　시금치는 체내의 유독한 요산을 분리해 배설시키는 작용을 하므로 류머티즘이나 통풍에 좋고 위와 장의 활동을 돕는 요소가 들어 있어 위장장해와 변비에도 좋다.『본초강목』에 보면 시금치는 '혈맥을 통하고 흉격을 열어준다'고 하였다. 이는 피를 잘 돌게 하고 심장과 비장 사이의 가슴 부분으로 호흡을 평하게 하는데 도움을 준다는 뜻이다.

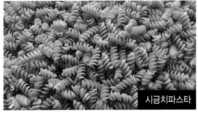
시금치파스타

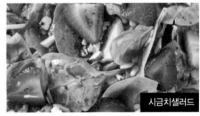
시금치샐러드

만 들 기

시금치주스

재료
시금치 한 줌, 바나나 1개
레몬즙 한 큰술, 물 반 컵

1 믹서에 시금치와 바나나, 레몬즙을 넣고 갈아준다.

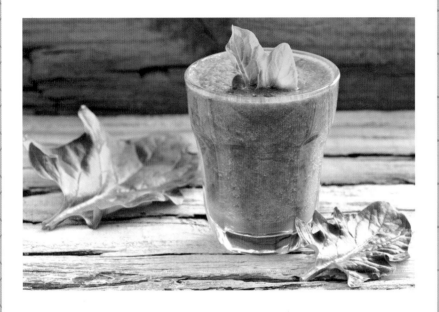

시금치의 영양성분 중에서 가장 주목받는 것은 엽산으로서 엽산은 DNA 합성과정에 필수적인 성분으로 암의 예방에 좋다. 그리고 엽산은 노인들의 뇌기능을 개선해 치매 예방을 감소시키는 효과가 있으며 노인 실명의 원인이 되는 노인성 황반변성을 막아 발병위험을 35%가량 낮춘다.

또한 시금치의 항산화물질인 베타카로틴은 뇌 신경세포의 퇴화를 예방해서 뇌의 노화현상을 막아주며 다량 함유된 비타민A는 비타민B와 더불어 탈모를 막는 데 도움을 준다.

Superfood

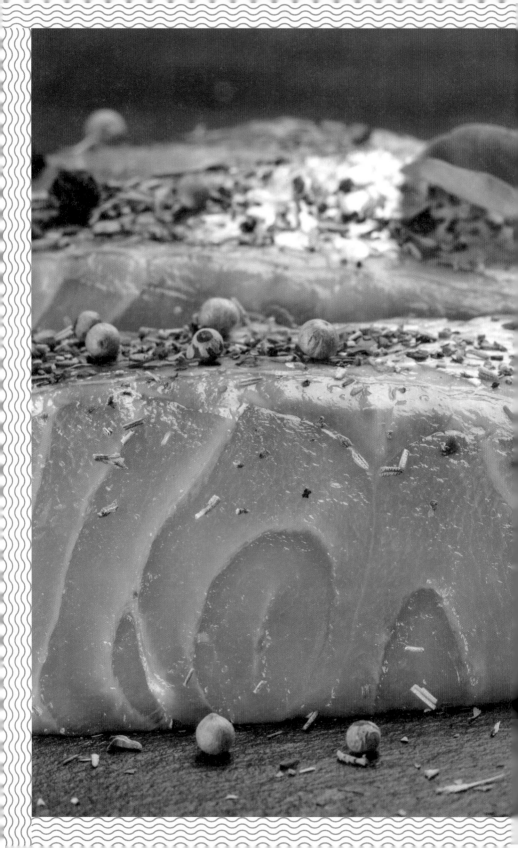

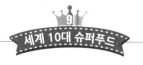

연어
Salmon

슈퍼 푸드 중 유일한 동물성 식품

몸은 비교적 가늘고 위아래로 약간 납작하다. 머리는 원뿔 형태이며 주둥이는 약간 뾰족하게 나와 있다. 해양에서의 몸빛은 등은 암청색, 몸 옆은 은백색이다. 민물에서 태어난 뒤 바다로 나가 일생의 대부분을 보내고 다시 민물로 돌아와 산란한다.

연어는 대표적인 고단백 저칼로리 식품으로 슈퍼 푸드 중 유일한 동물성 식품이다. 연어는 우리 몸에 이로운 오메가3(DHA, EPA)와 같은 불포화 지방산이 많이 함유되어 성장기 아이들의 발육은 물론 노인의 치매 예방에도 탁월하다. 오메가3는 관상동맥 질환을 줄이고 고혈압, 암, 고령에 따른 근육퇴행, 관절염, 우울증에서 벗어나게 한다. 이것이 몸에 축적되려면 최소한 5개월 이상 걸리므로 주 2~4회 꾸준히 섭취한다.

야생 연어나 찬물 생선 등을 많이 먹으면 비타민D 뿐만 아니라 비타민A와 E의 성분이 많아서 세포 점막을 튼튼하게 해준다. 감기에 좋으며 눈의 피로가 자주 오는 사람이나 피부가 건조한 사람들에게 효과가 있다. 그리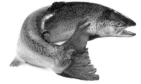고 혈관질환 개선에 도움을 주며 체내 중성지방 수치를 낮추어 주고 뇌세포 발달에 도움을 준다.

필수 지방산인 오메가의 섭취가 지나치게 많으면 염증을 많이 일으키게 되고 그 결과 혈액응고나 혈관이 좁아질 위험이 증가하므로 주의해야 한다. 오메가3 부족으로 오는 증상은 다양하다. 피로를 느끼고 변비, 감기, 우울증, 관절통 등이 나타날 수 있으며 심각한 만성질환에 생명이 위독할 수도 있다. 골다공증을 예방하는 비타민D와 강력한 항산화 성분 물질인 '아스타잔틴'이라는 붉은 색소 성분을 함유하고 있다.

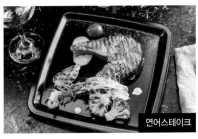
연어스테이크

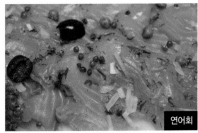
연어회

만 들 기

연어수프

재료
연어 한 조각, 양송이버섯 2개
브로콜리 2개, 당근 1개
마늘 3쪽, 야채(아무것이나 선택)
올리브유

1 야채를 깨끗이 씻고 마늘은 다져놓고 다른 재료들도 손질해 놓는다.
2 연어는 가시가 있는지 확인하고 사각 모양으로 썰어준다.
3 펄펄 끓는 물에 다진 마늘과 함께 익혀준다.
4 야채들은 아주 잘게 썰고 팬을 달군 뒤 올리브유를 두른다.
5 야채들을 아주 살짝 익혀준다. 그리고 연어를 넣고 국물을 부어 끓여준다.

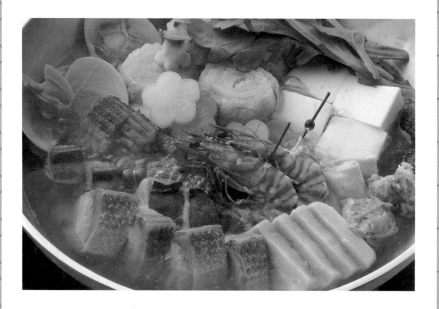

 비타민이 풍부한 생선이다. 특히 비타민D가 풍부해 칼슘이 우리 몸에 흡수되는 것을 돕는다. 여러 가지 비타민B군을 거의 함유하고 있어 성장과 소화를 촉진하고 위장장애를 완화해 주며 혈액 순환을 원활하게 하는 효과가 있다. 연어 살코기의 20%는 양질의 단백질로 구성되어 있다. 특히 다량 함유된 오메가3 지방산으로 각종 난치병이 예방되며 관절 염증회복에 좋다. 뇌세포를 활성화하는 DHA가 풍부하여 기억력 향상과 인지력 향상에 좋으며 치매 등 노인성 질환에도 좋다.

Superfood

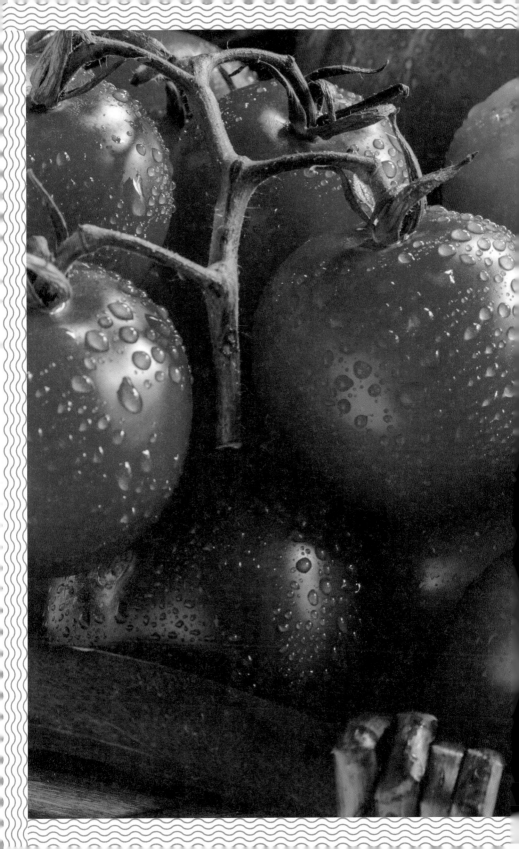

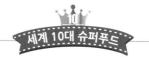

토마토
tomato

항암효과, 동맥경화 예방, 고혈압에 탁월한 채소

남아메리카 서부 고원지대 원산으로 일년감이라고도 한다. 일반적으로 옆으로 퍼지는 많은 가지가 있어 열매가 맺힐 때는 가로 누운 형태지만 촘촘하고 곧게 서는 것도 있다. 잎은 깃털처럼 갈라진 겹잎으로 다소 털이 있으며 강한 냄새를 풍기고 노란색 꽃이 무리지어 피는데 보통 붉은색, 주홍색, 노란색의 열매는 모양도 둥근 형에서 달걀형, 길쭉한 형 등 다양하다.

토마토는 과일이 아니라 채소이다. 과일과 채소의 차이점이라고 하면 보통 일년생이냐, 여러해살이이냐에 따라 분류된다. 토마토, 상추, 딸기, 수박, 오이, 참외들은 일년생이므로 채소에 속하며 사과, 배, 감, 귤, 대추, 포도 등은 일 년에 한번 열리고 죽는 것이 아니고 매년 계속 열리는 것이기 때문에 여러해살이로 분류된다.

열매는 부드럽고 즙이 많으며 작은 씨가 있는데 2개 이상의 방으로 되어 있다. 씨는 젤리 같은 과육으로 둘러싸여 있다. 샐러드에 날 것으로 쓰거나 채소로 요리해 먹으며 여러 가지 가공요리나 절임의 재료로 쓰인다.

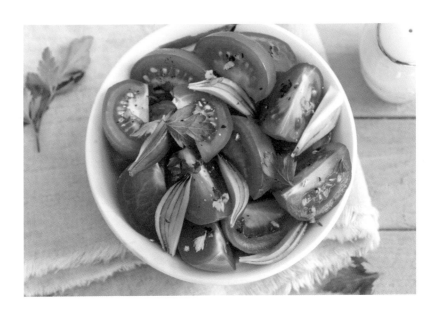

 황색채소에 있는 카로티노이드는 암을 예방하고 노화를 억제한다. 토마토의 붉은색을 내는 라이코펜은 생리활성 물질과 비타민C, 비타민K 등이 풍부하여 동맥경화를 유발하는 나쁜 콜레스테롤이 혈액에 과잉으로 축적되는 것을 방지하고 혈관을 부드럽게 하여 혈류를 개선하고 심혈관 질환을 예방한다. 또한 토마토의 칼륨은 몸속의 염분을 몸 밖으로 배출시켜 고혈압 예방에 도움이 되고 '루틴'은 혈관을 튼튼하게 하고 혈압을 낮춰주어 고혈압 환자에게 도움이 된다.

 그리고 토마토는 피로회복에 좋고 붉은 색을 띠게 하는 라이코펜 성분이 노화의 원인이 되는 활성산소를 몸 밖으로 내보내 노화방지에 도움을 준다. 토마토에 들어 있는 비타민K 성분은 몸 안에서 칼슘이 배출하는 것을 막아주어 골다공증이나 노인성 치매를 예방하는 데 아주 효과적이다.

 토마토와 토마토 가공제품에는 카로테노이드의 일종인 라이코펜의 함량이 매우 높다. 날 것일 때보다 조리, 가공하였을 때 생물학적 활성이 더 높으며 물에 잘 녹지 않고 기름에 녹는 지용성이라 기름과 함께 조리하면 흡수가 더 빠르다.

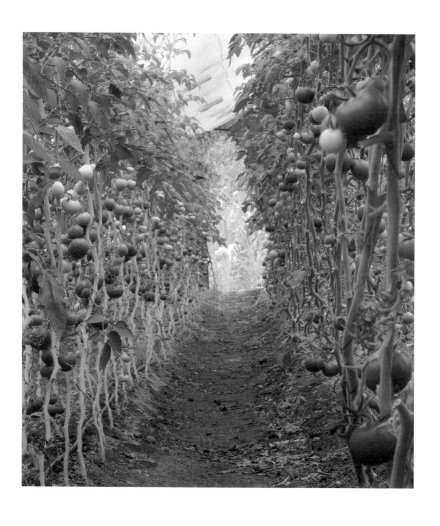

토마토수프

재료
토마토 500g, 셀러리 약간, 오이 1개
마늘 약간, 피망 1개, 양파 작은 것 1/2개
식빵 4쪽, 요구르트 2큰술, 식초 2큰술
올리브유, 소금 조금

1 토마토와 피망은 씻어서 속의 씨를 뺀다.

2 양파와 오이, 마늘은 깨끗이 손질하고 적당한 크기로 썰어둔다.

3 앞서 손질한 모든 재료들을 믹서에 넣어 곱게 간다.

4 약간 성근 체에 건더기를 걸러낸다.

5 그리고 올리브유와 식초를 넣고 소금으로 간을 맞춘 뒤 다시 믹서에 간 후 냉장고에 넣어 차게 보관한다.

6 먹기 직전 피망과 양파 잘게 썬 것을 위에 얹어 먹는다.

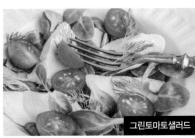
그린토마토샐러드

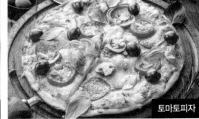
토마토피자

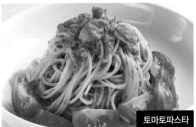
토마토파스타

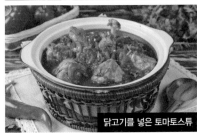
닭고기를 넣은 토마토스튜

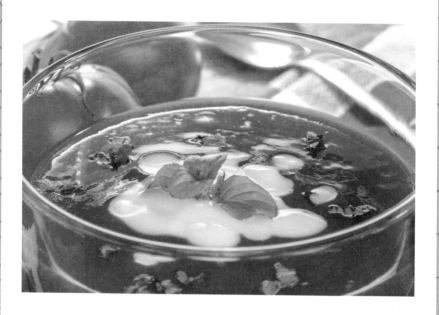

비타민C가 다른 과일보다 훨씬 풍부하여 항암효과에 뛰어나고, 토마토의 노란 부분에 많은 비타민A는 항산화 효과가 뛰어나다. 암이나 뇌졸중, 심근경색과 같은 질환에 효과가 있다. 무엇보다 토마토의 붉은색을 내는 색소인 리코펜은 탁월한 항암제로 익혀 먹으면 몸에 흡수가 더 잘 된다.

토마토에 함유된 리코펜은 동맥경화를 막고 비타민C와 루틴이 풍부하여 혈압을 낮춘다. 또한 혈전이 생기는 것을 막아 뇌졸중이나 심근경색을 예방하는 효과가 있다.

토마토에 함유된 비타민K는 칼슘이 빠져나가는 것을 막아 골다공증을 예방하며 부종을 없애고 당뇨병을 예방한다.

Superfood

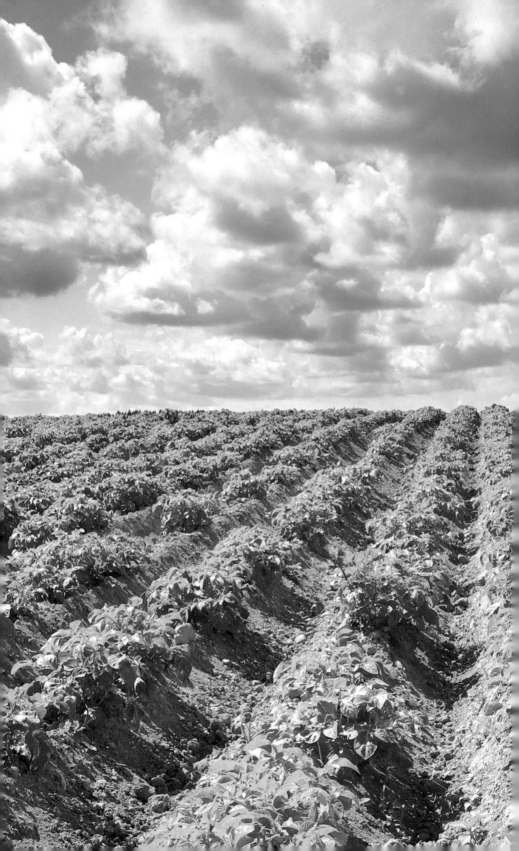

채소

—

VEGETABLE

—

가지 · 청경채 · 감자 · 고구마 · 콜리플라워 · 김치 · 핑거루트

당근 · 양파 · 양배추 · 우엉 · 케일 · 호박 · 여주 · 옥수수

파프리카 · 부추 · 생강 · 셀러리

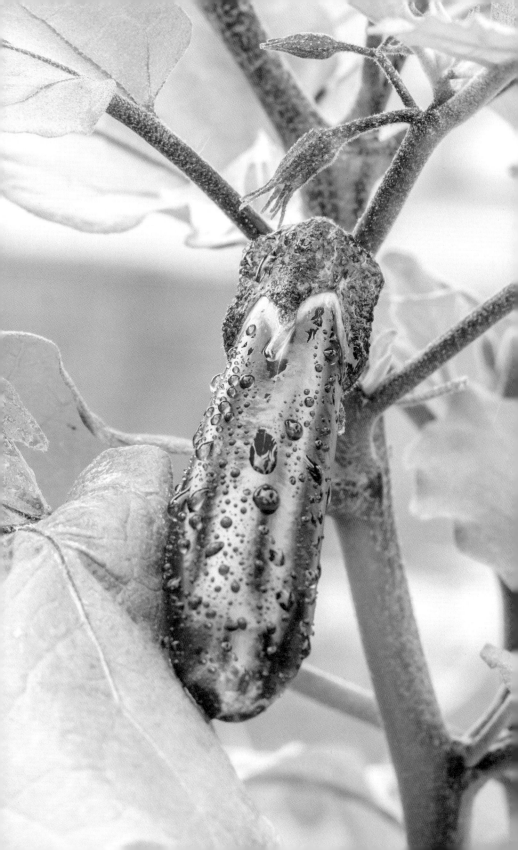

가지
eggplant

보라색을 지닌 유익한 채소

가지과의 여러해살이풀로 식물 전체에 별 모 양의 회색털이 나고 가시가 나기도 한다. 줄기 는 검은빛이 돌고 짙은 보라색이다. 꽃은 6월 ~9월에 피는데 줄기와 가지의 마디 사이에 꽃 대가 나와서 여러 송이의 연보라색 꽃이 달리며

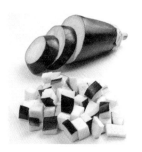

꽃받침은 자줏빛이다. 인도가 원산지이고 온대에 걸쳐 재배하는데 품종에 따라 다양하지만 우리나라에서는 긴 모양의 가지를 주로 재배한다.

가지는 수분이 93%나 될 정도로 대부분 수분으로 이루어져 있고 식이섬 유가 풍부해 장내의 노폐물까지 제거해 주며 장운동을 활발히 도와주어 장 건강은 물론 변비 예방에 효과가 있다. 또한 단백질과 탄수화물, 칼슘, 비타민A, C 등 아주 다양한 영양소를 함유하고 있다. 하지만 생으로 먹는 것은 소량의 독성이 있기 때문에 충분히 익혀먹는 것이 좋다. 안토시아닌 이 풍부하게 함유되어 있는 채소로도 유명하고 이는 눈의 피로 완화와 단 백질 합성에 도움을 줘 눈 건강에 도움을 주기도 한다.

가지의 껍질 속에는 안토시아닌 성분이 가득하여 혈중에 있는 콜레스테 롤의 수치를 낮추어 주며 중성지방을 제거해 주는 역할을 한다. 그러나 가

지는 몸을 차게 만들기 때문에 몸이 찬 사람이나 여성들 중에 배가 찬 사람, 임산부 등이 많이 먹는 것은 좋지 않다.

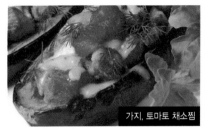
가지, 토마토 채소찜

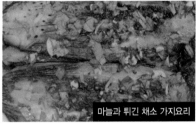
마늘과 튀긴 채소 가지요리

만 들 기

가지볶음

재료
가지 2개
양파 1/2개
마늘 4쪽
굴소스 1큰술
맛간장 1큰술
대파 1줄기
붉은 고추 1개
통깨 조금

1 가지를 깨끗이 씻어낸 후 꼭지를 떼어낸다.
2 가지를 적당한 크기로 썰고 팬을 약한 불로 달군 후 마늘 4쪽을 다진 후 넣어 볶아준다.
3 썰어둔 양파와 굴소스와 맛간장을 넣고 중간 불에서 볶아준다.
4 가지에 양념이 배일 정도로 익으면 대파와 붉은 고추, 통깨를 넣어준 다음 1~2분 정도 더 볶아준다.

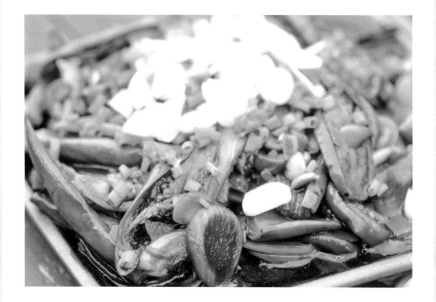

　채소들은 색깔별로 함유하고 있는 영양이 다른데 보라색을 지닌 채소들은 발암물질을 잡아주는 항산화 성분 폴리페놀이 많이 들어 있어 항암작용에 뛰어난 효능을 지니고 있다. 가지는 브로콜리나 시금치의 두 배 이상으로 높다.

　가지의 꼭지를 팔팔 끓인 물에 달인 다음 그 물을 마시면 편도선 예방과 다양한 염증 예방을 할 수 있다.

Vegetable

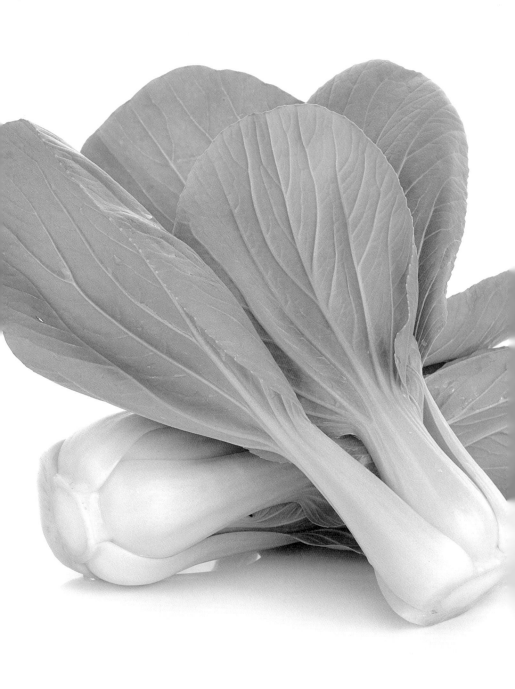

청경채
Pak Choi

항암효과, 심혈관질환을 예방해 주는 푸른 줄기나물

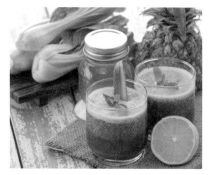

청경채는 배추의 한 종류이며 명칭은 잎과 줄기가 푸른색을 띤 데서 유래하였다. 한자 그대로 풀이하면 '푸른 줄기나물'이다. 원산지는 중국 화중으로 알려져 있다.

십자화과의 한해살이풀로 잎은 둥글고 녹색이며 잎줄기는 두껍고 연녹색을 띠는 채소이다. 맛은 시원하고 즙이 많다. 특별한 맛이나 향은 없고 매우 연하며 영양성분으로는 칼륨, 비타민A, 비타민C, 칼슘 등이 함유되어 있다.

칼로리는 낮은데 수분은 풍부해서 포만감을 주는 채소로 과식을 막아준다. 중화요리에서 상당히 자주 사용되는 나물로서 생으로 먹기보다는 기름에 볶거나 물에 데치는 등 가능하면 열을 약간 가해서 색감을 돋우고 줄기의 아삭한 식감을 살리는 조리법을 사용하는 것이 좋다. 육류나 간장을 베이스로 사용한 요리에는 궁합이 아주 좋고 기름에 볶는 요리에도 잘 어울린다. 때문에 중화요리 뿐만이 아니라 우리나라에서는 쌈 채소나 웰빙 채소로 취급받는다.

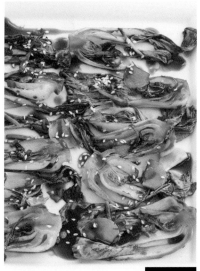

청경채 김치

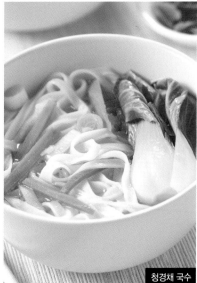

청경채 국수

만 들 기

청경채무침

재료
청경채 300g
계란 1개(혹은 두부 1/2모)
참기름 2/3 큰술
소금 1/4 큰술
깨 조금

1 계란을 준비하고 두부로 할 경우에는 마른행주로 물기를 꼭 짜서 준비해둔다.

2 끓는 물에 청경채를 넣은 뒤 한두 번 뒤집어 바로 건져낸다.

3 찬물에 헹군 뒤 물기를 완전히 빼준다.

4 먹기 좋게 송송 썰거나 그대로 두고 볶은 계란이나 두부를 함께 넣어 소금으로 간
을 한다. 그리고 참기름과 깨를 넣어 무친다.

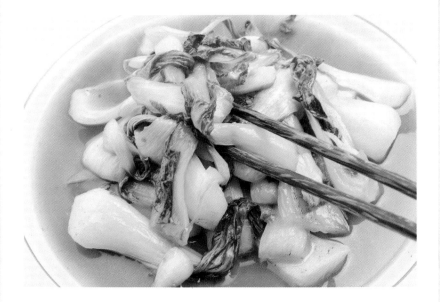

 섭취하면 신진대사 기능이 촉진되고 세포 기능이 튼튼해지며, 칼슘이 풍부하여 치아와 골격의 발육도 좋아진다. 비타민C를 많이 함유하여 일정한 양을 꾸준히 섭취하면 피부 미용에도 좋다. 녹즙으로 마시면 위의 기능을 도와주는 작용을 하고 변비와 종기에도 효과가 있다. 씨는 탈모 치료제로도 쓰인다.
 항암작용과 심혈관질환에도 좋고 비타민A가 풍부하게 들어 있어 항암효과와 더불어 각종 심혈관질환을 예방해준다.

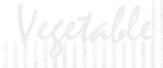

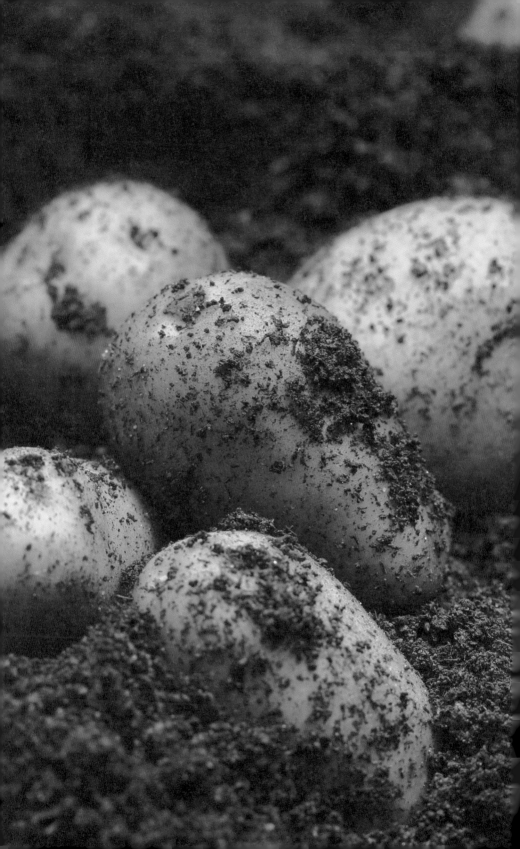

감자
Potato

염분 섭취가 많은 한국인에게 꼭 필요한 음식

감자는 가지과의 여러해살이식물로, 세계에서 네 번째로 많이 생산되는 곡물이다. 원산지는 남미 안데스 지역인 페루와 북부 볼리비아로 알려져 있으며 주로 온대 지방에서 재배한다. 식용하는 부위는 덩이줄기로, 대표적인 구황작물 중 하나이다.

감자는 서늘한 기후에 알맞은 식물로 덩이줄기로 번식하는데 3월 하순부터 4월 하순에 걸쳐 파종을 한다. 씨감자는 퇴화가 심하므로 고랭지에서 채종한 좋은 씨감자를 써야 한다. 당분은 적으나 단백질은 고구마보다 많고 보통 쪄서 먹는데 산간지방에서는 대부분 주식으로 이용하고 평지에서는 보조식량으로 이용한다. 특히 강원도지방은 감자밥, 감자수제비, 감자범벅, 감자조림, 감자부침개 등 다양하게 조리하여 먹는다. 감자에는 솔라닌이라는 알칼로이드 성분이 함유되어 있어 아린 맛이 있다. 이 성분은 덩이줄기보다 줄기나 잎에 많으나 덩이줄기의 껍질과 감자의 눈에도 함량이 높다. 그러나 덩이줄기를 햇볕에 쬐면 솔라닌 함량이 높아져 식중독을 일으키게 되므로 싹이 튼 감자는 싹 부분을 도려내고 먹어야 한다.

감자를 설탕과 함께 먹으면 토마토와 마찬가지로 감자의 비타민 B1이 설탕을 대사하는 과정에서 소비되어 영양학적으로 좋지 않다. 그래서 감자는 소금이나 된장으로 간을 하는 것이 바람직한데 이는 감자의 칼륨이 소금이나 된장의 나트륨을 배출하므로 합리적이다. 특히 된장으로 간을 하면 된장이 발효되는 과정에서 생성되는 여러 펩타이드가 항산화작용을 하므로 건강에 유익하다.

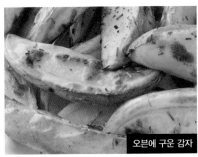

오븐에 구운 감자

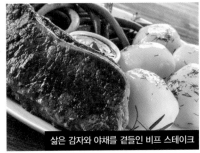

삶은 감자와 야채를 곁들인 비프 스테이크

만 들 기

감자수프

재료
감자 보통크기 5개
양송이버섯 3개
우유 200ml
생크림 100ml
소금 티스푼 1/2

1 감자를 먼저 잘 씻어 껍질을 벗긴 뒤 잘게 썰어준다.
2 준비된 감자를 냄비에 넣고 익히고 버섯도 익히고 삶은 물을 함께 사용한다.
3 블렌더에 감자와 감자 삶은 물과 준비한 우유를 반만 넣고 갈아준다.
4 냄비에 감자 간 것과 나머지 우유, 생크림 전부를 넣고 중불에 저어가며 끓여준다.
5 끓고 난 뒤 일 분 정도 저어준 다음 버섯을 올리고 마무리한다.

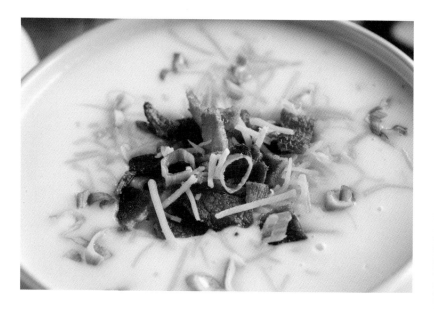

감자는 비타민과 미네랄을 함유하고 있다. 또한 지방과 단백질에 비해 탄수화물 함량이 높고 철분, 마그네슘과 같은 중요한 무기성분 및 비타민 C, B1, B2, 나이아신과 같은 인체에 꼭 필요한 비타민을 함유하고 있으며 당분이 낮아 좋은 영양 식품이다. 감자의 철분은 같은 양의 쌀밥보다 많이 들어 있어 철분 섭취가 필요한 빈혈 환자에게 좋다. 또한 염분을 많이 섭취하는 한국인들에게는 감자가 좋은 역할을 한다. 건비, 건위, 고혈압, 과민성대장증후군, 구내염, 민감체질, 볼거리염, 소염, 위궤양, 인두염, 충치, 타박상, 태독, 피부염, 화상 등에 효과가 있다.

Vegetable

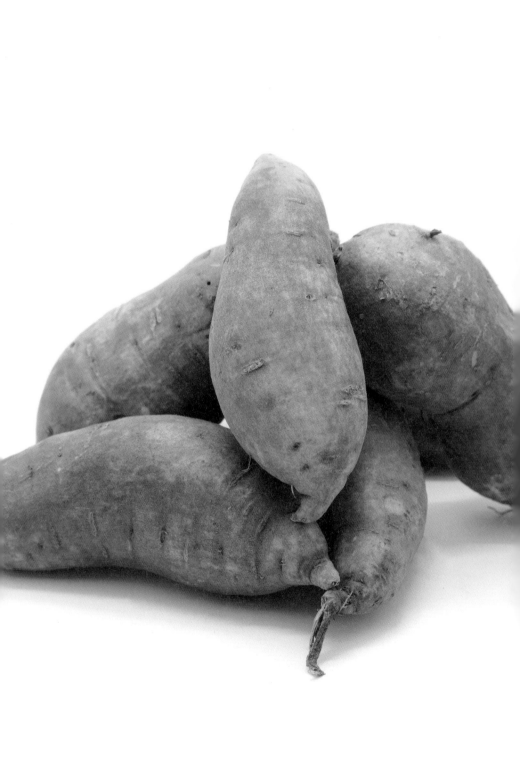

고구마
sweetpotato

건강장수의 최고 음식

고구마는 메꽃과의 식용식물로 아메리카 대륙 열대지역이 원산지이나 열대와 따뜻한 온대지방에서도 널리 기른다. 줄기는 길게 땅 위를 기어가고 잎은 그 모양이 다양하다. 꽃은 깔때기 모양으로 붉은 자주색이고 잎겨드랑이에 모여 핀다. 먹을 수 있는 부분은 아주 커진 덩이뿌리로 방추형, 긴 타원형, 뾰족한 계란 모양 등 여러 가지이다. 뿌리의 색깔은 여러 가지인데 안쪽은 흰색에서 오렌지색 또는 보라색을 띠기도 하고 바깥쪽은 연한 황갈색에서 갈색 또는 자주색을 띤다. 뿌리에는 녹말이 아주 많고 오렌지색을 띠는 변종에는 카로틴이 풍부하다.

고구마에는 영양성분이 많이 들어 있는데 특히 9가지 아미노산이 들어 있으며 필수 아미노산인 '리진'이 흰쌀이나 밀가루보다 많이 들어 있다. 고구마의 제일 좋은 점은 사람들에게 많은 양의 점액 단백질을 공급해 주는 것이다. 이 단백질은 심장혈관 계통에 지방이 축적되는 것을 미리 막으며 동맥의 탄력성을 유지해 준다. 또한 간, 콩팥 사이의 결합조직이 약해지면서 줄어드는 것을 막으며 관절의 윤활성도 좋게 한다.

고구마는 폐암을 가장 잘 예방하는 식품으로 뽑힌다. 이는 항암, 항산화 인자로 잘 알려져 있는 베타카로틴(비타민A의 전구체)과 글루타치온이 풍부하기 때문이다. 그리고 피로회복을 돕는 비타민B1 B2 C와 젊어지는 비타민으로 잘 열려진 비타민E, 흔히 우리에게 토코페롤이라는 성분이 많이 포함되어 있고 이런 성분들은 고구마의 껍질에 많기 때문에 가능한 껍질을 벗기지 않고 먹는 것이 좋다.

고구마를 자를 때 나오는 우윳빛 액체는 얄라핀이라는 것으로서 이는 섬유소와 더불어 변비 해소에 도움이 되므로 요구르트나 청국장 등과 함께 부작용 없는 변비 치료 보조제로 사용할 수도 있다. 그리고 고구마는 혈압을 내리는 작용을 하는데 이는 고구마에 칼륨이 많이 함유되어 있어 여분의 염분을 소변과 함께 배출시키도록 하기 때문이다. 그리고 철분도 많아 편식이 심한 아이들이나 다이어트를 하는 여성들에게 많이 나타나는 철결핍성 빈혈 해소에 도움을 준다.

고구마를 고를 때에는 껍질 색깔이 진하고 속살이 누런 것을 고르는 것이 좋은데 그것은 이런 고구마에 항산화물질인 베타카로틴이 많이 함유되어 있기 때문이다. 고구마 한 개만 먹어도 하루 권장 베타카로틴의 2배 가까이 섭취가 가능하다. 자색 고구마는 항산화능력이 뛰어난 안토시아닌 성분이 들어 있는데 블루베리만큼 탁월한 항산화 능력이 있다.

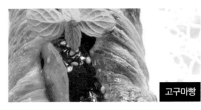
고구마빵

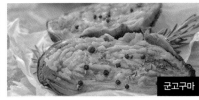
군고구마

고구마수프

재료
고구마 500g, 우유 700ml
버터 60g, 슬라이스 치즈 6장
후춧가루 적당량, 파슬리가루 약간
소금 한 큰술

1 고구마를 깨끗이 씻은 뒤 삶는다.

2 고구마가 삶아지면 우유 반 정도를 넣고 믹서에 갈아준다.

3 고구마와 남은 우유를 버터와 함께 넣고 중간 불에서 끓여준다.

4 어느 정도 끓인 뒤 슬라이스 치즈를 넣고 저어준다.

5 기호에 맞춰 소금과 후추로 간을 맞춘다.

6 모양이 좋게 완성된 수프에 파슬리가루를 뿌려주면 된다.

EFFECT 효능

세포의 노화를 촉진시키고 각종 성인병의 원인이 되는 활성산소를 제거하는 항산화작용, 발암물질의 작용을 억제하는 항변이원성작용, 고혈압, 동맥경화, 심근경색, 심혈관계질환을 일으키는 변화요소 억제작용 및 체내의 콜레스테롤 제거작용, 간의 기능을 활성화시켜서 간 기능 개선으로 지방간, 간경화 및 알코올성 간질환의 예방 및 치료에 좋다. 주황색고구마는 비타민A가 특히 풍부하고 뿌리인 고구마뿐 아니라 잎과 줄기도 먹는데 비타민A, C, E는 잎과 줄기에 더 많다.

고구마는 콩, 토마토와 함께 칼륨이 많은 대표적인 채소다. 나트륨을 많이 섭취하면 고혈압을 일으키는데 칼륨은 나트륨의 배설을 촉진하여 혈압을 내리게 한다.

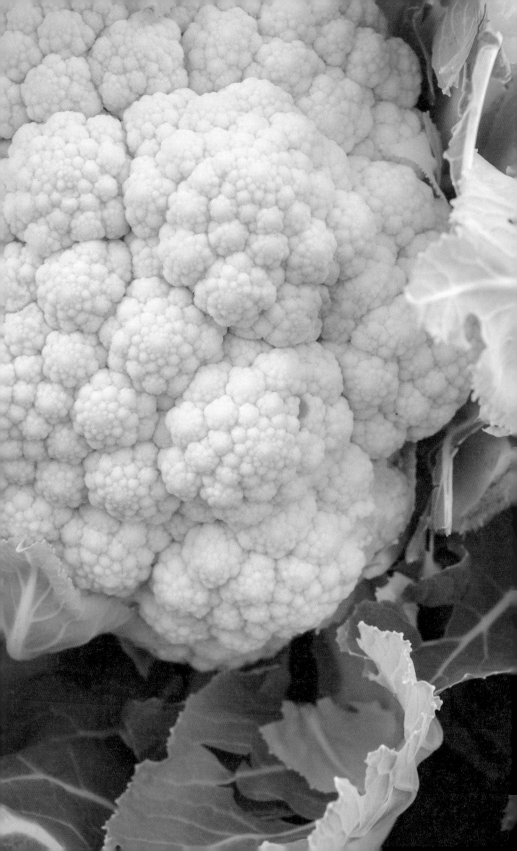

콜리플라워
cauliflower

암 예방과 항암효과가 뛰어난 식물

콜리플라워, 우리말로는 꽃양배추라 불리는데 브라시카 올레라케아 종에 속하는 여러 채소들 가운데 하나이다. 쌍떡잎식물 양귀비목 겨자과의 한두해살이풀이며 지중해 연안이 원산지이다.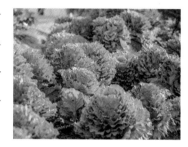

잎은 잿빛을 띤 녹색이며 꽃방석처럼 퍼져 있고 양배추보다 길다. 조리방법이나 용도는 브로콜리와 거의 비슷하다. 브로콜리에 비해 식감이 아삭아삭하고 야채의 비린내가 좀 덜하다. 콜리플라워의 머리는 하얀 꽃차례 분열조직으로 이루어져 있으며, 일반적으로 이 흰 머리 부분만 먹는다. 콜리플라워의 머리는 브로콜리의 것과 비슷하지만 브로콜리는 꽃망울을 갖고 있다.

떫은맛이 강해 데쳐 먹어야 하며 다른 음식하고 곁들여 먹는 것이 좋다. 맛이 떫고 그 향이 자극적인 것이 발암물질에 의해 위와 폐가 손상되는 것을 막아준다. 또한 유방암이나 자궁암 등 호르몬에 따른 암을 예방해 준다. 조금만 먹어도 하루 섭취 비타민C를 모두 섭취할 수 있고 다른 채소들은 열에 의해 쉽게 손상이 되는 반면 콜리플라워의 비타민C는 쉽게 손상되지 않는다. 그 외에도 다른 비타민 성분이 많고 식이섬유도 많다. 저열량 식품으로 많이 먹어도 칼로리 걱정이 없으며 영양이 풍부하고 탄수화물로 이루어져 있어서 식사대용으로 먹기 좋다. 또한 스트레스 저항력을 높여 주어 스트레스 해소나 예방에 좋다.

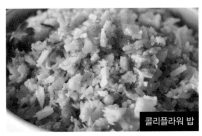
콜리플라워 밥

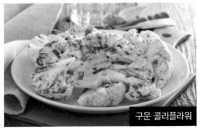
구운 콜리플라워

만 들 기

콜리플라워수프

재료
콜리플라워 200g
양파 100g, 현미쌀가루 120g
캐슈넛, 대두 60g씩
채소육수 3컵
소금, 후추, 파슬리가루 조금씩

1 콜리플라워, 양파를 곱게 다져놓는다.
2 캐슈넛과 대두는 채소육수를 조금 넣어 믹서에 간다.
3 팬에 콜리플라워, 양파를 넣고 볶는다.
4 채소육수, 현미쌀가루를 넣고 저어가며 끓인다.
5 끓으면 믹서에 간 캐슈넛과 대두를 넣고 한소끔 더 끓인다.
6 음식이 완성되면 먹기 전에 파슬리 가루를 뿌린다.

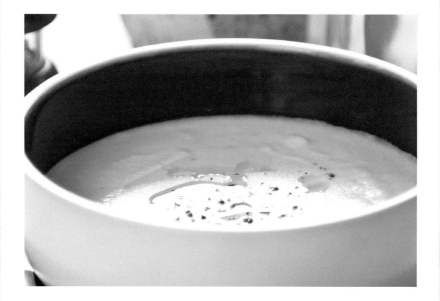

브로콜리의 변종식물이라 암 예방에 좋고 항암효과가 있다. 특히 위암에 좋은데 이는 인돌 성분이 발암물질들을 무독화 시키는 효능이 있기 때문이다. 콜리플라워에는 DNA를 공격하는 활성산소를 줄이는 작용으로 우리 몸의 나쁜 물질을 없애는 '글루코시놀레이트'가 많아 우리 몸에 생길 수 있는 암, 동맥경화증, 당뇨병, 뇌졸중, 심근경색, 간염, 심장염 등 많은 병을 예방해주는 효과가 있다.

Vegetable

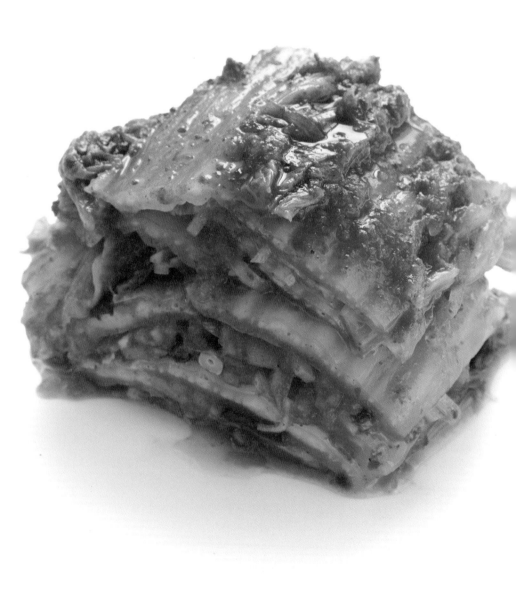

김치
kimchi

만병의 근원을 다스리는 우리 음식

소금에 절인 배추나 무 따위를 고춧가루, 파, 마늘 등의 양념에 버무린 뒤 발효시킨 것으로 우리 민족이 가장 애착을 느끼는 식품이기도 하다.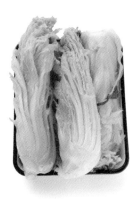

김치는 서양의 4미(달고, 맵고, 짜고, 시다)와 중국인들의 5미(달고, 맵고, 짜고, 쓰고, 시다)에 다 '떫은 맛'과 '맛이 좋다는 느낌'을 가한 "7미"를 가진 우리 민족의 독특한 음식 중의 한 가지이다.

김치를 담그는 목적은 채소가 지니고 있는 계절의 맛을 그대로 간직하게 하고 그 맛을 보존하는 데에 있다. 김치는 채소에 함유되어 있는 영양을 상실하지 않은 채 맛있게 먹기 위한 가열하지 않은 조리법이라 할 수 있다. 더구나 김치로 담그면 소재가 발효하여 젖산과 초산 등의 유기산이 산생하게 되고 그것들이 김치의 풍미를 낳게 함과 동시에 몸 안의 세포를 활성화시키는 데 굉장한 작용을 해준다.

오래된 김치가 시큼한 것은 젖산과 초산이 그만큼 많기 때문인데 건강에 좋은 것은 두말할 나위가 없다. 시큼한 김치를 먹는 것은 오늘날 유행하고 있는 '초건강식醋健康食'과 같은 효과를 기대할 수 있다.

김치의 옛말은 '침채'이며, '채소를 소금에 담근다.'라는 뜻이다. 침채에서 '딤채'로 바뀌었다가 오늘날 '김치'로 부르게 되었다.

만 들 기

김치찌개

재료
포기 김장김치 1/2포기
돼지고기 앞다리살 300g
멸치다시 육수
두부 반모
대파 1대
마늘 다진 것 반숟갈
생강가루 약간
청양고추 2개
소금, 후춧가루 조금씩

1 김치는 적당한 크기로 자른다.
2 대파는 파채 모양으로 썰어준다.
3 냄비에 고기를 넣어 볶아준 다음 고기를 덜어내고 김치를 볶아준다.
4 멸치다시 육수를 붓고 볶아둔 고기와 김치 볶은 것을 넣어준다.
5 마지막에 두부를 넣고 한 번 더 푹 끓여준 뒤 파채를 넣어준다.

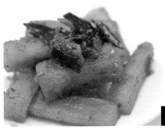

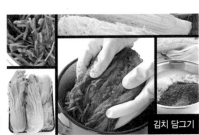

무김치

김치 담그기

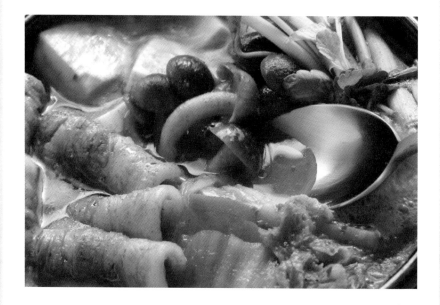

　김치는 섬유질이 많아 만병의 근원이라는 변비를 예방해준다. 장내의 유용한 비피더스균 등의 활동을 돕는다. 비피더스균은 발암물질인 니트로스아민을 분해하고 나쁜 균을 억제하는 유용한 균으로서 섬유질자체와 함께 대장암의 예방에 기여한다.

　비타민A와 B류 그리고 비타민C가 풍부하게 함유되어 있다. 채소가 지니고 있는 칼슘과 칼륨, 철분 등이 풍부하며 미네랄식료품으로서도 관심을 모으고 있다. 특히 칼슘의 함량이 많다. 김치는 우수한 알칼리성식료품인데 고기요리와 쌀밥 등 산성식료품과의 균형을 유지하는데 도움이 된다. 김치 속에 함유되어 있는 유기산은 침과 위액의 분비를 좋게 해 음식물의 소화흡수에 도움이 되며 병원균을 죽이고 그 번식을 억제하는 살균효과가 있다. 그리고 체세포의 신진대사를 촉진함으로써 피로회복에 기여하고 장내에서 비피더스균 등 유용한 균의 증식에 작용하고 있다.

vegetable

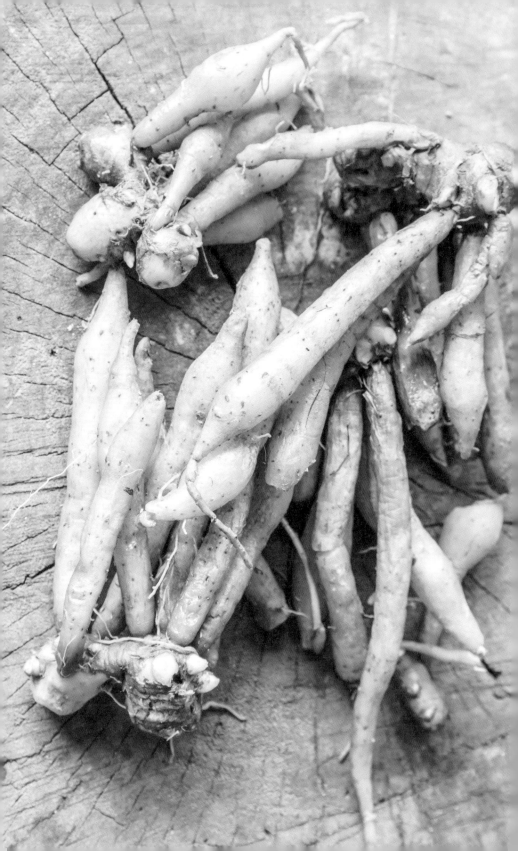

핑거루트
fingerroot

다이어트와 피부미용에 탁월하다

동남아시아 열대우림에서 자생하는 생강과의 식물로 동남아 요리에 향신료로 들어가는데 '인도네시아의 생강'이라고도 불린다. 줄기 끝에 여러 개의 뿌리가 매달려 있는데 이는 사람의 손가락을 닮았다고 해서 '핑거루트'라고 한다.

당뇨, 항암효과가 있으며 근육통이나 관절염 등의 다양한 민간요법의 효능으로 지역 원주민들에게 활용되어 왔지만 핑거루트효능 가운데에서 널리 알려진 것은 바로 다이어트와 피부미용효과이다.

핑거루트에 들어 있는 판두라틴 성분이 자외선에서 피부를 보호해주고 피부에 수분공급과 탄력에 도움을 주어 피부노화방지에 좋다. 그리고 핑거루트를 섭취하면 지방생성을 막고 생성된 지방을 분해시키는 효소를 활성화시켜 다이어트에도 도움이 된다.

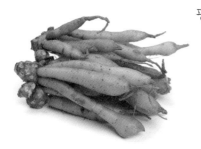

핑거루트는 가루, 환, 차 등으로 먹는 방법이 있으며 다양한 요리에 넣어서 먹을 수 있어서 좋고 핑거루트환은 어디서든 간편하게 먹을 수 있다.

핑거루트차

재료
핑거루트10g
물 1리터

1 물 1리터에 10g 정도만 넣고 끓여 우려 마신다.

2 끓기 시작하면 약한 불로 약 30분 정도 끓인다.

3 가루는 따뜻한 물에 1~2티스푼으로 하루 2~3회에 걸쳐 마신다.

4 환일 경우에는 20정 이내를 2~3회에 나누어 물과 함께 먹는다.

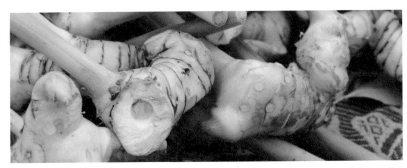

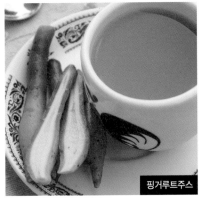

핑거루트주스

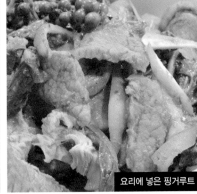

요리에 넣은 핑거루트

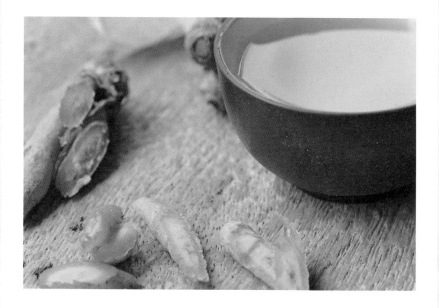

　판두라틴이라는 성분은 지방분해를 촉진시켜줄 뿐만 아니라 지방형성 감소에 기여하고 지방조직을 축소하여 주는 효과가 있다.

　자외선으로 손상될 수 있는 피부를 보호하고, 피부탄력을 좋게 하는 효과를 가지고 있으며 또한 다른 지방분해 음식들은 단순히 지방분해만을 시켜주는데 비해 핑거루트는 지방분해와 동시에 피부보호를 할 수 있어서 다이어트로 인해 늘어지기 쉬운 피부를 탄력 있게 유지할 수 있다는 점이 좋다.

Vegetable

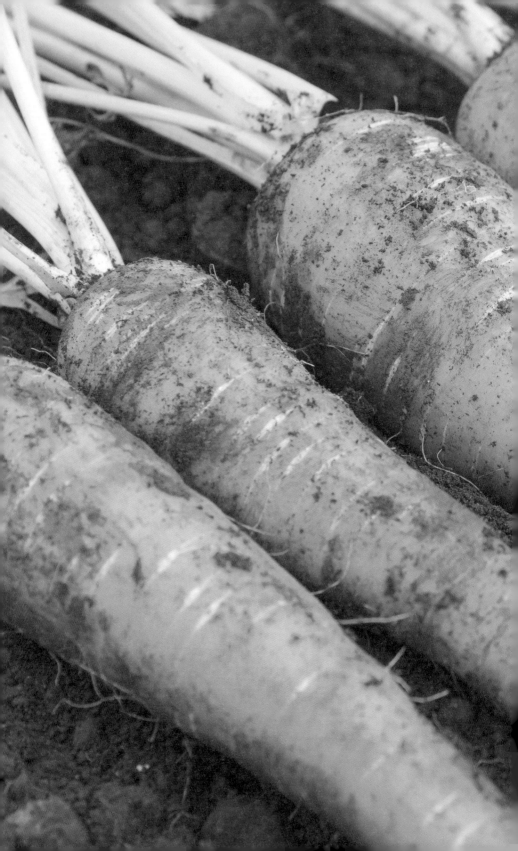

당근
carrot

녹황색 채소의 여왕

원뿌리를 먹을 수 있다. 뿌리는 둥근 모양에 서 긴 것까지 다양하며 색깔도 오렌지색, 하 얀색, 노란색, 자주색 등으로 여러 가지다. 당 근의 밝은 오렌지색은 카로틴 함량이 많다는 것을 알려주는데 크기가 좀더 작은 종류들은 대개 연한 빛깔을 띤다. 샐러드에 넣어 먹거

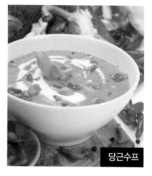

당근수프

나 채소 요리나 스튜와 스프에 쓴다. 20세기 들어 카로틴의 중요성이 알려 지면서 당근을 많이 먹게 되었다. 당근은 증혈작용으로 빈혈을 치료하기 때문에 아이를 많이 낳았던 옛날 어머니들이 즐겨먹던 음식이었다. 미나 리과식물로서 체내에서 비타민A로 변화되는 카로틴이 많기에 암과 감기 의 예방에 만점이고 긴장의 해소에도 도움이 된다.

당근은 녹황색 채소의 여왕으로서 옛날에는 폐결핵의 신비한 약으로 먹 었다. 당근에는 인체에 필요한 섬유질 등이 함유되어 있어 영양 면에서도 매우 균형적이다. 당근에 있는 카로틴과 비타민A는 시력의 회복과 노화방 지에 효과가 좋다. 카로틴은 껍질부분에 많이 들어 있어서 껍질을 벗기지 말고 씻어 먹으면 좋다. 그러나 당근에는 비타민C를 파괴하는 효소 아스

코르비나제가 있으므로 무와 함께 강판에 갈아 즙을 만들면 무의 비타민C 가 소실되므로 주의해야 한다.

당근의 오렌지색은 카로틴이며 이것은 체내에서 비타민A로 되는 특유한 영양소이다. 비타민A가 부족하게 되면 암에 걸릴 가능성이 높다. 미국 과학아카데미의 조사에 의하면 비타민A는 거의 모든 암의 예방에 효과가 있다는 것이다. 왜냐하면 비타민A는 세포를 정상적으로 유지하는 데 중요한 역할을 하고 있기 때문이다. 특히 암이 발생하기 쉬운 점막세포의 건강을 보호하고 그 세포를 재생시키는 데에도 커다란 힘을 발휘하고 있다. 따라서 비타민A를 충분히 섭취하면 암에 걸릴 위험성도 그만큼 줄어든다.

우리들의 체내 장기는 모두 내측이 끈적끈적한 점막으로 덮여 있는데 비타민A는 점막을 튼튼하게 하는 작용이 있다. 때문에 평소에 비타민A를 충분히 섭취하고 있으면 콧구멍과 기관을 지키고 있는 점막의 저항력이 증강되기에 암 뿐만 아니라 감기와 궤양 등에도 걸리지 않게 된다.

만 들 기

당근주스

재료
당근 1개, 물 1컵
레몬즙 1/2큰술 또는 꿀 1큰술

1 당근의 껍질을 벗기고 토막토막 잘라준다.
2 이를 믹서에 넣고 물을 부어준다.
3 취향에 따라 레몬즙이나 꿀을 넣어준다.
4 믹서에 곱게 간다.

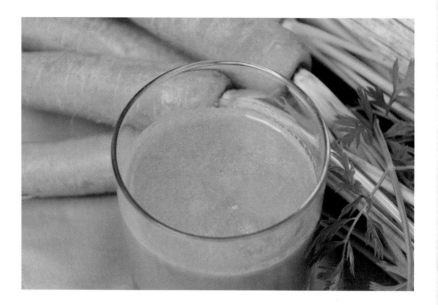

주로 건강 생활을 위해 많이 쓰이는 식품으로서 관련 질병에 간 기능 회복, 간염(B형간염), 고혈압, 과민성대장증후군, 기관지염, 당뇨병, 류머티즘, 변비, 불임증, 비만증, 빈혈증, 시력감퇴, 신장 기능 강화, 신장염, 심장병, 심장판막증, 아토피성피부염(태열), 알레르기, 야뇨증, 야맹증, 양기부족, 월경불순, 위장염, 저혈압, 천식, 폐결핵 등이 있다.

Vegetable

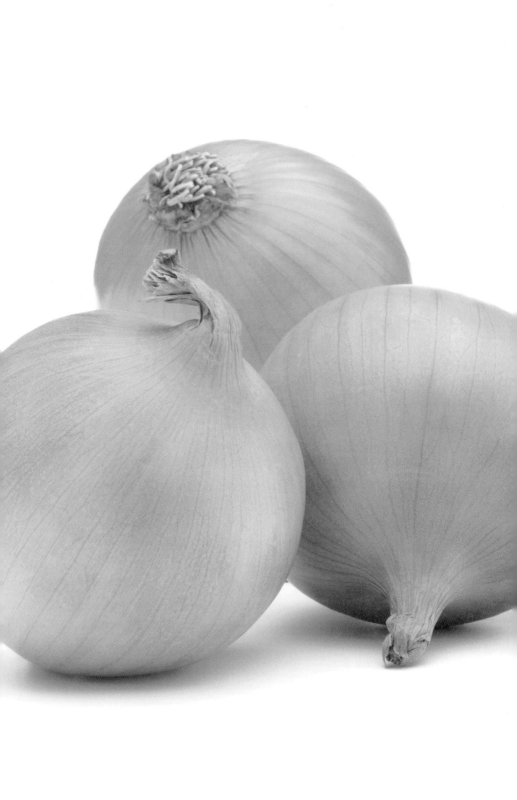

양파
onion

동맥경화, 고지혈증, 고혈압에 뛰어난 효능

양파는 매운 맛이 약한 감미종과 매운맛이 강한 신미종으로 크게 나뉘고, 다시 비늘줄기의 색깔에 따라 황색, 적색, 백색계로 나뉜다. 감미종은 생식하는 데 많이 이용되고 신미종은 조리에 주로 이용된다. 한국에서 재배되는 대부분의 품종은 신미종의 황색계이며 대표적인 종이 천주황泉州黃이다.

양파는 자극적인 냄새와 매운맛이 강한데 이것이 육류나 생선의 냄새를 없앤다. 이 자극적인 냄새는 이황화프로필알릴과 황화알릴 때문이며 이것이 눈의 점막을 자극하면 눈물이 난다. 삶거나 굽거나 튀기면 매운맛이 없어지고 단맛과 향기가 난다. 수프를 비롯하여 육류나 채소에 섞어 끓이는 요리에 사용되고 카레라이스의 재료로서도 요긴하게 사용된다. 샐러드나 요리에 곁들이는 외에 피클의 재료도 된다. 샐러드로서 생식할 때에는 매운맛이 적고 색깔이 아름다운 적색계통의 양파를 주로 쓴다.

껍질 쪽에 특히 영양소가 많이 들어 있는데 알맹이의 30배나 들어있다. 먹기엔 아무래도 불편하니 껍질만 따로 씻어말려 차로 끓여먹으면 좋은데 양파향이 많이 나긴 하지만 특유의 양파 매운맛은 거의 느껴지지 않고 몸에는 아주 좋다. 육수를 낼 때 껍질을 넣기도 한다. 또한 지방분해 효과도 있어서 다이어트 식품으로도 각광받고 있다. 기름지고 풍성한 중국 요리를 먹고 살면서도 중국 사람들에 비만이나 심장계 질환의 인구가 많지 않은 이유가 차와 양파, 대파를 워낙 많이 먹기 때문이라는 해석이 있을 정도이다.

성분은 수분이 90%이고 당질이 많으며 단백질, 비타민, 무기질 중에는 칼슘, 인, 철분이 함유되어 있다. 콜레스테롤을 분해해 주고 글루타치온이라는 성분 때문에 간 기능 개선과 체중감소의 효과가 있다. 여기에 원기회복까지 도움을 준다.

만 들 기

양파절임

재료
양파 2개
청양고추 5개
양조간장 : 식초 : 매실 청 = 3 : 1 : 1의 비율
(총 500ml)

1 양파는 적당한 크기로 등분을 하고 청양고추는 어슷하게 썬다. 통째로 넣어도 된다.
2 밀폐용기에 준비한 재료를 모두 담는다.
3 양조간장과 식초 매실 청을 비율에 맞게 준비한 것을 붓는다. 싱겁다 여겨지는 사람은 간장의 비율을 5의 비율로 맞춘다.

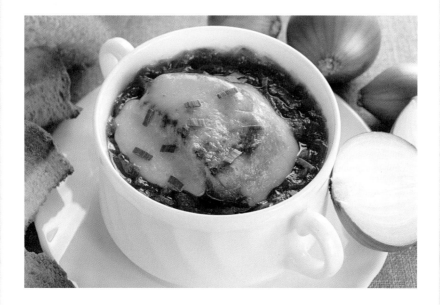

　고혈압을 예방하고 신진대사 촉진에 의해 혈액순환이 좋아져 위장기능을 좋게 하며 혈액 속 콜레스테롤을 저하시켜 심장병과 같은 성인병 예방 효과가 있으며 피로회복에도 좋은 강장식품이다. 성욕증진과 정력보강에 효과가 있다. 항산화 작용과 콜레스테롤을 제거하여 혈액순환을 원활하게 하는 효능이 있다. 이외에 마늘에 들어있는 알리신이라는 성분이 양파에도 들어 있는데, 이 성분도 정력에 좋다. 또한 술펜산이라는 성분이 들어 있어서 우리 몸에 혈전이 생기는 것을 막아주며 또한 케르세틴 성분이 우리 몸의 혈관을 튼튼하게 해주고 중성지방 수치도 낮춰주는 효과와 동맥경화, 고지혈증, 고혈압에 많은 효능이 있다. 양파에 들어 있는 글루타티온이라는 성분이 눈 건강에 도움을 주며 양파만 꾸준히 먹어줘도 백내장을 예방할 수 있는 효과를 볼 수 있고 당뇨병 예방과 혈당조절에도 효과가 좋다.

Vegetable

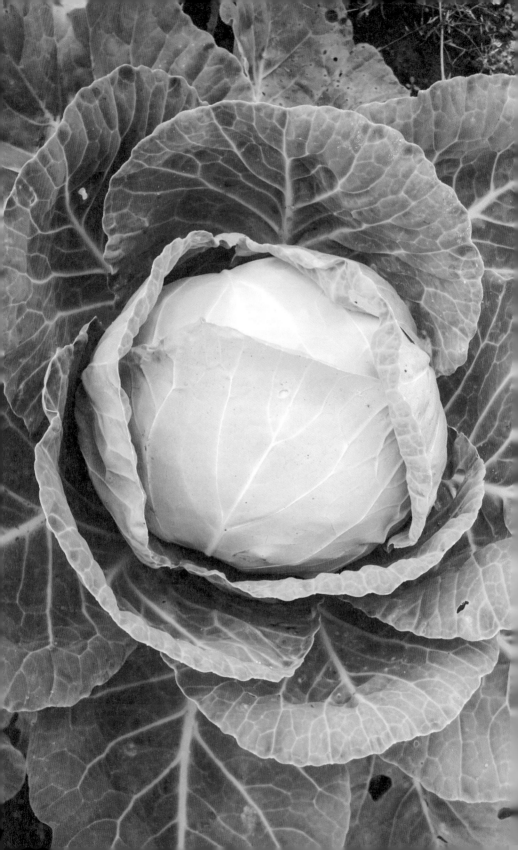

양배추
cabbage

위궤양과 대장암의 위험성을 억제하는 효과

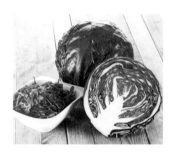 말 그대로 서양의 배추로 잎은 두껍고 털이 없으며 분백색이 돈다. 잎 가장자리에 불규칙한 톱니가 있으며 서로 겹쳐져서 중앙부의 것은 공처럼 단단하게 된다. 꽃은 5~6월에 피고 연한 황색이며 2년생 뿌리에서 자란 꽃줄기 끝 총상꽃차례에 달린다.

고대 이집트에서는 갓 수확한 양배추의 즙을 '풍요의 신'의 정액이라 여기며 정력에 효과가 있는 것으로 여겨 즐겨먹기도 했다. 생식, 찜, 볶음, 절임, 삶기 등 다양한 조리법과 특유의 달큰한 맛이 있으며 다이어트 음식으로도 각광받고 있다. 물에 데치거나 삶기보다 쪄서 조리할 때 비타민C의 손실이 가장 적다.

적양배추는 일반양배추에 비해 칼륨, 식이섬유, 비타민C를 더 많이 함유하고 있고 항산화효과와 면역증강에 도움이 된다. 그러나 갑성선질환 때문에 약물을 복용하는 사람들은 피해야 할 음식중 하나이다. 양배추 농사는 해충이 많이 꼬이는 농사이기 때문에 농약을 굉장히 많이 친다. 양배추의 성장은 바깥쪽에서 안쪽으로 채워져 나가는 게 아닌, 안쪽에서 바깥쪽으로 잎이 올라오는 것이기 때문에 양배추의 안쪽 잎에도 농약이 묻어있는 경우가 다반사이다. 때문에 겉면만 떼어낸다고 해서 안전한 것이 결코 아니다! 반드시 한 겹 한 겹 깨끗이 씻어내야 하며 가늘게 채 썰 땐 잎을 떼어낼 수 없으니 채 썬 걸 반드시 물에 헹구어서 먹어야 한다.

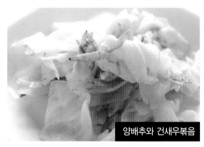

양배추와 건새우볶음

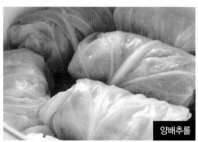

양배추롤

만 들 기

양배추 샐러드

재료
양배추 150g
마요네즈 1큰술
식초 1큰술
오이 반개
파프리카 조금
새싹 한줌
당근 반개

1 양배추를 송송 썰어둔다.
2 오이를 어슷하게 썰고 당근과 파프리카를 얇게 썬다.
3 여기에 새싹을 넣고 마요네즈를 넣어 비벼준다.
4 식초는 취향에 따라 넣을 수도 있고 넣지 않을 수도 있다.

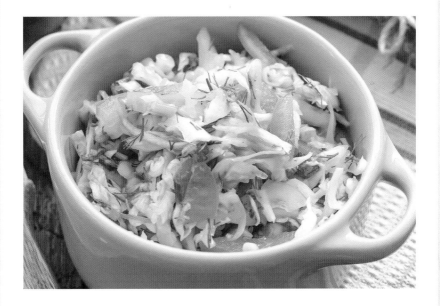

 위장보호에 탁월한 비타민U와 출혈을 맞아주는 비타민K가 풍부하게 들어있어서 위벽의 점막을 튼튼하게 하고 상처 난 위벽의 회복을 촉진하며 궤양을 억제하는 효과가 있다. 양배추는 암, 특히 대장암의 위험성을 저하시킨다.

 칼슘이 매우 많이 함유되어 있고 칼슘 체내 흡수율이 다른 음식들에 비해 뛰어나 칼슘 흡수에 도움이 되고 비타민K는 칼슘을 뼈에 저장해주는 역할을 하여 골다공증 예방에 뛰어난 효과를 보인다. 그리고 수분, 식이섬유, 비타민 등이 많이 들어 있어서 체중 감량에 효과적인 다이어트 식품이고 피부미용에도 효과적이라고 알려져 있다.

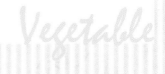

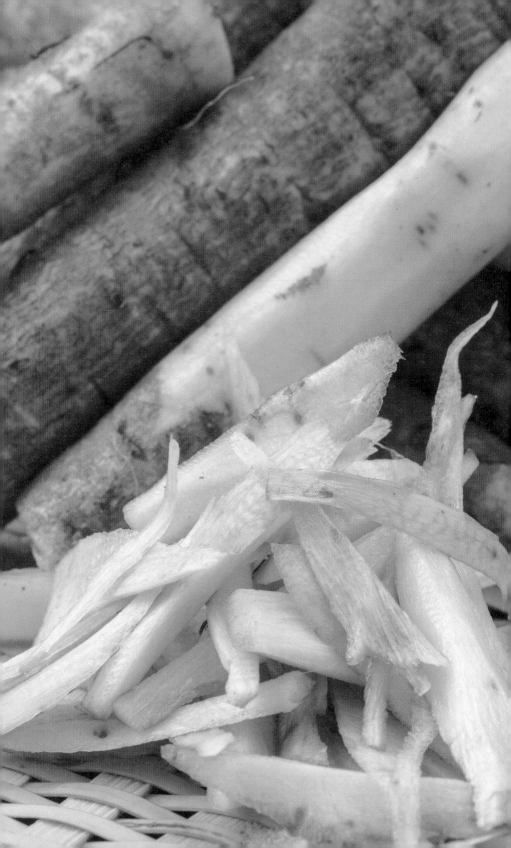

우엉
burdock

산에서 내려온 산삼

우엉은 국화과에 속하는 두해살이풀이다. 유럽, 중국 북동부, 시베리아 등에 분포하며 현재는 세계 각지에서 재배한다.

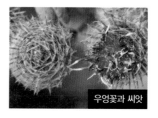
우엉꽃과 씨앗

우엉을 먹으면 늙지 않는다는 말이 있고 산에서 내려온 산삼이라고 불릴 정도로 뛰어난 효과가 있다. 홍삼 또는 인삼에 풍부하게 함유되어 있는 사포닌 성분이 우엉에도 풍부하여 섭취 시 체내의 면역기능을 강화시켜주는 효과가 있다.

암세포의 성장을 억제하는 효과가 있고 면역력 강화는 물론 항암효과에 도움이 된다. 칼슘 또한 풍부하여 골다공증 예방은 물론 각종 뼈의 건강에 도움이 되며 함유되어 있는 아르기닌 성분은 여성호르몬 분비를 조절해 주는 효능이 있어 평소 생리통이 심하거나 생리불순 증상이 있는 여성이 꾸준히 섭취하면 도움이 된다.

그리고 다당류 물질 중 하나인 이눌린 성분이 풍부하여 체내의 혈당을 낮춰주는 등 인슐린과 같은 작용을 하는 효과가 있어서 당뇨증상 개선 및 예방에 도움이 된다.

이눌린성분이 장에서 프락토올리고당으로 분해되어 장내 유익 균을 활성화시키는 효과가 있고 장 기능을 향상시키는 데 도움을 주며 함유되어 있는 리그닌 성분은 장내 발암물질을 흡착하여 몸 밖으로 배출해 주는 효과가 있다.

뿌리를 식용하기 위하여 재배하는데 조리법은 장아찌로 하거나 간장이나 설탕에 조려 반찬으로 먹는다. 유럽에서는 이뇨제와 발한제로 사용하고 종자는 부기가 있을 때 이뇨제로 사용하며 인후통과 독충의 해독제로 쓴다. 우엉을 말려 차로 마시면 우엉차에 항산화 작용을 하는 성분이 활성산소를 없애 노화를 방지한다. 또한, 혈액순환을 돕고 상처를 치료하는 사포닌이 들어 있어 뇌질환, 심장병, 염증에 좋다. 콜레스테롤 수치를 낮추고 변비를 예방하기 때문에 다이어트에도 도움이 된다.

만 들 기

우엉차

재료
우엉

1 우엉의 재료를 구할 때에는 흙이 골고루 묻어 있으며 곧으면서도 흠이 없는 우엉을 골라 깨끗하게 씻은 뒤 껍질 째 얇게 썬다.

2 햇볕에 2~3일 정도 바짝 말리고 여러 번 덖으면 우엉 차의 재료가 된다. 우엉을 덖을 때는 기름을 두르지 않은 팬을 달궈 약한 불에서 타지 않게 저어가며 덖어야 한다.

3 덖은 뒤 식히는 과정을 8~9번 정도 반복하는데 수분이 모두 없어질 때까지 덖어야 한다. 그러지 않으면 우엉차 특유의 고소한 맛을 느낄 수 없고 차의 색깔이 초록빛으로 우러나며 떫고 씁쓸한 맛이 난다.

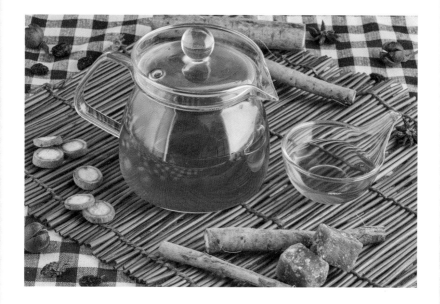

　당질의 일종인 이눌린이 풍부해 신장 기능을 높여주고 풍부한 섬유소질이 배변을 촉진하여 다이어트에 효과적이다. 혈당을 안정시키는 효과가 있고 우엉에 포함된 천연 인슐린이라 불리는 이눌린이 저장성 다당류라 소화효소에 의해서는 거의 분해되지 않아 당뇨에 도움이 되고 혈압을 떨어뜨리며 독소를 제거해 주기도 한다.

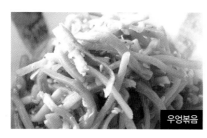

우엉볶음

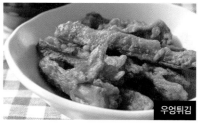

우엉튀김

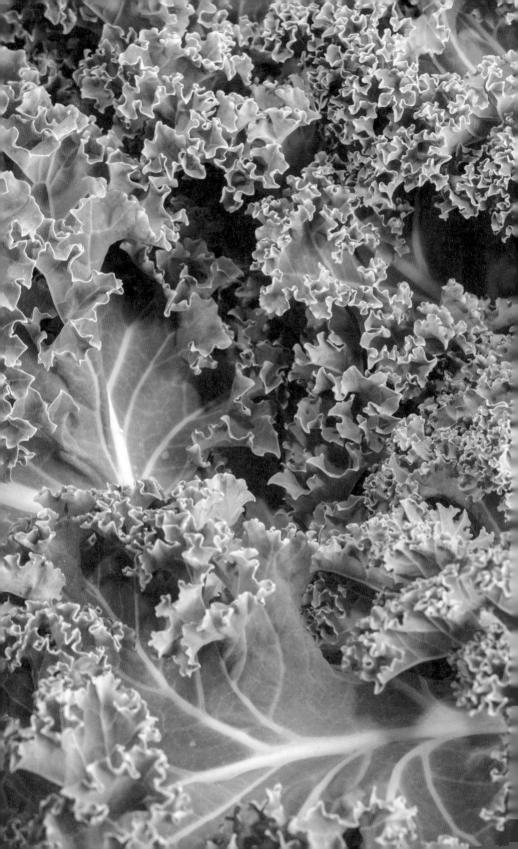

케일

kale

상상보다 엄청난 효능을 지닌 슈퍼 채소

세계 모든 채소 중 1등으로 꼽히는 케일은 십자화과의 하나로 잎은 긴 타원형으로 두껍게 자라고 오글쪼글하며 비타민과 무기염류가 많이 함유되어 있다. 야생의 양배추에 가깝고 녹황색 채소 중에서도 베타카로틴과 비타민 함유량이 월등히 높으며 다양한 영양소를 함유한 슈퍼 채소이다.

케일은 우리가 알고 있는 것 훨씬 이상 엄청난 효능을 지니고 있다. 케일 1홉에는 사과 470개, 토마토 120개, 바나나 88개, 포도 39송이, 우유 264개에 버금가는 영양소가 담겨 있다. 베타카로틴, 비타민, 미네랄, 식이섬유, 아미노산, 단백질 효소 등이 함유되어 있다.

케일의 항암효과는 대표적인 항암물질로 알려진 카로티노이드, 그중에서도 베타카로틴에 의한 것이다. 케일의 베타카로틴 함량은 녹색채소 가운데 최고로 시금치와 비교해 보아도 2배 이상이다. 니코틴을 제거하고 몸속의 기생충을 없애며 방사선 등의 유독 성분을 해독하는 효과도 있으므로 암의 예방은 물론 담배를 피우는 사람들은 필수적으로 섭취해야 할 채소이다.

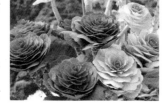

단백질과 비타민, 각종 미네랄과 아미노산, 지방 단백질, 효소, 섬유질 등이 풍부한

데 이들 영양소가 우리 몸을 건강한 체질로 바꾸어준다.

섭취할 때는 가급적 생으로 먹고 익혀야 할 경우에는 5분 이상 가열하지 말아야 하며 병충해가 심해 농약을 과다 사용하는 경우가 있으니 흐르는 물에 깨끗이 씻어 물기를 제거한 후 바로 섭취한다. 어린잎은 주로 쌈이나 샐러드로 굵고 큰 잎은 대개 주스로 섭취한다.

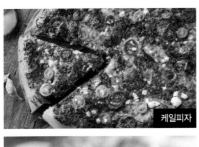
케일피자

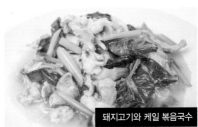
돼지고기와 케일 볶음국수

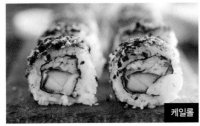
케일롤

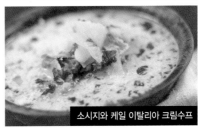
소시지와 케일 이탈리아 크림수프

만 들 기

케일주스

재료
유기농케일 5장
바나나 1.5개
딸기 5개

1 줄기 부분을 빼고 잎부분만 손질해둔다. 줄기부분에서 풀냄새가 나기 때문이다.
2 바나나와 딸기를 함께 넣고 믹서에 곱게 간다.

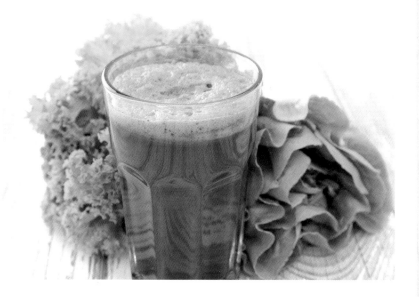

    케일에 함유된 베타카로틴은 체내에서 비타민A로 전환되어 강력 항암작용을 하고 비타민류는 암치료제인 인터페론의 생성을 촉진, 암을 예방하며 구강암이나 유방암, 식도암, 방광암, 폐암에 효과적이다. 그리고 철분과 엽산이 다량으로 함유되어 있어 빈혈 예방에 효과적이다. 노화예방 강력한 항산화 작용을 하는 멜라토닌이 다량 함유되어 있어 세포 대사 과정에서 생기는 활성산소를 억제하고 노화방지와 면역력을 증가시키는 효능을 한다.

    동맥경화를 예방하는 베타카로틴 성분이 콜레스테롤이 동맥에 혈전을 형성하는 것을 막아 동맥경화를 막아주며 체질개선과 다이어트에 좋다.

Vegetable

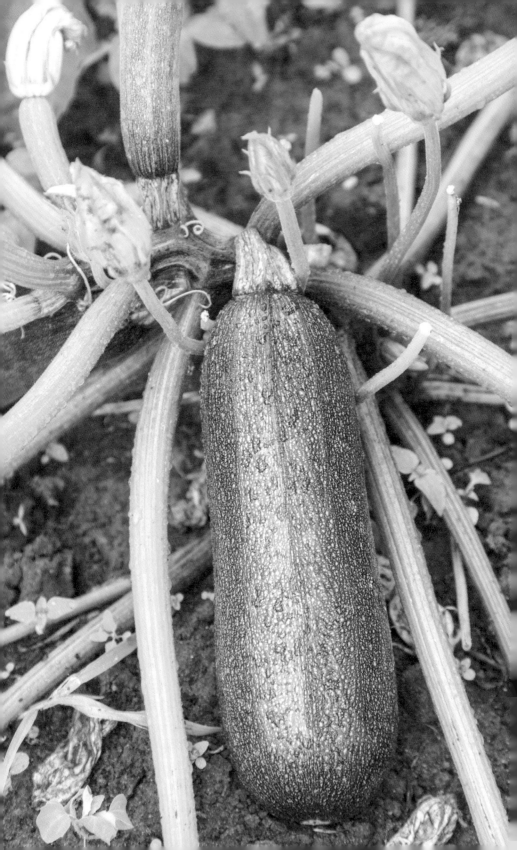

호박
Pumpkin

항암효과와 당뇨, 고혈압 예방의 최고식품

호박은 박과의 호박속에 속하는 한해살이 덩굴채소이다. 경우에 따라서는 그 열매를 가리키기도 한다. 호박은 열대 및 북아메리카가 원산지로 알려져 있다. 우리나라에는 임진왜란 이후 중국에서 들어왔다.

고카로틴식품인 호박과 눈에 좋은 시금치에 풍부하게 들어있는 카로티노이드는 많이 먹을수록 노화가 지연되며 폐암 등 각종 암이나 백내장을 예방하고 심장마비 발병률을 낮춘다. 카로티노이드는 각종 식물에 들어 있는 지용성 화합물로 짙은 오렌지색, 노란색, 또는 붉은색을 띠며 직사광선으로부터 식물을 보호하는 한편 새와 곤충을 끌어 모아 수분작용을 하는데 도움을 준다. 그러나 식이성 카로티노이드가 모두 흡수가 잘 되는 것은 아니어서 인체의 혈액과 모유에서 확인할 수 있는 것은 34종에 불과하다.

호박 열매는 여러 방법으로 요리해 먹을 수 있다. 한국에서는 호박죽을 끓이거나 떡 등에 첨가하여 먹고 산후 조리로 부기를 빼기 위해서 먹기도 한다. 서양에서는 파이를 만들어 먹는다.

또한 항암 효과에 좋은 알파카로틴이 다량 함유돼 있고 단백질과 식이 섬유소가 많이 들어 있어 당뇨와 다이어트에 좋고 고혈압의 원인이 되는 나트륨을 체외로 배출시켜주며 섬유질이 풍부해 변비 예방은 물론 대장암 예방에 효과적이다.

호박 중에서도 늙은 호박은 애호박보다 식이섬유, 철분, 칼륨, 비타민A, 베타카로틴, 비타민 B2, 나이아신, 비타민C가 풍부하며 칼슘은 단호박보다 약 7배, 철분은 단호박과 애호박보다 2배가량 많이 함유하고 있다. 호박에 많이 들어 있는 카로틴은 카로티노이드 색소의 일종으로, 체내에 들어가면 비타민A로 전환되며 눈 건강, 면역기능, 항비만, 항산화 및 항암효과를 가진다. 호박씨는 단백질과 불포화지방이 풍부하며 두뇌발달에 좋은 레시틴과 필수아미노산이 풍부하고 고혈압, 천식 및 기침 치료에도 효과가 있다.

만 들 기

단호박수프

재료
단호박 1통
감자 2개, 양파 1/2개
버터 1큰술, 우유 300ml
생크림 100ml
소금, 후춧가루, 견과류 조금씩

1 호박을 반으로 가른다. 그리고 씨를 빼낸다.

2 껍질을 벗겨낸 뒤 깍둑썰기처럼 듬성듬성 잘라준다.

3 팬에 버터를 두르고 얇게 썬 감자와 양파를 볶아준다.

4 썰어두었던 호박을 넣고 함께 볶는다. 그리고 물을 붓고 끓인다.

5 다 익으면 일단 식힌 뒤 믹서에 곱게 갈아준다.

6 다시 냄비에 넣고 생크림과 소금과 후추를 넣어 간을 맞추고 한소끔 더 끓여낸다.

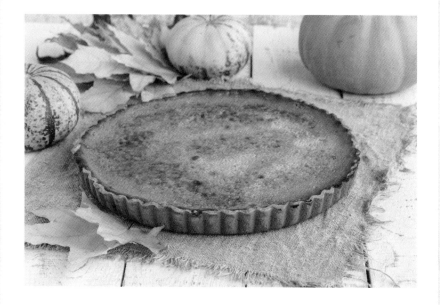

　항암 효과가 높은 늙은 호박에 들어 있는 루테인은 피부암을 예방하며 베타카로
틴은 항산화 작용을 한다. 야맹증, 안구 건조증, 시력 저하 등의 눈 질환을 예방한다.
또한 면역력 강화에 탁월해 감기 예방에 좋으며, 비타민A, C가 인체 점막의 저항력
을 높여 인후염, 비염, 편도염 등 염증에 대한 면역력을 증가시킨다. 호박의 당분은
소화가 잘되어 병후 회복기의 체력 회복에도 도움을 준다. 호박의 노란색을 내게 하
는 베타카로틴은 항산화 효과가 뛰어나다. 또한, 호박은 철분, 칼슘, 비타민이 풍부
해 체력이 약해졌거나 빈혈이 있는 사람에게 좋다. 늙은 호박은 당질이 풍부해 소화
가 잘되고 식이 섬유질이 많아 몸에 영양분을 채워주면서 이뇨작용으로 체내의 불
순물 배출을 도와주어 변비와 다이어트에 효과적이다. 또한, 산후 부기가 있는 환자
에게도 권장된다.

Vegetable

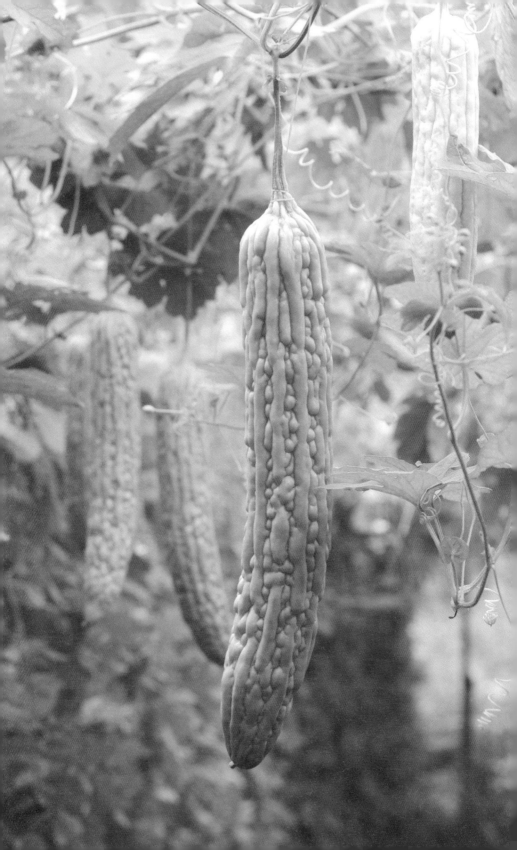

여주

bitter gourd

먹는 인슐린

인도로 추정되는 박과에 속하는 이 식물의 원산지는 정확하게 알려져 있지 않다. 열매를 식용하며 꽃은 6~8월에 잎겨드랑이에 1개씩 달려 노랗게 피고 암수한그루이다. 꽃받침은 종 모양이고 5개로 갈라지며 갈라진 조각은 달걀꼴이며 나중에 울퉁불퉁한 열매가 열린다. 처음에는 녹색을 띠다 점차 노란색이나 오렌지색이 되며 열매가 다 익으면 불규칙하게 갈라져서 붉은색의 육질에 싸인 씨가 드러난다. 열매에는 비타민C가 오이의 5배 이상 함유되어 있고 열량이 매우 낮은 건강식품이다. 열매를 조리하여 볶음요리나 샐러드, 커리요리 피클 등으로 이용한다. 어린 열매와 씨껍질은 식용하며 잎과 씨, 뿌리는 모두 약재로 사용되는데 약으로 쓸 때는 탕으로 하여서 사용한다.

여주는 주로 익지 않은 열매를 이용하는데 이는 여주 열매의 쓴맛, 즉 몸에 좋은 효능은 익지 않았을 때 녹색일 때 가장 효과가 있기 때문이다.

여주는 우리 몸의 열과 피로를 없애고 기력을 회복해 주는 훌륭한 한약재로 한방에서는 '고과苦瓜'라고 불린다. 『본초강목』에서는 열을 내리고 정신을 안정시키며 당뇨병과 가슴에 열이 있고 입안이 마르고 갈증이 나는 병을 낫게 한다고 적혀 있다.

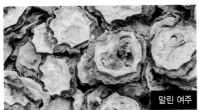
말린 여주

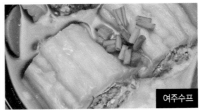
여주수프

만 들 기 ①

여주차

재료
여주

1 완전히 익지 않은 여주를 납작하게 썰어 햇볕에 잘 말린다.

2 물을 넣고 잘 끓여 식힌 후 냉장 보관하여 하루 3회 정도로 나누어 마시면 좋다.

만 들 기 ②

여주볶음

재료
여주
돼지고기
두부
계란
올리브유
후추, 소금 약간

1 돼지고기를 올리브유에 볶아준다. 이때 후추를 약간 넣고 소금으로 간을 한다.

2 여주의 속을 파내서 적당한 크기로 썬 여주를 넣고 함께 볶아준다.

3 두부를 넣고 계란을 풀어서 함께 볶아준다.

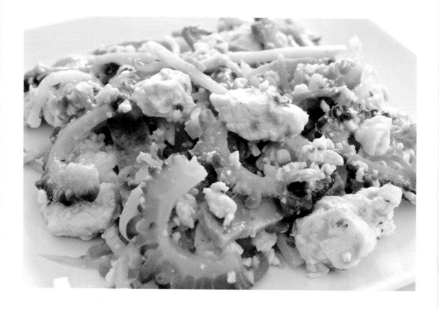

먹는 인슐린이라 불리는 여주는 인공적으로 만든 의약품이나 다른 혈당강하제보다 더 안전하고 효과가 높다. 그리고 당뇨병 뿐만 아니라 고혈압과 구내염, 피부병, 동맥경화에도 효험이 높다. 여주는 아주 쓴맛을 가지고 있는데 이 쓴맛의 정체는 바로 모모르데신이라는 알칼로이드 물질로 이 성분이 위를 자극해 주기 때문에 소화액이 잘 분비되도록 촉진을 시켜주고 식욕을 돋운다. 위를 튼튼하게 하고 장의 기능을 개선한다. 칼륨성분이 아주 많아 이뇨작용을 통해 몸속에 들어 있는 나트륨 성분을 몸 밖으로 빼주는 역할을 한다. 또 카라틴 성분이 풍부한데 이 성분이 췌장의 기능을 회복시켜주어 췌장암 예방에 효과가 있다. 날씨가 더워서 생기는 병을 치료하고 갈증을 풀어준다. 그리고 안과 질환과 해독에 효험이 있다. 씨는 신장의 양기가 부족한 증상을 따뜻하게 하여 몸을 보하고 잎과 뿌리는 청열해독에 좋다.

Vegetable

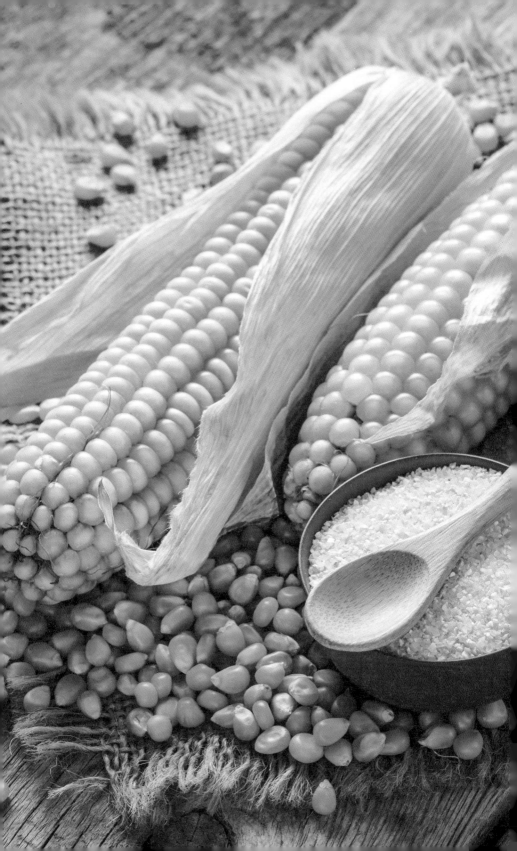

옥수수
corn

노화를 방지하고 세포의 파괴를 막는 효능

아메리카가 원산지인 이 식물은 키가 큰 1년생으로 줄기는 단단하고 속이 차 있다. 잎은 크고 폭이 좁으며 줄기를 따라 일정한 간격으로 어긋나고 표면에 털이 있으며 윗부분이 뒤로 젖혀져서 처지고 밑 부분이 엽초로 되어 원줄기를 감싸며 털이 없다. 열매로 성숙하는 암꽃이삭은 수상꽃차례로 열매가 2줄씩 달린다.

세계의 많은 지역에서 식량으로 사용하며 산업 원료 등으로 쓰이고 있다. 우리나라에서는 16세기 조선 때 중국으로부터 전래되어 쌀이나 보리를 재배하지 못하는 산간지대에서 식량 대용으로 재배하였다. 이런 입지에 어울리는 강원도에서 많은 생산을 하는데 그래서 강원도에서는 강냉이밥, 강냉이수제비, 강냉이범벅과 같은 주식과 옥수수떡 등으로 옥수수를 이용한다. 특히 옥수수로 만든 올챙이묵은 강원도의 향토음식으로 유명하다.

옥수수는 칼로리가 쌀이나 보리 등에 밀리지 않지만 그런 곡물보다 라이신이나 트립토판과 같은 필수아미노산의 양이 현저히 떨어져 단백질을 얻기 어렵다. 그래서 옥수수를 섭취할 때에는 라이신이 풍부한 콩이나 트립토판이 풍부한 우유, 고기, 달걀 등과 같은 단백질이 높은 음식들과 함께 먹는 것이 좋다.

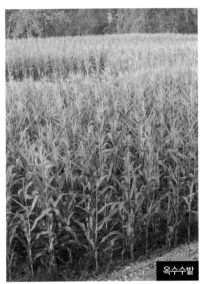
옥수수밭

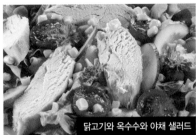
닭고기와 옥수수와 야채 샐러드

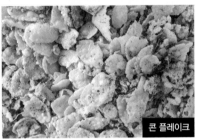
콘 플레이크

만 들 기

옥수수죽

재료
옥수수 통조림 한 캔
밥 한 공기
물 400ml
우유 300ml
올리고당 4스푼
소금 적당
치즈 파마산 1장 혹은 생크림 300ml

1 옥수수 캔을 따서 체에 물을 모두 빼주고 깨끗한 물로 한 번 씻는다.

2 물에 밥 한 공기를 넣고 끓여준다.

3 옥수수를 믹서에 곱게 갈아준다. 그리고 우유와 함께 넣어준다.

4 올리고당과 치즈 파마 산이나 생크림을 넣고 소금으로 간을 하고 푹 끓여준다.

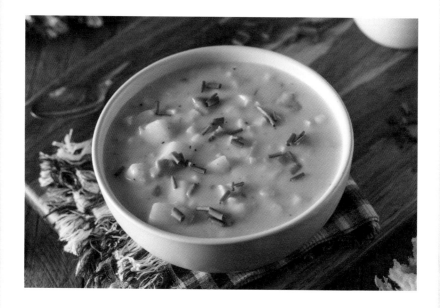

칼로리가 적어 다이어트에 좋으며 비타민E, 즉 토코페롤은 항산화 비타민이라고 알려져 있다. 여기에 페롤 산과 베티카로틴이 함께 함유되어 우리 몸속에 있는 활성산소를 제거하고 이로 인하여 노화를 방지하고 세포의 파괴를 막는 효능을 보인다. 혈당수치를 조절해 주는 성분이 있어 당뇨를 개선하고 옥수수수염 차에는 플라보노이드라는 성분이 많이 함유되어 물 대신 이 음료를 마시면 혈압을 안정시키고 성인병을 예방해 주는 역할을 한다. 옥수수에 함유되어 있는 펩타이드 성분과 베타시토스테롤 성분은 혈액내의 콜레스테롤을 배출하는 효능을 가지고 있으며 혈액의 지질을 개선하여 피를 맑게 하여 심혈관 기능을 높여준다. 잇몸이 약한 사람들을 치료하는 것은 인사돌이다. 옥수수 씨눈에서 추출한 인사돌 성분이 잇몸의 출혈을 막아주고 잇몸에 있는 혈관이 재생되는 것을 도와 치주인대 복구 작용을 한다.

Vegetable

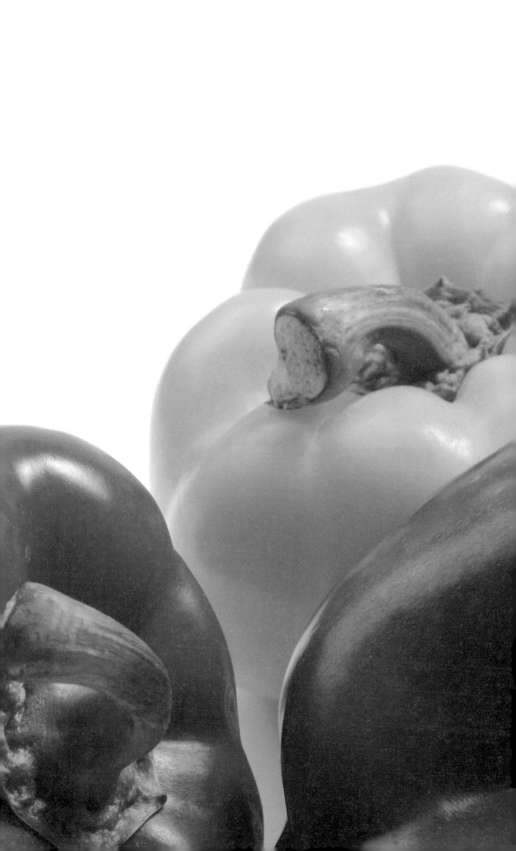

파프리카
paprika

단맛이 나는 상상할 수 없는 건강식품

남아메리카가 원산지인 이 식물은 가지과에 딸린 한해살이 채소로 고추가 변종된 것으로 매운맛이 없고 단맛이 나는 채소가 되었다. 키가 60cm 가량이고 잎은 크며 열매는 사자머리 모양으로 어른 주먹만 하다. 향기가 좋고 맛이 있으며 비타민A와 비타민C가 풍부해서 하루 한 개만 섭취하여도 성인 하루 필요량이 모두 채워진다. 그래서 각종 요리에 사용되며 사람들이 샐러드로 많이 즐긴다. 삶으면 맛이 떨어지고 비타민이 파괴되지만 굽거나 튀길 경우 비타민이 보존되고 단맛이 배가 되며 소화 흡수율도 높아진다. 조직이 견고해서 열을 가해도 비타민이 잘 파괴되지 않는 것이 특징이다.

파프리카는 생채나 샐러드, 볶음요리, 구이, 튀김, 주스 등 여러 가지 음식으로 사용할 수 있으며 비타민A가 지용성 비타민이므로 기름과 함께 섭취 시 흡수율이 높아지기 때문에 살짝 기름에 볶아 먹는 것이 영양소를 가장 완전하게 섭취할 수 있는 좋은 방법이 된다.

꼭지가 마르지 않았는지 신선도를 살펴야 하고 껍질이 두껍지 않아야 하며 씨가

적은 것이 좋은 파프리카이다. 파프리카를 손질할 때는 맑은 물에 씻어서
불순물과 먼지 등을 제거하여 사용하고 남은 것은 냉장 보관을 해야 한다.

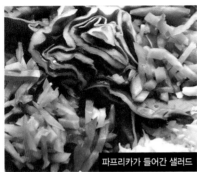
파프리카가 들어간 샐러드

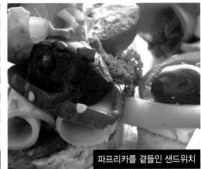
파프리카를 곁들인 샌드위치

만 들 기

파프리카볶음

재료
삼겹살
당근
느타리버섯
표고버섯
파프리카
마늘
참기름, 후추, 깨소금 약간

1 삼겹살을 먼저 구워주고 나오는 기름기는 키친타월로 닦아내고 소금 후추로 간을
한다.
2 고기가 잘 구워지면 옆으로 밀어놓고 마늘 편을 노릇하게 볶아준다.
3 버섯과 당근을 넣고 볶아주다 마지막에 파프리카를 넣어 볶는다.
4 참기름, 후추, 깨소금을 뿌려주고 취향에 따라 스테이크 소스를 뿌려먹으면 된다.

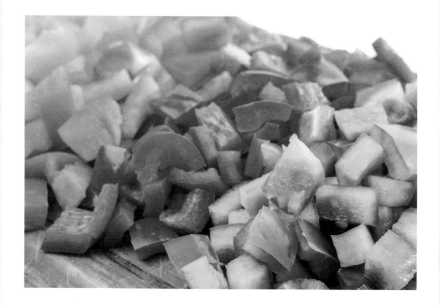

　칼로리가 적어 다이어트에 좋으며 포만감을 주는 채소로 체중조절에 신경 쓰는 사람들에게 좋다. 칼륨도 함유되어 있어 나트륨 배출에 좋고 식이섬유가 다량 함유되어 변비와 장운동을 돕는다. 오렌지에 3배 가량이나 되는 비타민C는 면역력을 높이고 파라진이라는 성분은 혈액 응고를 방지해 혈액순환을 도와 동맥경화, 고혈압, 심근경색 등 성인병 예방에 도움을 준다. 그리고 베타카로틴이 많이 함유되어 멜라닌 색소를 억제해 주고 기미나 주근깨 등 잡티 등 미백효과를 볼 수 있다.

　파프리카와 피망의 차이 : 같은 종으로 피망은 고추를 뜻하는 프랑스어이고, 파프리카는 고추를 뜻하는 네덜란드어이다. 피망은 일반 고추처럼 끝이 길쭉하고 파프리카는 둥글다. 피망은 초록색으로 익으면 빨갛게 되고, 파프리카는 노랑, 주황 등 피망보다 색이 다양하고 피망보다 아삭하고 달다.

Vegetable

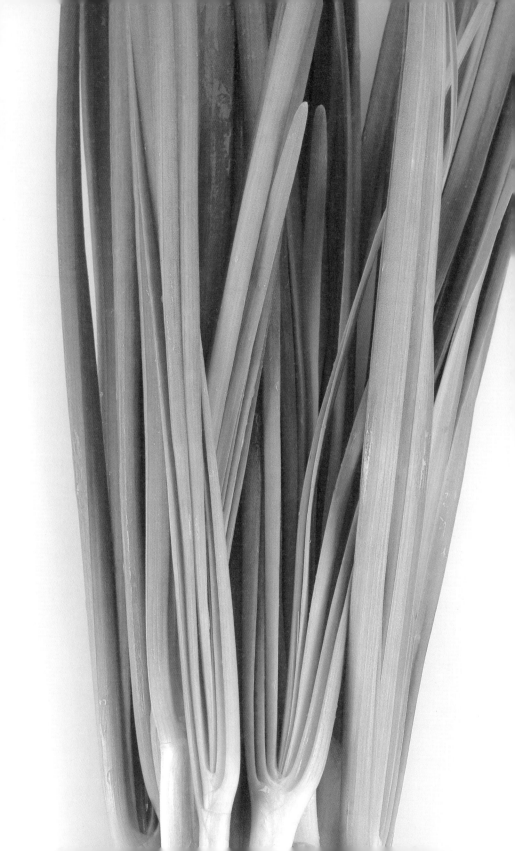

부추
garlic chive

온전한 식품, 암 예방을 돕고 스태미나 향상

중국이 원산지로 알려진 이 식물은 백합과에 속하는 여러해살이 초본식물로 잎은 가늘고 길며 곧추선다. 길이는 두어 뼘 정도 자라고 선명한 초록색을 띠며 특유의 냄새를 발한다. 꽃줄기 끝에 하얀 꽃이 산형꽃차례를 이루어 피며

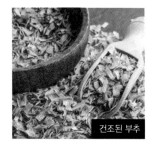

건조된 부추

열매는 검은색의 씨를 가지는 삭과로 익는다. 주로 채소로 이용되지만 약용으로도 쓰인다.

수확은 4월부터 시작하여 11월까지 수시로 수확할 수 있는데 김치나 오이소박이 재료로 사용한다. 이러한 발효식품은 독특한 향미와 청량미를 가지고 각종 양념으로 애용되고 있으며 그 효능이 뛰어나다고 해서 사람들이 많이 즐긴다.

『동의보감』에서는 부추를 성질이 따뜻하고 맛이 매우면서 약간 시고 독이 없다고 기록하고 있다. 오장을 편안하게 하고 위 속의 열기를 없애며 허약한 것을 보하고 머리와 무릎을 덥게 한다. 나쁜 피와 체한 것을 다스리고 간 기능을 튼튼하게 한다. 즙을 내어 먹거나 김치를 담가 먹으면 온전하게 섭취할 수 있다.

송나라 명의 구종백은 "부추는 봄에 먹으면 향이 나고 여름에 먹으면 냄새가 고약하다."라고 하였으며 민간에서도 "봄에는 향이 나고 여름에는 매우며 가을에는 쓰고 겨울에는 달다."라고 하였다.

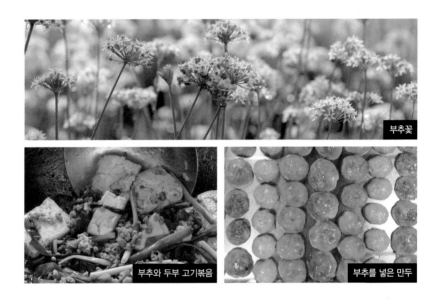

부추꽃

부추와 두부 고기볶음

부추를 넣은 만두

만 들 기

부추즙 주스

재료
부추
우유 또는 요구르트

1 싱싱한 부추를 구입해 깨끗하게 씻은 뒤 적당한 크기로 잘라 믹서에 곱게 갈아준다. 특유의 부추향이 거부감이 들면 부추를 갈 때 우유나 요구르트를 넣어 함께 갈아 마시면 된다. 온전한 영양을 유지하려면 더 이상의 다른 첨가는 하지 않고 거의 생 그대로 마시는 것이 좋다.

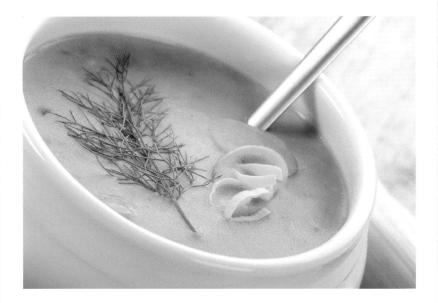

　허약한 체질을 개선시키고 스태미나를 향상시켜 남자에게 좋은 식품으로 알려져 있다. 따뜻한 성질이 있어 감기나 기관지염에 효과가 있고 피로회복과 헤모글로빈의 구성 성분인 철분이 다량으로 들어 있어 빈혈을 예방하고 베타카로틴 성분은 강력한 항산화 물질로 암세포의 증식을 억제해 주는 효과가 뛰어나다. 세포의 변이 및 활성산소를 제거하는 효과가 있어 암 예방에 도움이 된다.

　부추를 익혀 먹으면 위액 분비가 왕성해져 소화를 촉진시키고 위장을 튼튼하게 해주는 효능이 있다. 또한 혈액 속의 노폐물을 제거해 주어 혈액순환을 돕고 심혈관 질환을 예방한다. 냉증이 있는 사람들의 냉기를 잡아주고 신장이 관장하는 허리와 무릎 등 하체를 따뜻하게 해준다.

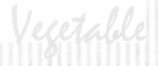

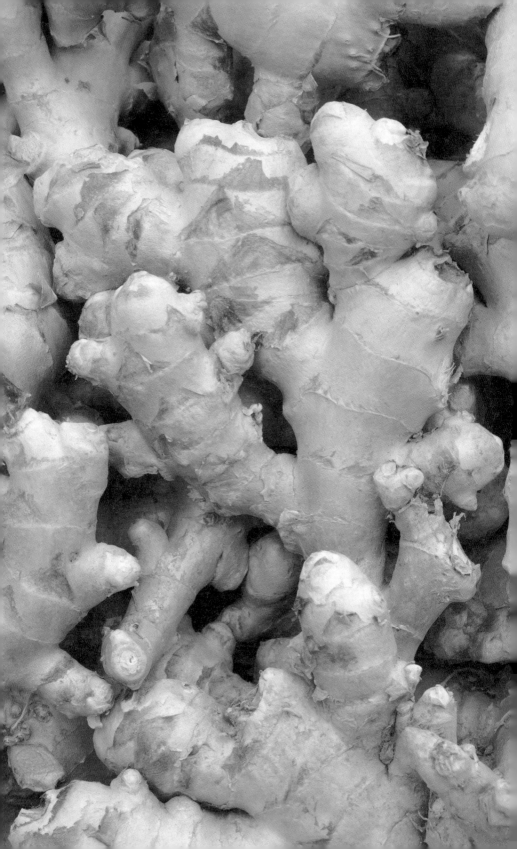

생강

ginger

감기를 예방하고 면역력을 향상

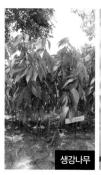
생강나무

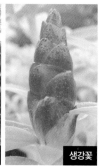
생강꽃

고대부터 인도와 중국 등에서는 생강을 향신료로 사용해 왔으며 우리나라에서는 〈고려사〉에 생강에 대한 기록이 있는 것으로 보아 그 이전부터 재배한 것으로 추측된다. 생강은 잎같이 생긴 줄기가 있고 뿌리줄기를 꺾꽂이 하면 번식을 이룬다. 뿌리를 식물의 이름과 함께 생강이라고 하며 색깔은 어두운 노란색과 밝은 갈색, 그리고 희미한 담황색 등 여러 가지이다. 약간 쓴 맛이 나는데 이를 잘 말려 가루를 내어 빵이나 과자, 소스 등 여러 가지 양념으로 사용하며 회를 즐겨 먹는 일본에서는 생강을 얇게 썰어 회와 함께 먹는다.

『동의보감』에는 생강을 '성질이 약간 따뜻하고 맛이 매우며 독이 없다. 오장으로 들어가고 담을 삭이며 기를 내리고 토하는 것을 멎게 한다. 또한 풍한사와 습기를 없애고 딸꾹질을 하며 기침하는 것을 치료한다.'고 적혀 있다. 민간에서는 감기에 걸렸을 때나 징후가 나타나면 생강즙이나 생강차를 마신다.

생강청

재료
생강
설탕 또는 꿀
청 담을 용기

1 생강을 깨끗이 씻는다.

2 청을 담을 용기를 소독한다.

3 생강은 채로 썰어도 되고 편으로 썰어도 된다.

4 생강을 한줌 용기에 넣고 설탕을 뿌리고 이러는 것을 반복한다. 이때 설탕의 비율은 거의 같게 한다.

5 실온에서 약 일주일 가량 두었다가 냉장 보관한다.

6 생강청으로 차를 마실 때 레몬이나 대추를 넣어 마시면 맛이 더욱 좋다.

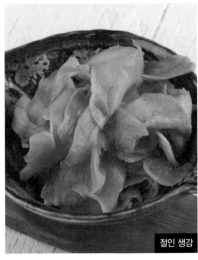

절인 생강

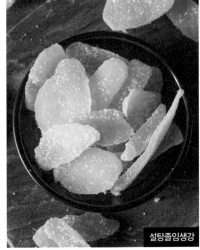

설탕졸임생강

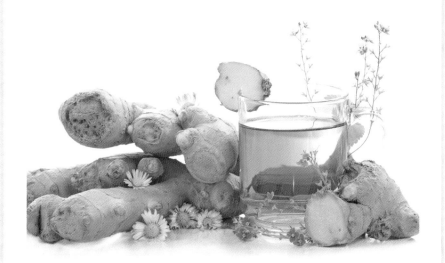

한방에서는 고창과 복통을 치료하는 약재로 쓰이며 주로 호흡기나 소화기 질환을 다스리는 데 이용한다. 고혈압과 독감, 해수, 복부팽만, 천식 등에 효능이 있다. 매일 생강차를 마시면 면역력이 향상되고 각종 통증을 해소할 수 있으며 생강에 포함된 매운맛을 내는 진저롤 성분은 몸속 바이러스와 싸우며 강력한 살균 기능을 가지고 있어 감기와 같은 증상을 완화시킨다. 또한 생강에 함유된 항산화 성분은 천연 진통제와 항염증제 역할을 하여 통증을 줄여주며 염증을 완화시킨다.

프로스타글란딘의 합성을 억제하여 혈관이 압력을 받거나 부어오르는 것을 막아주어 편두통을 진정시킬 수 있다. 그리고 생강에 함유된 화합물은 체내의 가스를 제거하고 소화기관을 자극하여 소화를 촉진시킨다.

Vegetable

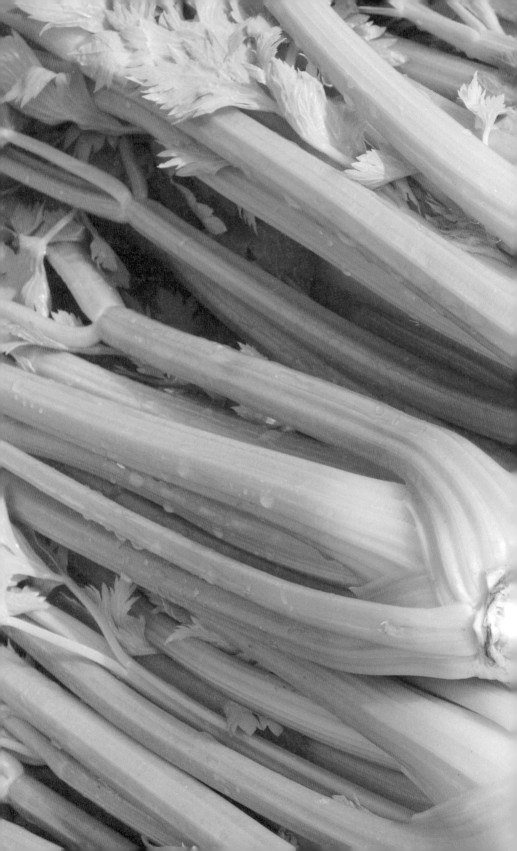

셀러리
Celery

샐러드와 주스, 수프에 이용하는 천연 향신료

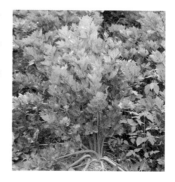

원래 약초로 이용되었던 셀러리는 서늘한 기온에서 잘 자라는 채소이다. 씹히는 식감이 아삭아삭한 것이 특징인 이 식물은 서양식 미나리라고 생각하면 된다. 고대 그리스에서는 운동 경기 우승자에게 축하의 뜻으로 꽃다발처럼 셀러리를 건네기도 하였다고 하며 프랑스에서는 16세기부터 재배 채소로 식용하기 시작했으며 중국에서는 5세기 무렵부터 재배하였다고 전해진다. 17세기 이후 본격적으로 재배를 시작한 유럽은 물론이고 지금은 세계 각국에서 이 채소를 재배하여 샐러드에 이용한다. 더구나 텃밭을 가꾸는 사람들이 늘어나면서 재배가 활발하다. 모종을 직접 기르지 않고 구입해서 가꿀 수 있는 요즘에 수분유지를 시키고 짚이나 풀을 두텁게 깔아주면 어렵지 않게 수확을 할 수 있다.

씹을 때 한약에서 느껴지는 그런 느낌이 강해 처음 먹는 사람은 친숙해지기 어렵지만 자주 먹다보면 익숙해져 셀러리의 고유한 맛을 느낄 수 있다. 독특한 향을 지니고 있어 각종 샐러드나 소스에 많이 들어간다. 고기를 삶을 때 넣어주면 고기의 누린내와 잡냄새를 제거하는 천연 향신료로서도 손색이 없다.

주로 줄기 쪽을 사용하며 잎은 버리는 경우가 많다. 하지만 잎에 영양성분이 더 많으므로 버리지 말고 잘게 썰어 볶음요리에 사용하면 영양분을 섭취할 수 있다.

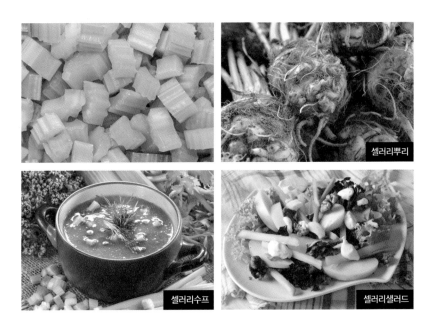

셀러리뿌리

셀러리수프

셀러리샐러드

먹 는 법

줄기 부분만 잘라 마요네즈 등에 찍어 먹는 것이 일반적이지만 바깥쪽 부분도 먹으면 좋다. 물론 바깥쪽 부분은 향이 강하고 질겨 갈아서 주스나 수프 등 요리로 활용하는 것이 좋으며 안쪽의 노란 부분은 바깥쪽 부분보다 연하여 다른 채소나 과일 등과 샐러드로 먹으면 좋다.

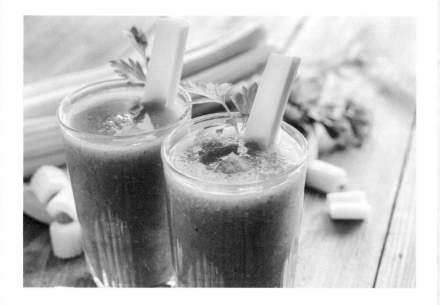

  비타민A와 비타민C, 리보플래빈과 마그네슘, 철분, 칼슘, 인 등이 함유되어 있으며 야채의 즙이 담즙 산의 분비를 촉진시켜 콜레스테롤을 감소시킨다는 연구실험이 있었다. 뿐만 아니라 씨에 함유된 페릴리알코올은 항암작용을 하며 특히 췌장암과 간암, 유방암을 억제하는 데 아주 효과적임이 밝혀졌다. 그리고 폴리 아세틸렌을 함유하고 있어 세균과 곰팡이에 대한 저항력이 높아 항염작용과 혈액의 점도 개선에도 효과적이다.

  그리고 채소 중에서 가장 칼로리가 낮아 다이어트에 효과적이며 류마티성 관절염이나 퇴행성관절염, 골다공증, 천식, 통풍, 기관지염 등을 치료하는 데 탁월한 효과를 보인다.

Vegetable

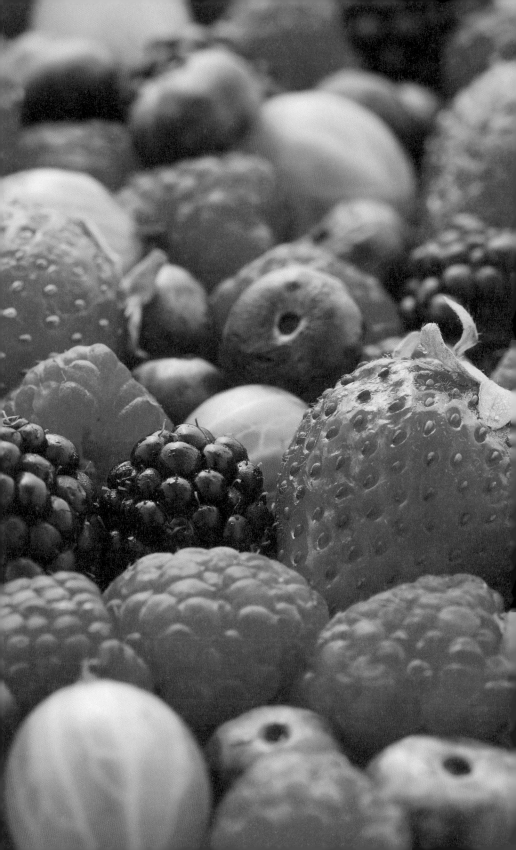

과일/열매

—

FRUIT

—

매실 · 무화과 · 파인애플 · 밤 · 은행 · 노니 · 라즈베리 · 코코넛

감 · 구기자 · 망고 · 포도 · 바나나 · 아사이베리

복분자딸기 · 오렌지 · 아보카도 · 바오바브나무열매 · 아로니아

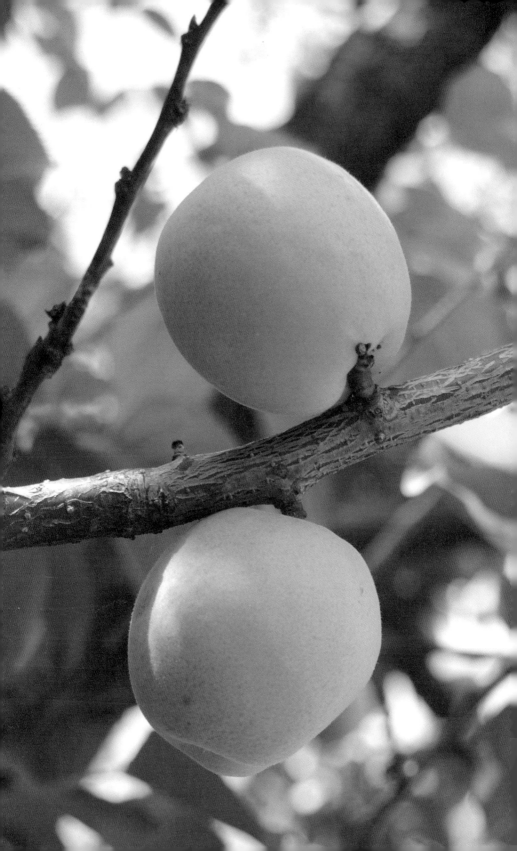

매실
plum

음식물, 피, 물의 3독을 없애는 살균 항균작용

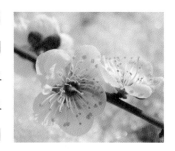

매화나무의 열매인 매실은 중국이 원산지이다. 이미 중국에서는 3,000년 전부터 매실을 건강보조 식품이나 약재로 사용하였고 술에 담그거나 농축액을 만들어 먹었다. 그리고 차로 만들거나 현대에 와서는 장아찌를 담가 먹기도 한다. 6월 말경에 수확된 매실이 가장 영양이 많다. 신맛과 향이 진하고 과육이 단단하며 표면이 윤택한 것을 고르는 것이 좋다.

열매는 과육이 단단하며 신맛이 강한 청매나 향이 좋고 빛깔이 노란 황매, 그리고 이것들을 가공하여 청매를 쪄서 만든 금매나 소금물에 절여 햇볕에 말린 백매, 덜 익은 열매인 청매를 짚불 연기의 불기운에 말려 오래 두면 검게 변하는데 이를 오매라고 하는 등 다양하다.

『동의보감』에 '매실은 맛이 시고 독이 없으며 기를 내리고 가슴앓이를 없애며 마음을 진정시키고 갈증과 설사를 멈추게 하고 근육과 맥박이 활기를 찾게 한다'고 기록되어 있는데 그래서인지 예로부터 매실은 약재로 많이 사용되었다. 매실은 '음식물의 독, 피 속의 독, 물의 독' 즉 3독을 없앤다는 말이 있을 정도로 살균과 항균작용을 돕는다.

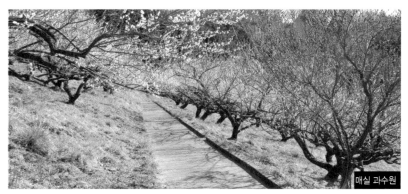
매실 과수원

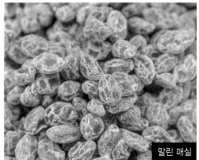
말린 매실

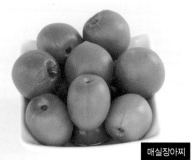
매실장아찌

만 들 기

매실액

재료
매실
설탕

1 매실을 깨끗이 씻어 말린 다음 꼭지는 모두 떼어낸다.

2 병에 매실과 설탕을 켜켜이 담고 맨 위에는 설탕을 좀더 많이 넣어 단단히 밀봉
한다.

3 설탕이 녹아 매실 액이 만들어지면 냉장 보관을 하였다가 여름철에는 시원한 물
에, 겨울철에는 따뜻한 물에 타서 마신다.

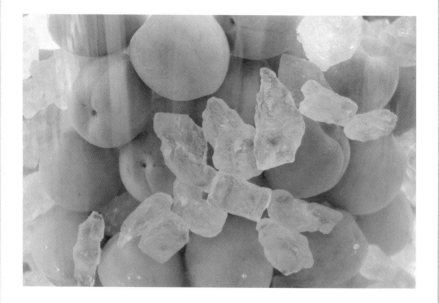

　해독작용이 뛰어나서 배탈이나 식중독 등을 치료하고 알칼리성 식품이어서 피로 회복과 체질개선에 효과가 있다. 열매의 신맛은 위액을 분비하고 소화기관을 다스려 소화불량이거나 위장 장애를 없앤다. 산도가 높아 살균작용을 하여 여름철 갈증 해소뿐만 아니라 살균과 항균작용을 도와 식중독을 예방하기 때문에 여름에 꼭 필요한 식품이다. 변비와 피부미용은 물론 최근에는 항암식품으로 구분되기도 하였다.

　매실주는 식욕을 좋게 하고 메스꺼움을 가라앉히며 어깨에 통증이 있거나 요통이 있을 때도 좋고 성호르몬 분비를 촉진한다.

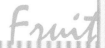

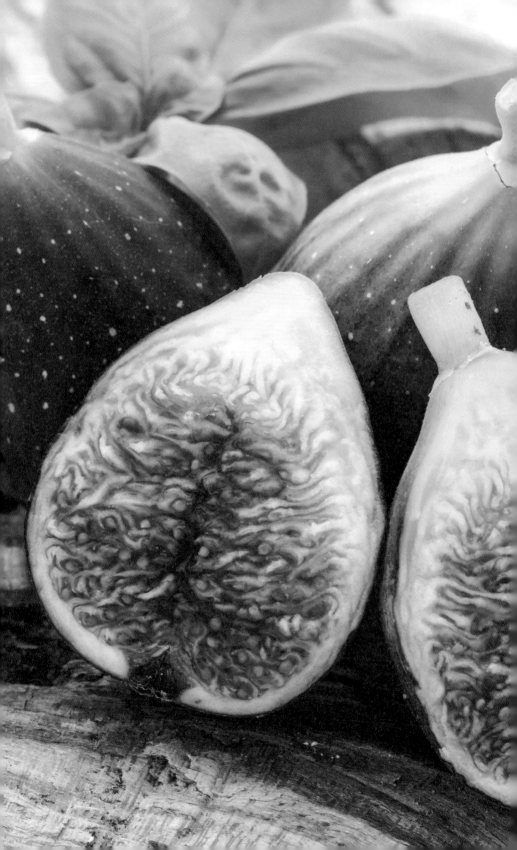

무화과
Fig

꽃이 피는 과일 무화과

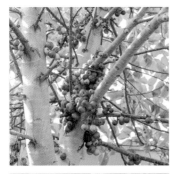

아시아 서부, 지중해 연안이 원산지인 이 아열대성의 반교목성 낙엽활엽과수는 꽃이 피지 않는 과일이라고 해서 무화과라고 불리지만 그러나 꽃은 과실 내에서 피기 때문에 외부로 나타나지 않을 뿐 이 과수도 꽃을 피운다. 무화과는 알칼리성 과일로 단백질과 섬유질이 많고 저장성이 없어 통조림이나 또는 말린 건과로 유통된다. 단맛이 강하여 날로 먹거나 말려 먹거나 가공하여 요리 재료로 쓰인다.

민간에서 이 과일은 변비나 설사, 각혈, 신경통, 빈혈, 부인병, 소화불량 등에 약으로도 사용되며 고대 이집트와 로마, 이스라엘 등에서는 강장제나 암, 간장병 등을 치료하는 약으로 썼다.

우리나라는 일본과 중국을 통해 들여와 주로 남부지방에서 재배되기 시작했으며 토양적응성이 강하고 토질이 좋지 않아도 배수만 잘 되면 생육이 가능하다.

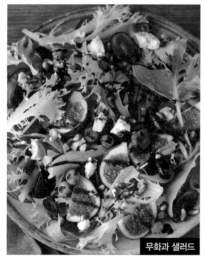

무화과 샐러드

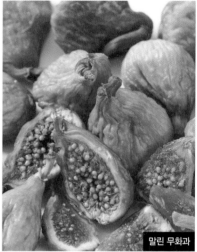

말린 무화과

만 들 기

무화과잼

재료
무화과 1kg
설탕 300g
레몬즙 약간

---

1 무화과를 깨끗하게 씻은 뒤 꼭지를 자르고 그대로 4등분으로 자른다.

2 무화과를 냄비에 담고 설탕을 붓는다.

3 약한 불로 끓이다 수분이 생기기 시작하면 으깨서 끓인다.

4 중불로 높여 눌어붙지 않게 계속 저어주며 끓인다.

5 잼의 농도로 졸여지면 레몬즙을 넣고 3분 정도 더 끓여준다.

6 소독한 유리병에 유산지, 뚜껑 순으로 덮은 뒤 거꾸로 엎어두어 공기를 차단해 진
공상태로 만든다.

7 잼이 완전히 식으면 냉장 보관한다.

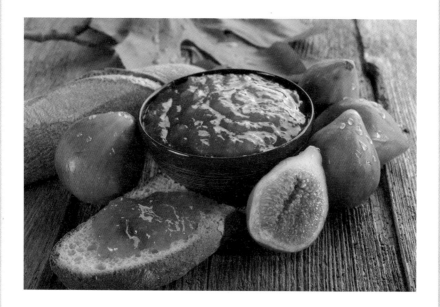

　단백질 분해효소가 많이 함유되어 있어 육식을 하고 난 뒤에 먹으면 소화를 이롭게 한다. 펙틴이 풍부하여 변비를 예방하고 피신이라는 효소는 소화 작용을 돕는다.

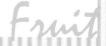

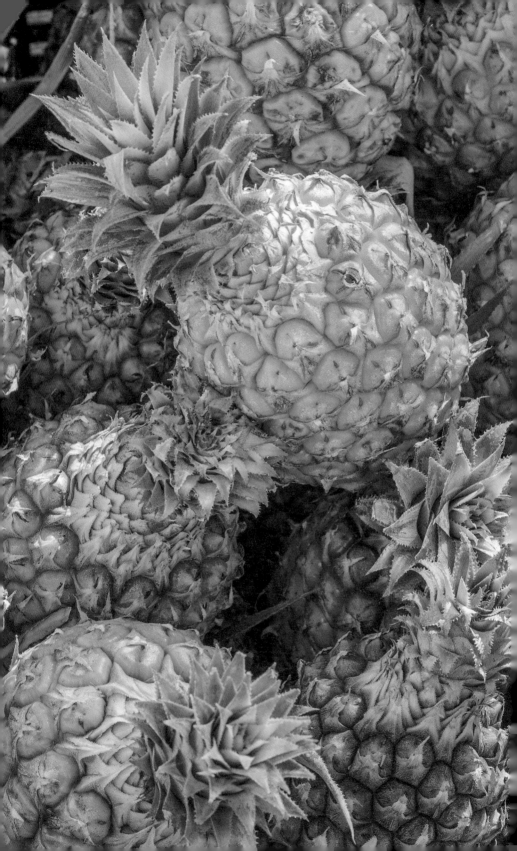

파인애플
pineapple

항암능력과 면역력 향상의 과일

중앙아메리카와 남아메리카 북부가 원산지인 이 열매는 생김새가 솔방울과 비슷하다고 해서 소나무를 뜻하는 단어 '파인Pine'과 사과라는 뜻의 '애플Apple'이 합쳐져 파인애플이 되었다.

기온이 높고 일조량이 많은 지역에서 잘 자라는데 잎이 줄기 위에 뭉쳐 나고 두꺼우며 섬유질이 많고 열매 모양은 원통이거나 원뿔 모양, 주황색에서 노란색으로 되며 향기가 좋다. 즙이 많으며 신맛과 단맛이 있다. 열매를 수확한 뒤 2~3일 뒤에 먹으면 단맛이 더욱 강해지며 후숙과일로는 조금 일찍 먹는 편이다. 그래서 생산지에서 외국으로 나갈 때에는 섭씨 0도보다 조금 높게 유지되는 냉동선으로 운반한다. 잎이 작고 단단한 것이 좋은 과일이며 껍질색이 약간 녹색에서 노란색으로 바뀐 것이 신선하고 좋은 것이다. 과즙이 바닥 부분에 모여 있어 앞쪽을 아래로 하여 하루쯤 두었다가 먹는 것이 좋다. 먹을 때는 꼭지를 잘라 내고 겉껍질을 깎아낸 뒤 심을 없애고 먹어야 한다.

파인애플은 저장성이 오래지 않아 통조림을 많이 만드는데 통조림은 열매의 속을 빼내고 껍질을 벗긴 다음 원통 모양으로 만든 것을 적당한 크기로 잘라 설탕시럽을 넣고 가열 살균하여 만든다.

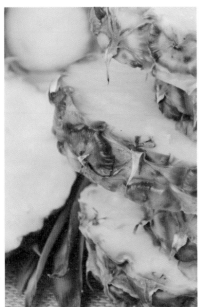

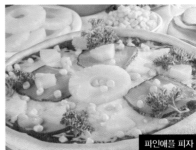
파인애플 피자

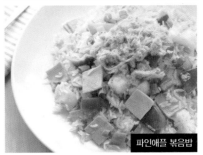
파인애플 볶음밥

만 들 기

파인애플주스

재료
파인애플 1/2통
얼음 적당히
탄산수 2컵
레몬 1/2개

1 파인애플을 적당한 크기로 자른다.
2 믹서에 파인애플과 얼음, 탄산수, 레몬 등을 넣고 갈아준다.

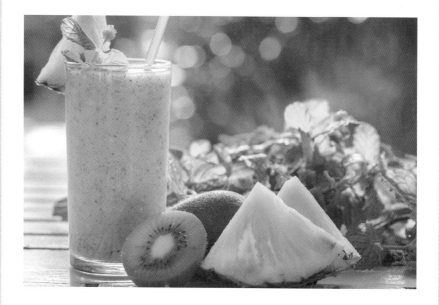

　신진대사를 원활하게 하는 비타민B1이 풍부하여 피로회복에 도움을 주고 단백질 분해 효소 성분인 브로멜라인이 고기를 부드럽게 연육작용을 하여 소화를 돕는다. 면역력을 높이고 감기예방을 하며 각종 염증을 완화해 준다.

　칼슘과 철분이 다량으로 함유되어 있고 망간 등이 많이 함유되어 있어 성장기 어린이들이나 갱년기 골다공증 예방에 큰 도움을 준다. 그리고 비타민C는 항암능력을 높여주고 면역력을 향상시킨다.

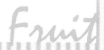

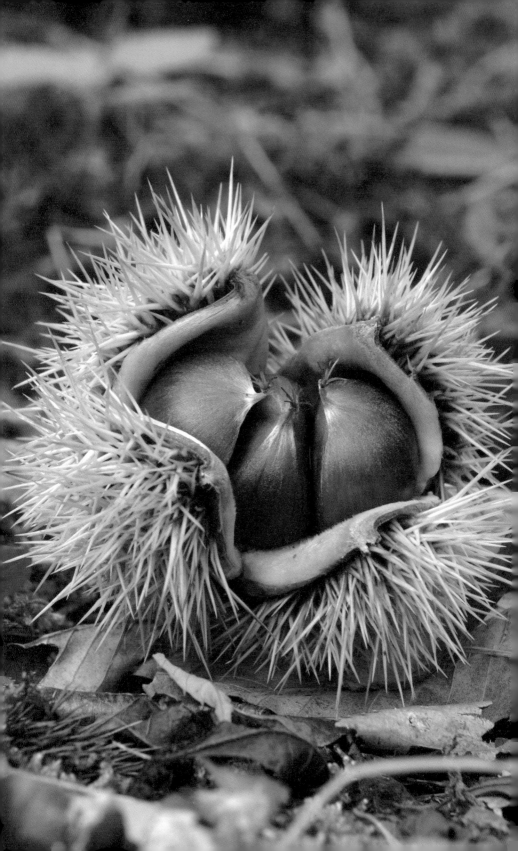

밤
chestnut

영양이 골고루 들어 있는 자양식품

9월에서 10월에 열매를 수확하는 우리나라 밤은 주로 산간 지역에서 잘 자라며 외국의 밤들보다 육질이 좋고 단맛이 강한 것으로 알려져 있다. 좋은 밤을 고르려면 알이 굵고 도톰하며 단단하고 껍질에 윤이 나는 갈색인 것을 고르면 좋다.

생으로 먹거나 굽거나 찌는 것, 과자와 빵, 떡 등의 재료로도 쓰이며 어린이의 이유식을 만드는 재료로 쓰이기도 하고 통조림 등 여러 방법으로 가공하여 먹기도 한다.

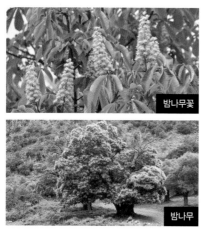

밤나무꽃

밤나무

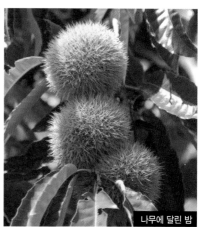

나무에 달린 밤

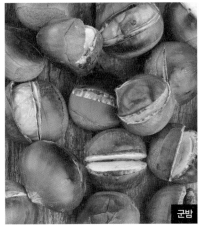

군밤

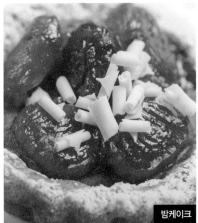

밤케이크

만 들 기

밤영양밥

재료
생밤 10알
차조 1큰술
수수 2큰술
인삼 한뿌리
찹쌀
대추
은행

1 생밤 10알 정도 껍질을 벗긴다.

2 차조 1큰술과 수수 2큰술을 씻어 건져 놓는다.

3 인삼 한 뿌리를 동글납작하게 썰고 찹쌀을 씻어 30분 정도 불렸다가 체에 쏟아 물기
를 없앤다.

4 대추와 은행을 깨끗이 씻어 놓는다.

5 솥에 찹쌀을 안치고 모든 재료를 넣은 후 밥물을 맞춰 밥을 짓는다.

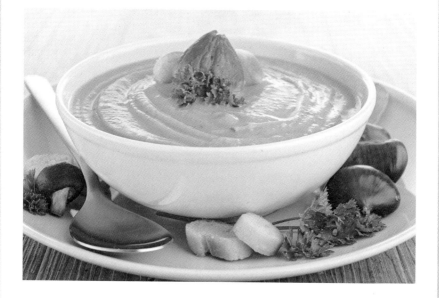

칼슘과 탄수화물, 단백질, 비타민 등이 풍부하여 성장 발육에 좋다. 특히 비타민C가 풍부하여 피로회복이나 감기 예방, 피부미용에 좋으며 알코올의 산화를 도와 술을 마시는 사람들에게 이롭다. 또한 위장 기능을 강화하는 당분이 들어 있으며 성인병 예방과 신장 보호에도 효과가 있다. 영양이 골고루 들어 있는 자양식품이기 때문에 오랫동안 병을 앓거나 입원환자들에게 죽을 끓여주면 아주 좋은 식품이다.

항산화 물질인 카로티노이드 성분이 피부를 윤택하게 하고 노화를 방지시키며 혈액순환을 원활하게 한다.

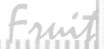

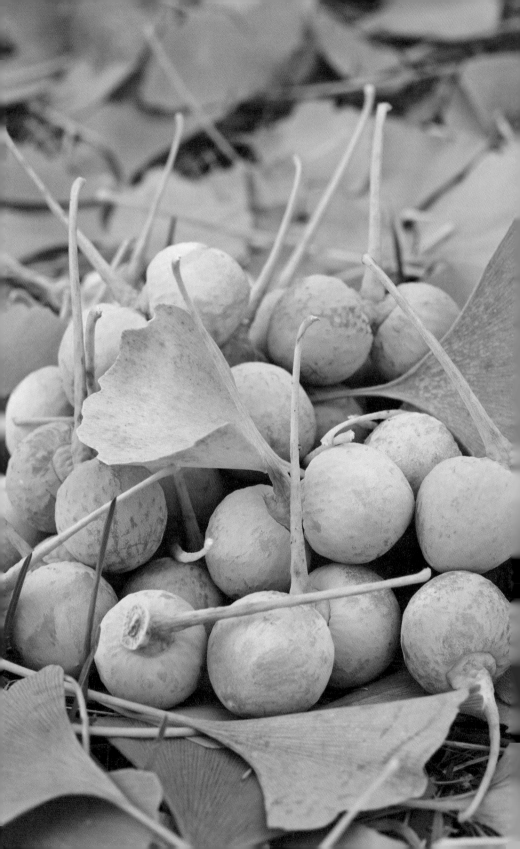

은행
ginkgo nut

자양제로 복용되며 심혈관 질환을 예방

은행나무는 암수딴그루로 암그루에 달린 열매가 황색으로 익는다. 열매를 감싸고 있는 바깥 껍질은 다육성으로 악취가 몹시 풍긴다. 바깥 껍질 안쪽에 2개의 모서리가 있는 흰색의 단단한 중과 피가 있고 그 속에 달걀 모양의 원형 종자가 있다. 이것이 바로 우리가 먹는 은행이다. 은행산과 빌로볼 성분 때문에 피부에 닿으면 염증이 생길 수도 있으니 반드시 은행을 만질 때는 맨손으로 만지지 말고 장갑을 끼고 만져야 한다.

한방에서는 은행을 백과白果라 하는데 진해 거담 등에 효능이 있어 처방을 하며 자양제로도 복용을 한다.

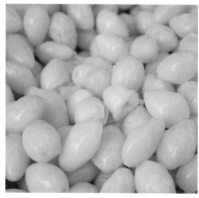 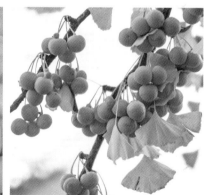

껍질을 깐 은행을 프라이팬에 넣고 볶으면 연둣빛으로 변한다. 은행은 익으면서 색
이 점점 투명해지는데 이때 소금을 살짝 뿌려줘 볶으면 맛이 있다. 여러 잡곡과 섞
어 영양밥을 만들어도 좋고 술안주로 해도 좋다.

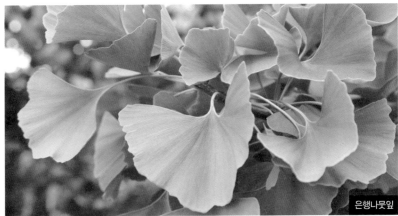

은행나뭇잎

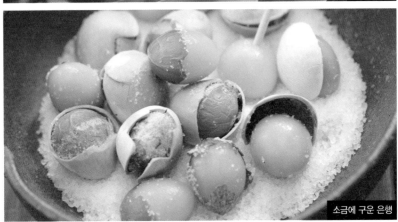

소금에 구운 은행

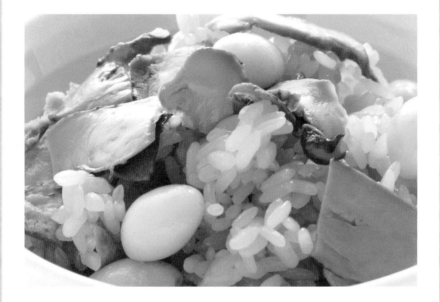

　혈관을 깨끗하게 해주어 혈액순환을 돕고 혈전과 혈액을 맑게 해 심혈관 질환 예방을 한다. 호흡기 질환 개선에 좋으며 피로회복과 항암효과가 탁월하고 야뇨증에 좋다. 또한 은행에는 펙틴 단백질 히스티딘 성분이 함유되어 면역력 향상과 감기 예방에 탁월하며 진해 거담과 기침 가래 등에 좋다. 폐를 보호하고 강화시켜 호흡기 개선에 도움을 준다. 레시틴과 아스파라긴산 성분이 있어 피로회복에 도움을 준다.

Fruit

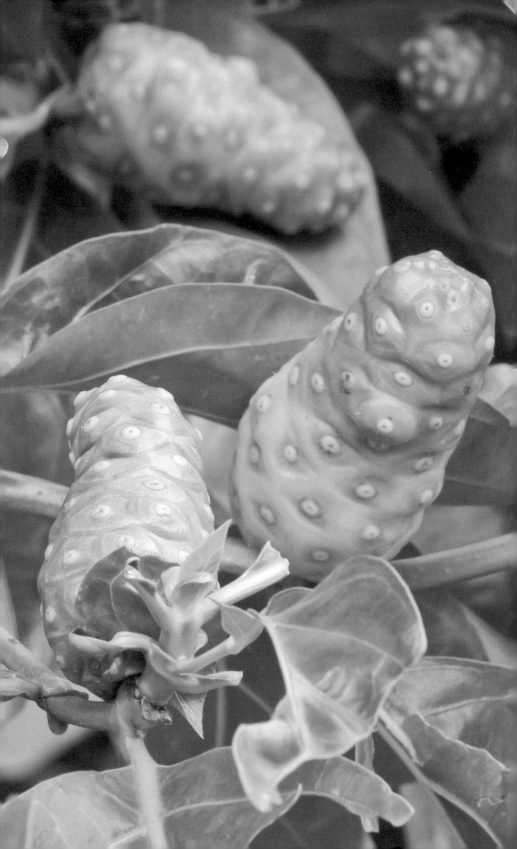

노니

Noni

신이 선물한 식물

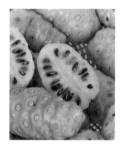

서양의 산삼으로 알려진 노니의 열매는 약 10센티 미터로 감자처럼 생겼다. 다른 식물과 달리 먼저 열 매를 맺고 꽃이 피는 것이 특징이다. 겉모양은 울퉁 불퉁하고 패인 자국이 있다. 열매에는 여러 개의 작 은 갈색 씨가 들어 있으며 꽃은 작고 하얗게 생겼다.

우리나라의 『동의보감』에서는 해파극海巴戟 또는 파극천巴戟天으로 소개되어 있다. 주로 괌, 하와이, 피지, 뉴질랜드 등 남태평양 지역에서 재배되는 열 대 식물로 일 년 내내 자라는 특성이 있다.

섬유질과 즙이 많으며 열매가 익으면 황백색의 껍질이 얇아져 투명한 것 처럼 보이는데 열매에서 불쾌한 맛이 나고 마치 썩은 치즈와 같은 불결한 냄새가 난다. 열매는 거의 일 년 내내 볼 수 있으며 갈색의 씨가 많이 들어 있다.

노니의 열매는 식품 및 약용으로 많이 이용된다. 이외에도 잎, 줄기, 꽃, 씨 등이 약용으로 이용되기도 한다. 잘 익은 노니를 건조 세척 건조의 과 정을 거쳐 밀봉된 병 속에 넣어두면 즙이 발효되며 즙이 흘러나오는데 이 를 마시면 효과가 있다. 근래에 이르러서는 주스, 자연분말, 동결건조 분말 등 많은 방식으로 노니를 섭취하는데 그 중 원액 100%가 가장 효과가 좋지만 맛과 역한 냄새 때문에 동결되거나 건조된 농축 가루로 음용하는 것이 좋다. 동결 건조 과정에서 역한 맛과 냄새가 제거되고 미세한 입자만 남아 물에도 잘 녹고 자연분말 대비 극미량만 섭취하면 되기 때문에 각광을 받고 있다.

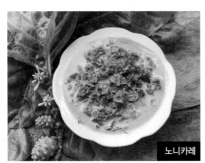
노니카레

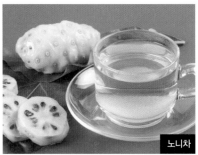
노니차

만 들 기

노니주스

재료
노니

1 파랗던 노니가 익으면 살색 비슷한 색깔을 내는데 이때 노니를 따서 빈 병에 밀봉을 해둔다.
2 약 2개월에서 3개월 정도 되면 까만색이 되면서 물이 흘러나오게 되는데 이 노니를 큰 통에 부은 뒤 물을 적당량 부어가며 계속 끓여준다.
3 충분히 끓이고 나면 한약을 짜듯이 천에 부어 짜면 진한 고동색의 물이 나오는데 이것이 순수한 노니주스이다. 이 노니주스를 아침 공복에 소주잔 한 잔 정도씩 마시면 좋다.

잎과 줄기, 꽃과 열매, 씨 등이 민간요법에 사용되어 왔고 이 열매에는 안트라퀴논, 세로토닌 등의 성분이 들어 있어 소화 작용을 돕고 통증을 줄여주며 고혈압과 암 등에도 효과가 있는 것으로 밝혀졌다. 노니는 열매, 잎사귀, 뿌리, 줄기, 씨 등 나무의 모든 부분이 사용되어 왔으며, 각종 질병에 면역체계를 높여 주는 효능이 있다고 알려지면서 '신이 선물한 식물'로 불리기도 한다. 대개 화산 토양에 뿌리를 깊이 내리고 자란다.

면역력 증가, 피로 원기회복, 암으로 이어질 수 있는 체내 구성물질의 수량을 감소시킬 수 있어 각종 성인병(당뇨, 암, 고혈압 등)에 특효이며 피부 노화방지, 관절염 개선 및 염증작용 억제에도 좋다. 척추증 환자의 목통증과 유연성을 개선시킬 수 있다.

Fruit

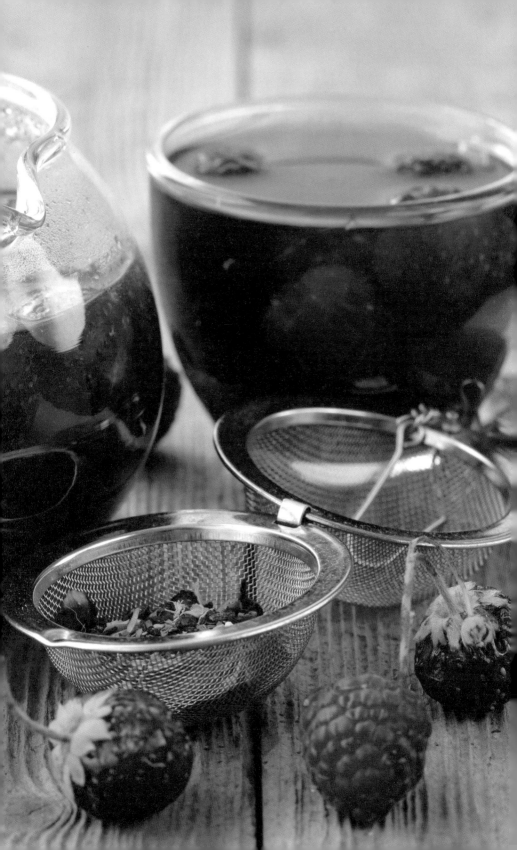

라즈베리
raspberry

중성지방 분해 촉진에 탁월한 효과

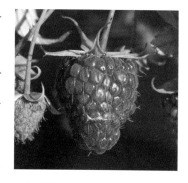

장미과의 나무딸기류 가운데 주로 목본을 통틀어 이르는 말로 덩굴성으로 가지에 가시가 있으며 잎은 어긋난다. 낙엽관목으로 잔가시가 있으며 줄기는 대개 곧게 선다. 꽃은 봄에 흰색으로 피며 꽃잎과 꽃받침은 5개이다. 열매는 집합과로 여름에 익으며 익은 열매는 꽃턱에서 잘 떨어진다. 유럽산과 북아메리카산 등 여러 종이 있으며 열매를 먹기 위하여 재배한다.

달콤하고 즙이 많으며 색에 따라 세 가지 종류의 라즈베리로 분류된다. 향기를 맡으면 지방이 분해되고 식욕이 억제되는 효과가 있으며 블랙 라즈베리의 경우 식도암 발생을 억제하는 효과가 있다

16세기 초 영국에서 처음으로 재배하기 시작해 유럽전역으로 전파되었으며, 18세기 말 미국으로 도입된 후 많은 개량종들이 육성되었다. 생선, 닭, 육류 요리 등의 부재료, 첨가물로 널리 사용되고 있으며 칼로리가 낮은 식이성 과일이라서 다이어트 식품으로 인기가 있다.

라즈베리에는 츠라가린이라는 성분이 있는데 이 성분은 여성의 자궁과

골반의 근육을 이완시켜주는 효능이 있다. 때문에 출산예정일 1~2개월 전부터 라즈베리 잎을 우린 허브티를 마셔준다면 출산을 하는데 보다 많은 도움이 된다.

비타민, 미네랄이 풍부한 라즈베리는 섬유소가 풍부하여 변비를 예방하며 열량이 낮아 다이어트에 좋다. 수용성 식이섬유소가 풍부해 혈중 콜레스테롤을 낮추고, 다른 과일에 비해 단위 면적당 씨가 많아 심장 등에 좋은 오메가3 지방산도 풍부하다.

아침에 요거트와 라즈베리를 같이 먹어주는 것도 좋으며 얼린 라즈베리를 하루에 한 주먹씩 먹어주는 것도 좋다.

만 들 기

라즈베리잼

재료
산딸기 500g
설탕 250g
레몬즙 1.5티스푼
베이킹소다

1 잼을 넣어 줄 병은 잼을 만들기 전 끓는 물에 소독하여 물기를 완전히 말려둔다.
2 산딸기는 베이킹소다를 넣고 물로 빨리 씻어준다. 그리곤 체에 받쳐 물기를 빼준다.
3 냄비에 산딸기, 설탕을 넣고 버무린 후 30분 정도 지나면 절로 수분이 생긴다.
4 중간 불로 끓이면서 끓어오르는 거품을 걷어낸다. 그러면서 약한 불로 줄인 후 잼을 졸인다.
5 눌어붙지 않게 주걱으로 계속 저어주면서 레몬즙을 넣은 후 계속 저어준다.

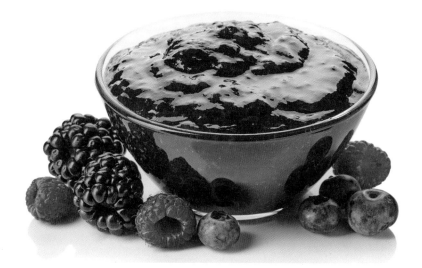

라즈베리에 함유된 폴리페놀은 강한 항산화효과가 있으며 안토시아닌은 눈을 건강하게 한다. 또한 구연산이 함유되어 있어 피로회복에 좋고 기미주근깨의 원인인 멜라닌이 생성되는 것을 억제하여 미백효과를 지닌다.

최근 가장 주목받는 성분은 '라즈베리 케톤'이라는 라즈베리에만 있는 향기성분으로 중성지방분해 촉진에 탁월한 효능이 있는 것으로 밝혀졌다.

라즈베리에 들어 있는 성분인 라즈베리케톤은 고추의 캡사이신보다 3배 이상의 지방 분해력을 가지고 있다고 하는데 그래서 몸속에 쌓여 있는 지방을 연소시키는 효과가 뛰어나고 피하지방에 노폐물이 쌓여 형성되게 되는 것을 막고 셀룰라이트를 억제, 제거하는 기능이 있다.

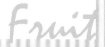

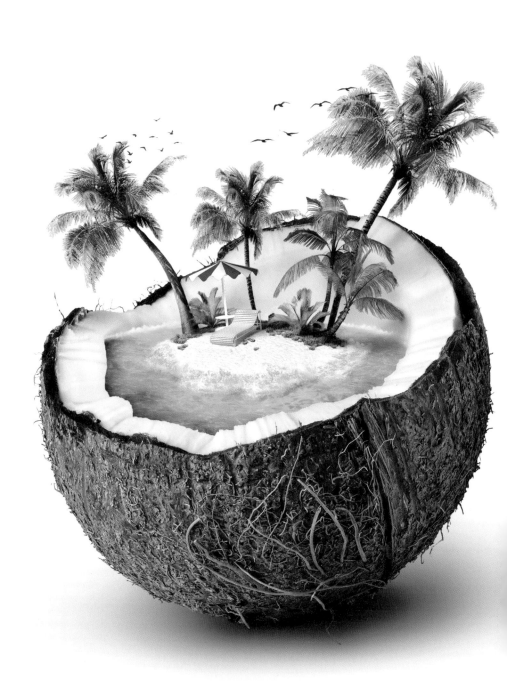

코코넛
coconut

피부와 면역력 질환에 탁월한 효능

코코넛은 종려과에 속하는 상록 교목으로 코코넛 나무의 열매를 뜻한다. 코코스 속에서 유일한 넓은 종려나무로 30미터 크기까지 자라며 4~6미터 길이의 날개 모양의 잎사귀와 각 작은 잎사귀들은 60센티미터에서 90센티미터 길이이다. 수명이 다해 떨어진 나뭇잎들은 나무 주위에 흩어져 나무에 영양을 준다. 겉껍질과 섬유질 층을 벗겨야 가장 안에 숨겨진 씨앗이 드러난다. 식용할 수 있는 부분은 이 씨 안의 내용물인데, 외부의 껍질과 중간의 섬유질 층과는 달리 매우 딱딱하다. 때문에 톱이나 와인 따개가 없으면 자를 수 없다.

코코넛 열매를 먹을 때는 안에 물과 흰 속살을 추출하여 코코넛 오일을 만들어서 먹거나 사용하는데 코코넛 오일은 코코넛의 씨앗에서 채취되는 지방으로 머리에 좋은 영양을 준다. 또한 손상된 머리카락에 필요한 단백질을 제공하여 헤어케어용으로도 많은 쓰임이 있다.

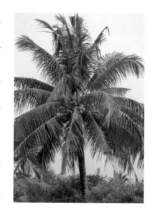

코코넛 오일은 피부에 효과적인 보습효과를 주어 피부건조를 방지하고 주름이나 늘어짐을

재생하는 데 도움을 준다. 그리고 소화를 돕고 갑상선기능 건강에 도움을 주어 신체의 신진대사를 활발하게 해 지방이나 과체중을 막아준다. 또한 각종 면역력질환에 도움을 주고 외부로부터 세균감염을 막아주고 미네랄과 칼슘, 마그네슘이 풍부하여 뼈 질환과 골다공증 예방에 탁월하다.

코코넛오일에는 '라우르산'이라는 '중사슬지방산'이 함유돼 있다. 라우르산은 에너지 대사를 빠르게 하고 신진대사 율을 높여 지방 분해를 촉진하는 기능을 가지고 있다.또 항균, 항바이러스 작용도 뛰어나 각종 세균으로부터 몸을 보호해 준다. 코코넛오일에 들어 있는 라우르산은 모유에 함유된 양보다 8배 이상 들어 있는 것으로 알려져 있다.

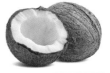

만 들 기

코코넛쿠키

재료
코코넛 50g, 아몬드가루 250g
베이킹소다 조금, 코코넛오일 30g
바닐라에센스 1작은술
꿀 150g, 소금 1작은술

---

1 코코넛 오일과 꿀, 바닐라에센스는 섞어서 준비해 둔다.

2 볼에 아몬드가루와 베이킹소다를 넣고 섞어서 준비해 둔 1의 재료를 부어 주걱으로 섞어준다.

3 어느 정도 섞이면 코코넛을 넣고 손반죽을 한다.

4 알맞게 떠서 모양을 만든 후 예열된 180도 오븐에서 10분~12분 정도 굽는다.

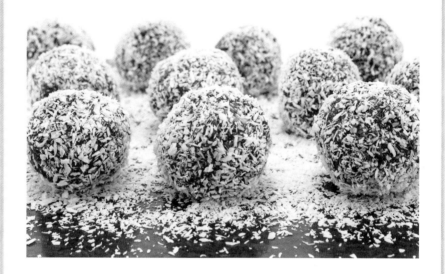

코코넛에 함유되어 있는 라우르산은 혈중 당치를 조절하고 활성산소를 제거해 각종 성인병 예방과 노화방지에 도움을 주는 효능이 있다.

미네랄과 칼슘, 마그네슘이 풍부해 뼈 질환과 골다공증 예방에 효과가 좋으며 당질의 흡수 속도를 늦추고 인슐린 분비를 촉진시켜 식후에 급격하게 혈당이 상승하는 것을 막아준다. 그리고 함유된 라우르산은 우리 몸에 축적된 독소나 노폐물 등을 체외로 배출시켜 주고 활성산소를 제거해 항산화 작용에 효과적이다.

장 기능 개선과 변비를 도우며 다이어트 효과 및 뇌기능 활성화를 시킨다.

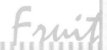

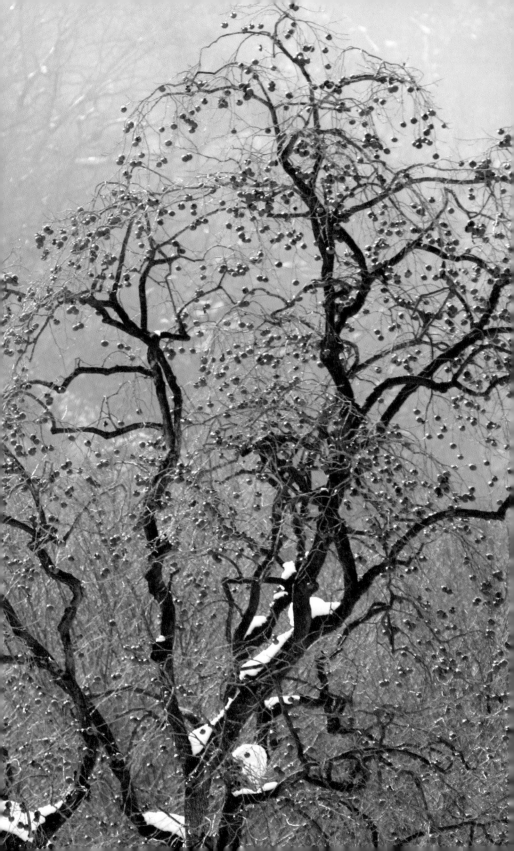

감
persimmon

장수의 과일

감은 감나무 속에 속하는 과일이다. 예로부터 '금의 옥액'이라고 하여 신선이 마시는 달콤한 물이라 불리었으며 단과丹果라고도 한다. 감나무는 한국, 중국, 일본 지역에서 주로 재배되는데 그 어느 과일보다 맛이 달고 가공, 저장이 쉬워 말려 먹거나 다른 음식에 넣어 먹기도 한다. 크게 나누면 단단한 상태에서 먹는 단감과 완전히 익은 홍시, 그리고 말려서 먹는 곶감의 형태로 먹는다.

단감은 카로틴과 비타민C의 보물고로서 한 개를 먹으면 비타민C는 거의 하루분의 필요량을, 그리고 비타민A는 하루 필요량의 1/4을 섭취하게 된다.

감의 떫은맛의 기본인 타닌은 알코올을 분해하는 작용을 하지만 몸을 차갑게 하는 성질도 가지고 있으므로 적당히 먹어야 한다. 일반적으로 곶감 또는 홍시로 섭취하나, 최근에는 아이스 홍시, 감말랭이, 홍시 스무디, 감식초 등 보다 다양한 방식으로 활용되고 있다.

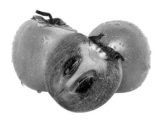

우리나라만큼 감을 좋아하는 민족도 드물 정도인데 키울 공간이 있으면 감나무 한 그루쯤 심어보는 것도 재미있을 것 같다. 감꽃은 5~6월에 피는데 정원에 심을 때 장소는 햇볕

이 잘 들고 물 빠짐이 좋은 곳이라야 잘 자란다. 나무시장에서 파는 1~2년생 실생묘를 사다 심는다. 4~5년째부터 과실이 달리기 시작하여 15년이면 성과기에 이르고 40년이 지나면 노쇠하여 생산량이 줄고 품질도 떨어진다. 감도 다른 과실들처럼 해거리를 많이 한다. 가지치기, 꽃 따주기, 어린과일 따주기 등을 통해 매년 적당량 달리게 하는 것이 중요하다.

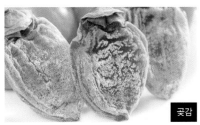

곶감

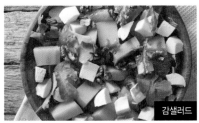

감샐러드

만 들 기

수정과

재료
생강 200g, 통계피 150g
설탕 4컵, 물 20컵
흑설탕 1/2컵, 곶감 10개
대추 3개, 잣 5큰술

1 생강을 먼저 깨끗이 씻은 뒤 얇게 썬다.
2 물 10컵을 부어 생강 향이 충분히 우러날 때까지 끓인다.
3 깨끗이 씻은 계피를 물 10컵 정도와 함께 넣고 중간 불에서 끓여 충분히 우려 준다.
4 두 군데에서 끓인 물을 합하고 흑설탕을 넣어 색깔을 진하게 맞춘 뒤 10여 분간 더 끓인다.
5 물이 식으면 곶감을 넣어주고 대추와 잣은 고명으로 사용하면 된다.

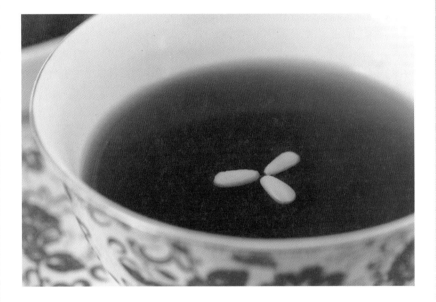

　혈관강화와 감의 떫은맛을 내는 타닌이라는 성분이 혈압을 내리는 데 도움을 주기 때문에 고혈압환자에게 좋으며 비타민C가 귤의 2배, 사과의 6배나 되며 바이러스에 대한 저항력도 강화시켜 준다. 감기예방에 좋고 시력보호에 좋은 비타민A가 함유되어 있어 피부미용에도 좋다.

　열기를 식히고 열기로 고갈된 폐의 진액을 보충하여 윤택하게 한다. 숙취해소에 좋으며 감의 껍질엔 칼슘, 인, 철분, 단백질 외에 비타민C가 아주 풍부하게 들어있어 특히 피부 미용에 좋다. 디오스프린이라는 탄닌 성분이 있어 떫은맛이 나지만 이 성분 때문에 건강에는 이로우나 많이 먹으면 변비를 일으킬 수 있기 때문에 이 점만 유의하고 먹으면 된다.

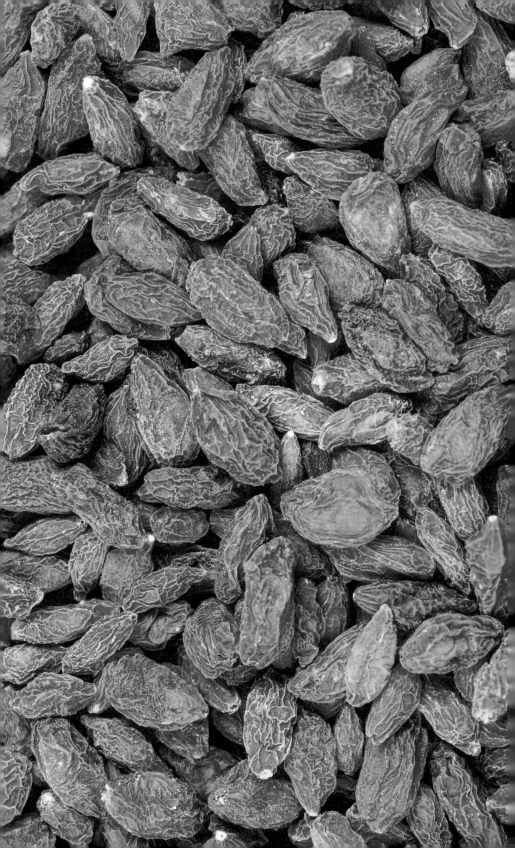

구기자
matrimony vine

진시황의 불로장생약

진시황이 불로장생약으로 먹었다는 구기자는 하수오, 인삼과 함께 3대 명약으로 여겨진다. 낙엽성 활엽관목(넓은 잎의 떨기나무)으로 줄이 처져 있는 줄기는 보통 1~1.5m 정도이고, 작은 가지가 변한 가시가 있지만 간혹 없는 것도 있다.

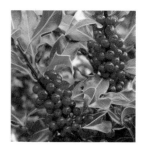

콜린대사물질의 하나인 베타인이 풍부해서 간에 지방이 축적되는 것을 억제하여 준다. 또한 구기자는 피가 탁한 것을 맑게 해 열로 인해 졸여진 혈을 촉촉하고 시원하게 만들어 주는 효능이 있다. 현대 의학적으로 구기자에 포함된 베타인이 간에 지방이 축적되는 것을 억제하고 손상된 간을 회복시키는 효과가 있는 것으로 알려져 있다. 하지만 구기자는 피로회복과 소장에서의 포도당과 아미노산의 흡수를 촉진하고 몸무게를 늘리는 작용을 하기 때문에 다이어트를 하는 사람에게는 좋지 않다. 옛 노나라에 구기자에 대하여 전해내려 오는 이야기가 있다.

높은 관리가 민정을 살피던 중 나이 어린 소녀가 회초리를 들고서 이빨이 다 빠지고 흰 수염이 난 노인을 쫓아다니는 광경을 목격하였다.

"얘야, 어린 것이 어찌 노인을 괴롭히고 있느냐?"

그러자 소녀가 대답했다. 자기는 나이가 300살이고 그 노인은 자신의 증손자라 하였다. 관리는 믿을 수 없어 웃음을 짓자 소녀가 말했다.

"내 말을 믿으시오. 내가 이토록 나이를 먹은 것은 비법이 있지요."

그리곤 구기자 먹는 법을 관리에게 차근차근 설명했다.

"구기자는 1월에 뿌리를 캐 2월에 달여 먹고 3월에는 줄기를 잘라 4월에 달여 먹고 5월에 잎을 따 6월에 차로 끓여 마시고 7월에는 꽃을 따서 8월에 달여 먹으며 9월에 과실을 따서 10월에 먹는데, 이와 같이 구기자는 1년 내내 먹을 수 있습니다."

소녀의 말을 들은 관리가 집으로 돌아와 그대로 실행해 보니 정말 효험이 있었다. 과장된 이야기이지만 그만큼 구기자가 건강에 좋다는 이야기이다.

섭취 방법은 구기자의 여린 잎을 밥에 쪄서 먹거나 된장국에 넣어 먹기도 하며 또 나물로 만들어 먹기도 한다. 열매는 생식하며 잎과 열매는 차로 마신다.

만 들 기

구기자차

재료
잘 말린 구기자 열매 30g

1 기름을 두르지 않은 팬에 말린 구기자를 쏟아 붓는다.

2 팬이 달궈질 때까지는 센 불로 하다 중간 불로 줄여 볶아준다.

3 구기자가 타지 않게 계속 저어주며 약 1~2분 내외로 볶은 구기자를 그릇에 옮긴다.

4 물을 채운 냄비에 볶은 구기자를 넣어준다. 2리터 당 30g의 구기자를 넣고 약 20분 정도 끓인다.

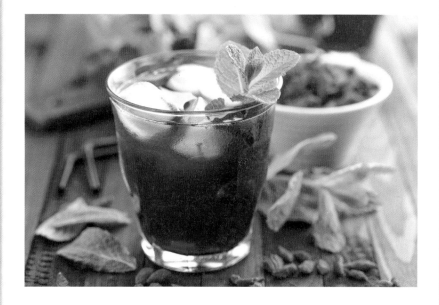

　만성간염, 간경변증 등에 복용하면 염증이 제거되고 기능을 활성화시킨다. 일반적으로 생식기능이 허약해서 허리, 무릎이 저리고 아프고, 유정(遺精), 대하 등의 증상에 효과가 있다. 안과질환으로 인한 시력감퇴 등에 효과가 있고 노인의 백내장 초기증상에 응용한다. 구기자를 오래 복용하면 몸이 가벼워지고 기력이 왕성해지며 다리, 허리 등의 힘이 강해지고 세포의 노화를 억제하는 효과가 있다. 음혈이 허약해져 얼굴이 누렇고 머리털이 희어지며 잠을 못 이룰 때나 소갈증에 효과가 있다. 폐기능 허약으로 인한 오랜 해수에도 사용한다. 구기자는 차가운 성질을 가지고 있고 맛은 달다. 열이 있는 사람은 먹지 않는 것이 좋다. 한방에서는 강장제로 사용된다. 비타민C, 루틴 등이 있어 혈관을 튼튼하게 하고 저혈압에 좋은 영향을 준다. 이 밖에도 제아잔틴, 카로틴, 티아민, 비타민A, B1, B2, 등이 함유되어 있다.

Fruit

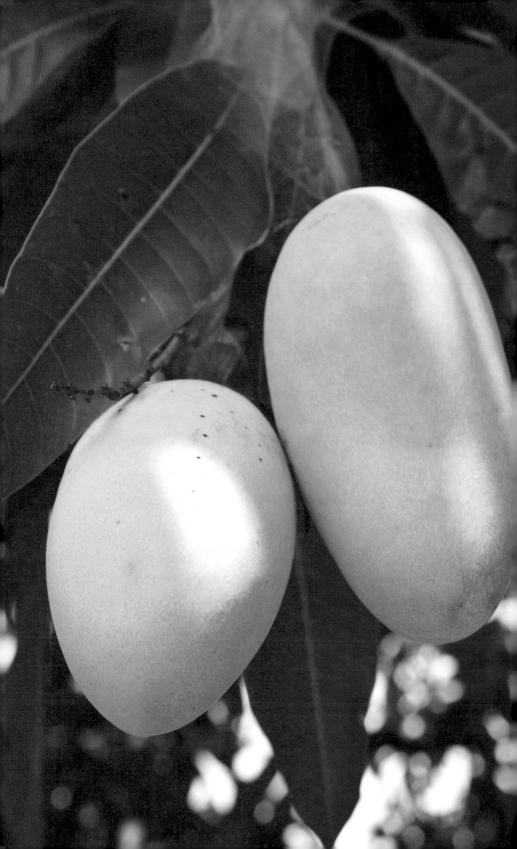

망고
mango

항산화 작용과 항암의 효과

망고芒果는 옻나뭇과에 속하며 원산지는 동남아시아이다. 미얀마, 인도 북부, 멕시코 등 아열대 지방에 분포한다. 열대 히말라야 원산으로 현재 열대아시아 태평양제도, 열대 호주 서인도제도, 중남미까지 열대와 아열대 기후에 속하는 지역에서 재배되고 있다.

모양은 대체로 달걀형으로 길이 3~25cm, 너비 1.5~10cm인데 품종마다 차이가 많다. 자두크기에서부터 4kg에 달하는 것까지 있다. 익으면 노란빛을 띤 녹색이거나 노란색 또는 붉은빛을 띠며 과육은 노란빛이고 즙이 많다. 종자는 1개 들어 있는데 원기둥꼴의 양끝이 뾰족한 모양이며 약으로 쓰거나 갈아서 식용한다. 세계에서 가장 많이 재배되고 있는 열대 과수로 모양도 난형, 심장형, 장타원형 등으로 여러 가지다. 열매는 노란색을 띠며 날것으로 먹기도 하나 아이스크림, 디저트, 음료수, 과자 등에도 쓰인다. 종피가 굉장히 크고 단단하기 때문에 막상 과일이 커 보여도 다 먹고 나면 먹은 건 얼마 안 된다는 느낌이 든다. 또한 옻나뭇과 식물이라 옻나무의 독인 우루시올을 포함하고 있어서 민감한 사람의 경우 과육을 먹는 것만으로도 옻이 오르는 경우가 있고, 그렇지 않더라도 종피 내부 배유의 표면이나 식물체에서 나오는 즙액에 접촉할 경우 옻이 오르는 경우가 있다. 특유의 모양 때문에 껍질을 벗기지 않은 채 씨 양 옆의 과육을 잘라 내고 격자무늬로 칼집을 내서 먹거나 숟가락 등으로 퍼 먹는 방법이 일반적이다.

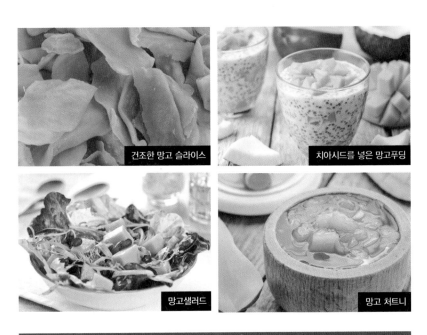

건조한 망고 슬라이스

치아시드를 넣은 망고푸딩

망고샐러드

망고 처트니

만 들 기

망고주스

재료
망고 통조림(혹은 생망고)
얼음, 사이다 조금씩

1 망고통조림과 얼음, 사이다를 넣고 믹서에 간다. 생 망고과일일 경우에는 껍질과 씨앗을 탈피시키고 믹서에 똑같이 갈아주면 된다.

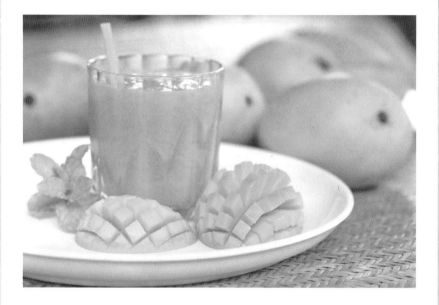

　항산화 작용을 하는 베타카로틴 성분이 풍부히 함유되어 있어 항암 기능을 하게 되며 그에 따라 전립선이나 결장암의 예방에 도움이 된다. 비타민A가 풍부히 들어 있어 야맹증과 황반변성을 비롯한 눈 기능 향상에 도움을 주고 베타카로틴이 다량으로 함유되어 있어 피부가 재생하고 회복하는 것을 도와줄 뿐 아니라 탄력 있는 피부가 형성되도록 도와준다.

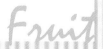

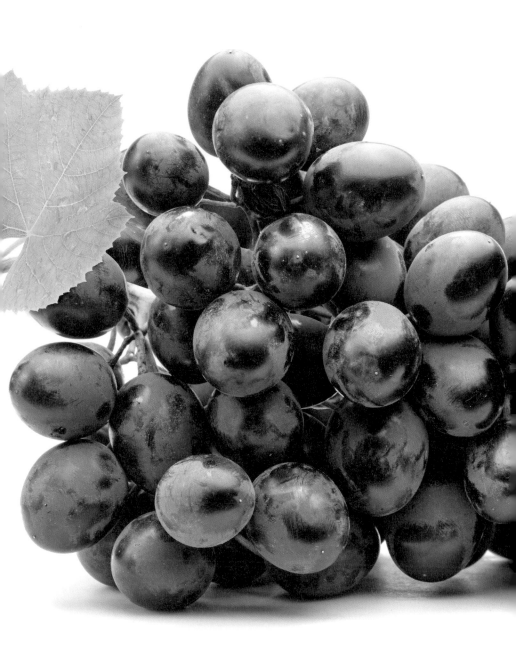

포도
grape

암 예방 효능이 단연 최고인 포도

포도과의 낙엽 활엽 덩굴성 나무이다. 암을 예방하는 과일로서는 단연 최고이다. 포도껍질에는 노화를 방지하는 안토시안, 폴리페놀 성분이 많이 함유되어 있어 포도를 먹을 때는 껍질째 먹는 것이 좋다. 피로를 해소하고 원기회복에도 좋으며 해독작용이 우수하여 간이 좋지 않은 사람은 포도즙을 만들어 꾸준히 복용하는 것이 좋다. 또한 비타민 C와 D가 풍부해 골다공증 예방에도 효과적이다.

포도씨에는 폴리테놀성분이 있는데 이는 비타민E의 50배나 되는 강한 항산화작용을 하는 걸로 알려져 있다. 또 혈소판이 엉기는 것을 방지하고 모세혈관을 강화시켜 심장병을 예방한다.

레스베라트롤은 발암 원으로 작용하는 유해한 물질들의 독성을 완화시켜 유전자의 변형을 막아줄 수 있으며 시작에서 진행의 단계로 접어든 비정상 세포들의 증식을 강력하게 억제할 수 있는 작용이 있다. 포도는 기혈과 근골을 보강하고 비위와 폐, 신을 보하여 몸을 든든하게 하며 포도 씨앗은 암 예방에 효력이 있다. 레스베라트롤 성분은 와인이 익어가며 서서히 알코올에 녹아나온다. 그래서 오래 숙성시킨 와인이 효과가 더 크다. 혈관을 확장시키는 작용, 혈소판의 응집을 30%정도 감소시킬 수 있어 심장 기능을 좋게 한다.

한때 포도에 함유된 성분이 성인병의 대표주자인 암과 심장병에 탁월한 효과가 있다고 해서 저마다 적포도주를 즐겨 마셨는데 하루에 한 잔 정도씩 꾸준하게 마셔야 성인병을 예방할 수 있다. 포도에는 주석산과 사과산, 구연산 등의 다양한 유기산이 다량 함유되어 있다. 이들 유기산이 사람의 체내에서 각종 질병의 원인이 되는 독성분을 제거해 줘 건강을 유지시켜 주는데 유기산은 식품으로 보충을 하는 것이 가장 좋고 포도나 포도주스, 포도주 등을 꾸준히 섭취하는 것이 좋다.

포도는 인슐린의 도움 없이 에너지로 전환되는 포도당이 많아 즉시 에너지로 바꾸어 피로회복을 돕는가 하면 체내의 열을 떨어뜨리는 기능이 있어 가슴이 두근거리고 식은땀이 날 때나 체했을 때 먹으면 더욱 효과적이다.

만 들 기

포도와인

재료
포도 2kg
설탕 100g
담금주 1.8리터

1 포도 알을 따서 물로 깨끗이 씻고 물기를 닦는다.
2 용기에 포도와 설탕, 담금주를 넣는다.
3 밀봉해서 햇볕이 들지 않는 서늘한 곳에 둔다.
4 2개월이 지나면 포도를 건져낸다.
5 1개월 더 숙성시켰다가 체에 걸러 음용한다.

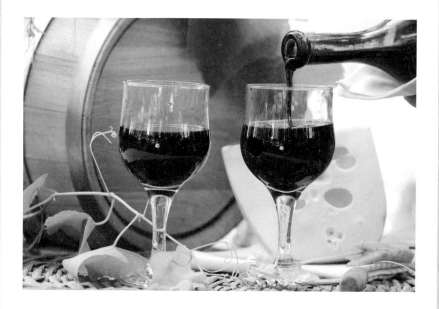

　노폐물을 배출시키고 몸속 독소를 제거해 준다. 원기회복과 피로회복에 도움이 되며 과당이 풍부하여 피로회복에 도움을 준다. 포도껍질과 포도에는 레스베리트롤이라는 성분이 있어 항암효과에 뛰어나다.

　포도의 식물성분인 플라보노이드는 혈전 생성을 억제해주고 동맥경화와 심장 질환 예방에도 효과가 있다. 그리고 철분이 풍부하여 빈혈 예방에도 탁월한 효과가 있으며 칼슘 흡수와 이뇨작용을 돕는다.

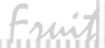

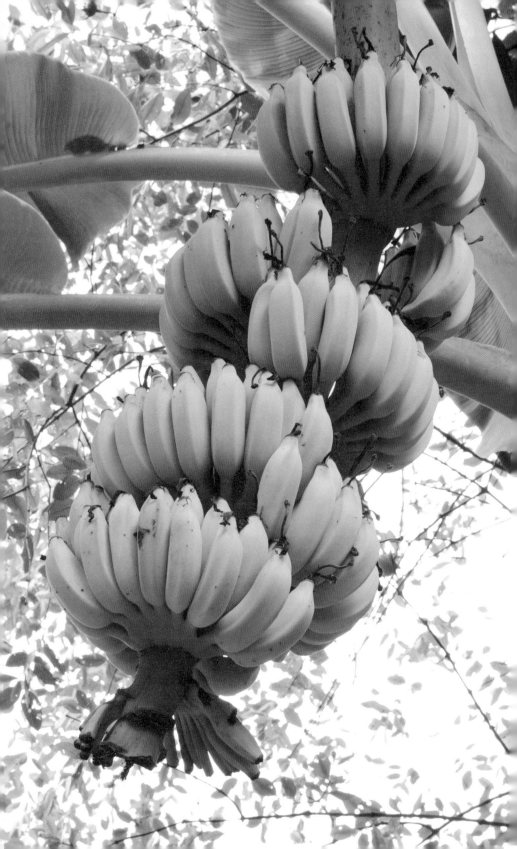

바나나
Banana

뇌졸중 예방과 고혈압에 탁월한 효능의 열매

바나나는 파초과 파초속의 여러해살이 식물과 열매를 두루 일컫는 말인데 탄수화물이 주된 성분이다. 바나나는 무덥고 습한 기후에서 자라며 물빠짐이 좋은 모래질 참흙에서 재배가 가장 잘 된다. 바나나는 3~10미터 정도의 높이까지 자라며 여러해살이풀로 분류된다.

이 과일에는 비타민B6, 비타민A, 베타카로틴, 식이섬유질, 그리고 풍부한 칼륨을 함유하고 있으며 지방과 나트륨, 콜레스테롤은 전혀 없다. 특징적인 점은 과일치고 과당 비율이 낮고 포도당 비율이 높다는 점인데 이 때문에 주식 대용으로 먹을 수 있는 과일로 꼽는다. 또한 칼륨이 풍부하여 우리의 몸 안의 나트륨과 칼륨의 균형을 맞춰준다. 매일 아침에 바나나를 먹으면 고혈압에 도움이 된다. 더위를 잘 타는 사람은 과다하게 땀을 흘리게 되고 소변을 보게 되므로 칼륨이 결핍되었을 가능성이 높기 때문에 바나나를 먹으면 소진된 몸 안의 칼륨을 보충할 수 있다. 마지막으로 바나나가 지닌 풍부한 식이섬유질은 소화를 도와 변비와 같은 위장 질환에도 큰 효과를 발휘하며 단백질의 소화에는 식이 섬유질이 필요한데 이러한 문제도 해소시켜주는 과일이다.

우리의 몸에서 생산되는 '세로토닌'이라는 물질은 감정과 기분 그리고 불안 조절에 크게 관여한다. 세로토닌이 부족해지면 우울증과 불안 장애 그리고 공황 장애 같은 신경증 질환이 발생한다. 보통 항우울제는 뇌하수체에서 세로토닌 분비를 촉진시키는 작용을 하는 것으로 알려져 있는데 바나나 안에 들어 있는 비타민과 트립토판은 뇌하수체에서 세로토닌 생산을 촉진시킨다.

바나나에는 칼륨이 풍부한데 칼륨은 뇌 속 피가 굳는 것을 막아줘 뇌졸중의 위험을 20% 정도 떨어뜨린다. 연구팀은 "바나나 한 개에는 500mg의 칼륨이 포함되어 있다."면서 "하루 세 번 바나나를 먹게 되면 뇌졸중 위험이 낮아질 수 있다."고 말했다. 그러나 너무 많은 칼륨 섭취는 불규칙적인 심장박동, 과민, 메스꺼움, 설사와 같은 부작용을 일으킬 수도 있다.

실온에서 방치하면 바나나의 껍질 부분에 갈색 반점이 생기기 시작하는데, 이를 슈가 포인트라고 한다. 이는 당의 카라멜화에 의한 것으로 철이 녹스는 것 같다고 보면 된다. 그래서 엄청 달아지지만, 당이 탄탄하지 않게 되어 씹는 맛이 줄어든다. 껍질도 색이 변하는데 이때 바나나를 먹으면 훨씬 진하고 부드러운 단맛을 느낄 수 있으며 변비에 더 좋다.

만 들 기

바나나주스

재료
바나나, 요구르트나 우유 한 컵
사이다 한 컵, 얼음

1 바나나를 적당한 크기로 썬다.
2 얼음과 요구르트나 우유를 바나나와 함께 믹서에 넣고 갈아준다.

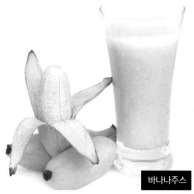

바나나주스

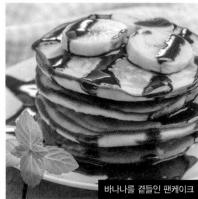

바나나를 곁들인 팬케이크

바나나는 유익균의 활성화를 도와 장건강에 좋다. 천연 항산화기능을 하기에 운동 후 부작용을 예방하며 포함된 칼륨성분은 신경과 근육기능을 돕고 나트륨을 배출해 혈압조절을 해준다.

바나나에 들어 있는 저항성 전분은 소화의 속도를 늦춰 포만감을 오래 느끼게 해주어 천연 식욕억제제라고 할 수 있다.

바나나식초를 만들어 먹으면 섭취 시 체내 흡수비율이 높아진다. 식초는 우리 몸에 들어온 영양소가 체내에서 빨리 연소될 수 있게 돕고 신진대사를 원활하게 해주고 식초의 유기산은 지방과 당분을 에너지로 변환시켜 피로회복과 체지방 분해에 효과적이다.

바나나식초를 만드는 방법은 바나나를 잘게 썰어 준 뒤 소독된 병에 설탕과 식초를 넣고 섞어 준다. 그리곤 상온에 하루 두었다가 냉장보관을 하고 2주 정도 지난 후에 건더기는 건져버리고 액만 먹으면 된다. 식전에 세 스푼 정도 먹고 물이 먹고 싶을 때마다 음료수처럼 물에 타서 먹으면 된다. 쾌변과 다이어트에 아주 좋다.

Fruit

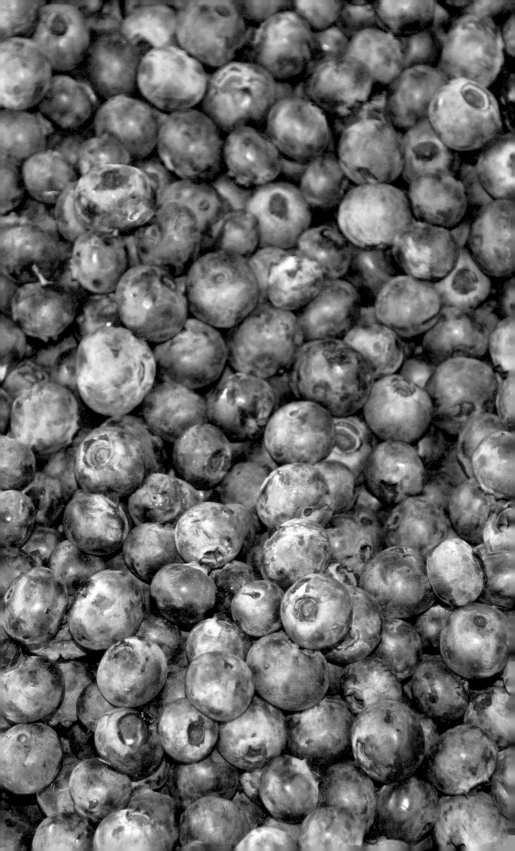

아사이베리
AcaiBerry

생명의 나무 젊음의 샘

아사이베리는 브라질 북부 아마존 열대 우림지역 인근에 자라는 야자수 열매로 브라질 원주민들이 '생명의 나무 열매'라고 부를 정도로 유명하다. 맛은 딸기와 초콜릿을 합한 맛으로 달면서 맛이 독특하다.

아사이베리 속의 항산화 성분과 비타민A, C, E, K, 무기질, 아미노산, 필수지방산은 젊고 건강한 피부를 만들어주고 피부가 노화되는 것을 상당히 늦춰준다. 또한 아사이베리는 단백질 수치를 높여주는 오메가3 지방산이 함유되어 있다. 비타민C, E, 칼슘과 칼륨도 포함되어 있는데 이는 월경통을 완화하고 갱년기 장애를 극복하는 데 큰 도움을 준다. 아사이베리는 '젊음의 샘'이라고도 하는데 그렇게 말하는 이유는 우유와 비교했을 때 지질이 3배나 되고 탄수화물이 7배, 철이 118배, 비타민 B1이 9배, 비타민C가 8배 함유되어 있기 때문이다. 또한 항산화 물질의 일종인 안토시아닌이 적포도주에 비해 33배나 많이 함유되어 있는 것은 물론 항산화 활성이 블루베리에 비해 7.7배 이상까지 높은 것으로 알려지고 있다. 안토시아닌은 항염증에 탁월한 성분으로 아스피린보다 10배나 강한 소염 작용을 한다는 연구 결과도 있다. 또한 강력한 항산화 작용으로 심장 질환과 뇌졸중의 위험을 줄여주며, 눈의 피로를 풀어주고 시력 향상, 망막염 회복에 도움이 된다. 그리고 타닌, 안토시아닌, 카테킨, 에피카테킨, 케르세틴 등의 폴리페놀 성분은 무엇보다 심장 혈관에 좋은 작용을 하며 동맥경화의 원인인 콜레스테롤의 산화도를 억제해 심장 질환 발병의 위험을 낮춰주는 것으로 밝혀졌다. 폴리페놀은 바이러스에도 효과적이어서 감기 바이러스 등에 강한 신체를 만들어 준다. 폴리페놀 성분은 껍질이나 씨에 주로 들어 있다. 아울러 아사이베리에 함유된 섬유질은 소화기 기능에 도움을 주고 당뇨 환자에도 좋다. 또한 연골 건강에 도움이 되는 글루코사민과 셀라드린이 다량 함유되어 있다. 냉동 건조한 아사이베리 가루는 열매 자체에서 수분만을 제거한 것으로 아사이베리 열매보다 냉동건조한 상태가 약 7배 더 많은 영양 성분을 함유하고 있다. 아사이베리는 여러 세기 동안 브라질 원주민 전사들이 천연 최음제이자 강장제로 먹었다. 이에 아사이베리는 성적 능력을 획기적으로 높인다고 해서 '아마존의 비아그라'라고도 불린다.

만 들 기

아사이베리잼

재료
아사이베리 한 컵, 설탕 300g
레몬즙 2큰술, 물 2컵

1 아사이베리를 깨끗하게 씻은 후 씨를 제거한다.
2 냄비에 물과 아사이베리를 넣어 뭉그러질 때까지 끓인다.
3 굵은 체에 거른 후 냄비에 체에 거른 아사이베리와 설탕을 넣어 저어가며 끓인다.
4 끓어오르면 레몬즙을 넣어 약한 불에서 주걱으로 저어가며 졸인다. 중간중간 떠오르는 거품을 제거한다.

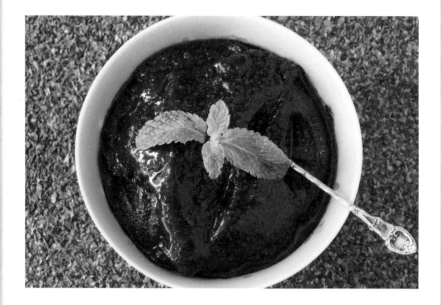

EFFECT
효능

영양 섭취에서 가장 중요한 요소가 탄수화물, 단백질, 지방질인데 아사이베리에는 단백질과 필수아미노산, 비타민 특히 오메가3가 많이 함유되어 있다. 아사이베리의 안토시아닌은 사람의 건강한 세포 외의 암세포만 죽인다. 아사이베리에서 추출한 폴리페놀의 그 농도에 따라 암세포의 증식을 56~86% 억제한다.

눈을 건강하게 하며 성인병을 예방하고 항암효과가 있으며 신장 기능을 높여주고 항산화 작용을 탁월하게 돕는다. 정력 강화에 좋으며 피부미용과 노화예방에 효능이 있다.

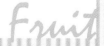

Fruit

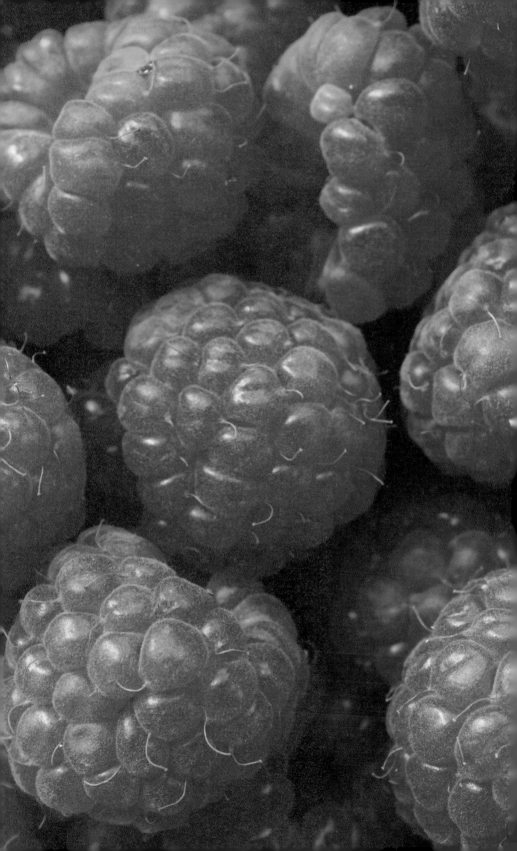

복분자딸기
Rubuscoreanus

호르몬 분비를 촉진하여 남성건강의 최고

장미과의 낙엽 관목인 복분자딸기 혹은 그 열매다. 대략 3m까지 자란다. 품종으로 청복분자딸기가 있다. 일반적인 산딸기와 다르게 줄기에 나 있는 가시가 장미처럼 크고 하얀 왁스 층이 있는 것이 특징이다. 5~6월경에 꽃이 피고 7~8월경에는 붉게 과실을 맺는데 나중에는 흑색으로 변한다. 주로 우리나라의 남부지방에 많이 야생하고 있다. 일반 산딸기와 달리 열매가 크고 신맛이 없고 당도가 높기 때문에 먹기가 아주 좋다. 대신 씨도 굵어서 이걸 삼키거나 씹어 먹기 싫은 사람은 씨는 뱉어내고 즙만 먹기도 한다.

이름이 '뒤집힐 복覆', '동이 분盆'이다 보니 이름을 두고 여러 가지 속설이 많다. 생긴 게 항아리를 엎어 놓은 것 같아 붙여진 이름이라는 설이 있고 소변 줄기에 요강이 뒤집어진다는 의미라고도 해석한다. 옛 사람들은 강한 소변줄기는 곧 정력이라고 직관적으로 생각했기 때문에 식물성 식품 중엔 보기 드물게 정력에 좋다며 찾는 음식 중 하나이다. 복분자주로 담가서 마시면 더 효과가 좋다. 사실 정력 외에도 안토시아닌, 칼륨, 비타민, 미네랄 등이 풍부해 노화 방지를 비롯해 건강에 전반적으로 좋은 음식이다.

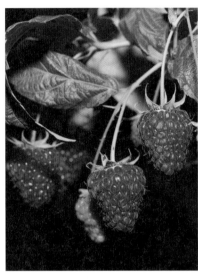 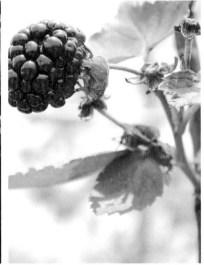

만 들 기

복분자 와인

재료
복분자 3kg
담금술 3.6리터

1 유리병에 깨끗이 씻은 복분자를 넣고 재료의 2~3배 가량의 담금주를 붓는다.
2 밀봉하였다가 10~20여 일이 지났을 때 과실을 건져내고 가제나 탕약 천으로 걸러낸다.
3 2개월 정도 숙성시켰다가 음용하는 것이 적당하다.

EFFECT
효능

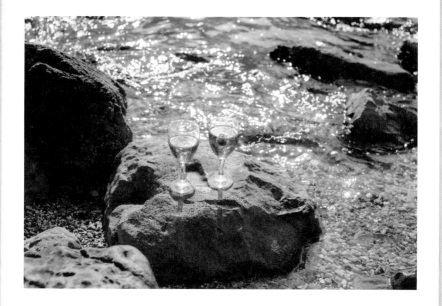

칼슘, 칼륨, 철 등 다양한 미네랄 성분은 골다공증과 빈혈을 예방하고 비타민A, C 등과 각종 미네랄이 풍부하여 피로회복에 좋고 노화를 방지하며 동의보감에는 남자의 신기가 허하고 정이 고갈된 것과 여자가 임신되지 않는 것을 치료한다고 한다. 또 남자의 호르몬 분비를 원활하게 하여 음위를 낫게 하고 간을 보하며 눈을 밝게 하고 기운을 도와 몸을 가뿐하게 하며 머리털이 희어지지 않게 한다고 전해져 온다. 또한 칼슘, 칼륨, 철 등 다양한 미네랄 성분은 골다공증과 빈혈을 예방해준다.

안토시아닌은 산딸기 복분자의 빨간 색소에 주로 들어 있다.

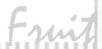

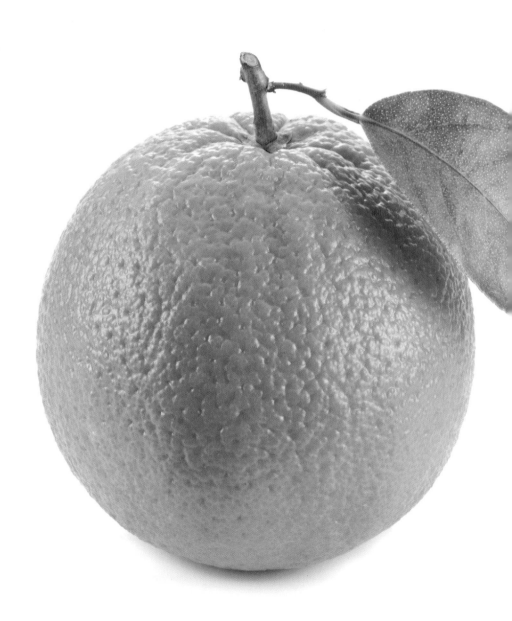

오렌지
Orange

암세포의 성장을 차단하는 항암작용

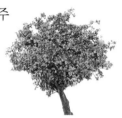

오렌지는 귤과에 속하는 과일이다. 모양이 둥글고 주황빛이며 껍질이 두껍고 즙이 많다. 주로 지중해 같은 따뜻한 기후의 지역에서 재배된다. 껍질을 까서 생으로 먹거나 주스 등으로 만들어 먹기도 한다.

오렌지에 풍부하게 함유되어 있는 비타민C는 체내에서 쌓이지 않고 배출되기 때문에 최상의 건강을 위해 매일 적절한 비타민C 섭취는 아주 중요하다. 감귤류에 들어 있는 플라보노이드의 일종인 루틴은 항염증 효과가 있고 항바이러스 작용을 하며 모세혈관의 '노화'를 예방하는데 도움이 된다. 기미, 주근깨 개선에 도움이 되며 항산화 성분인 비타민C 또한 풍부하게 함유되어 있어서 자외선으로 인한 색소침착 예방, 피부탄력 유지, 주름 예방 등에 뛰어난 효과가 있는 등 피부미용에 도움이 된다.

오렌지는 펙틴 성분도 풍부하게 함유하고 있어 장운동에 도움이 되어 변비 예방에 좋다. 오렌지가 가진 비타민C는 면역력을 강화시켜주기 때문에 환절기 감기와 같은 질병에 대한 저항력을 길러주는 효능이 있다. 그리고 다량의 플라보노이드 성분이 들어 있는데 플라보노이드 성분은 체내에서 암세포의 성장을 차단하고 항암작용을 하는 효과가 있으며 혈액을 깨끗하게 만들어주고 콜레스테롤 수치를 개선하여 혈관계질환까지 예방해주는 효능이 있는 성분이다.

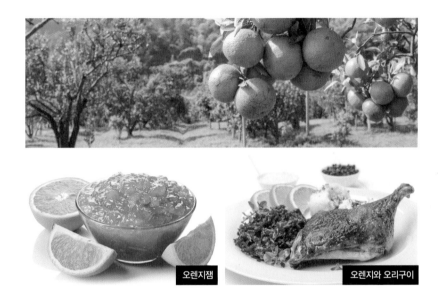

오렌지잼

오렌지와 오리구이

만 들 기

오렌지주스

재료
오렌지
베이킹소다

1 오렌지 표면을 베이킹소다로 깨끗이 닦아준다.
2 위와 아랫부분의 꼭지 부분을 잘라낸다.
3 칼로 곡선 면을 따라 껍질을 벗겨준다.
4 하얀 속껍질 부분은 몸에는 더 좋지만 쓴맛이 나서 제거한다.
5 여러 조각으로 잘라 믹서에 넣고 곱게 갈아준다.

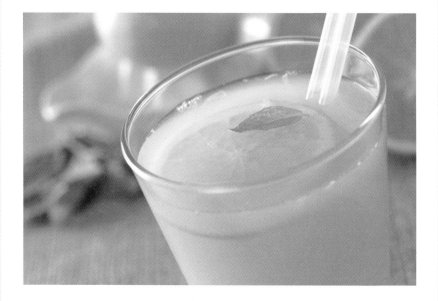

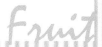

모세혈관을 튼튼하게 만들어 주며 혈관기능을 향상시켜주는 효과가 있고 피를 맑고 깨끗하게 만들어 주는 효과가 있어서 심장질환, 동맥 막힘 예방 등 혈관질환 예방에 도움이 된다. 빈혈을 예방하고 변비를 예방하며 오렌지에 풍부하게 함유되어 있는 구연산 성분이 칼슘과 결합해 결석을 억제하는 효과가 있고 소변을 알칼리화하는 효과가 있어 요로결석 예방에 도움이 된다.

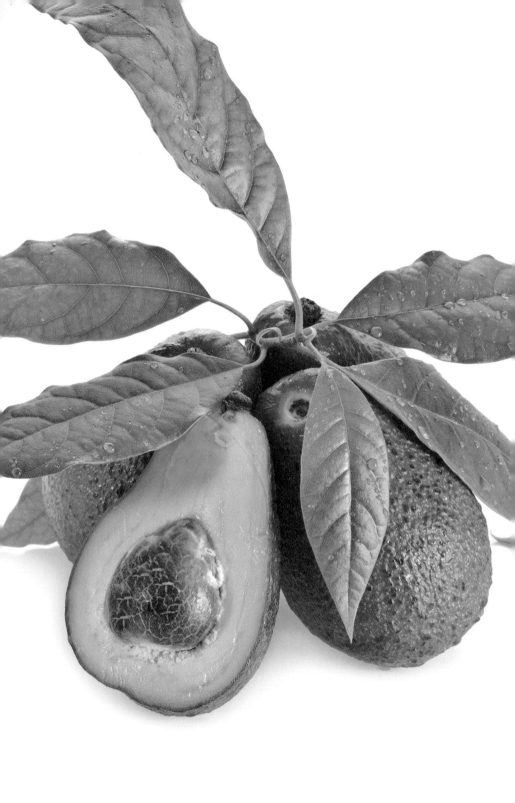

아보카도
Avocado

신이 준 선물, 과일의 보석

아보카도는 멕시코와 남아메리카가 원산지인 과일이다. 남캘리포니아를 포함해 전 세계 열대지방에서 자란다. 숲 속의 버터라 부르기도 하는데 이 과일 안에는 정말 놀라운 좋은 성분이 많아서 신이 준 선물의 과일, 과일의 보석이라 부르기도 한다.

아보카도에 들어 있는 무수히 많은 영양소들인 올레산, 루테인(황색소), 엽산, 비타민E, 단순불포화 지방과 글루타티온 등은 심장질환, 암과 퇴행성 시력 질환 등을 예방한다. 아보카도는 맛도 좋고 어떤 음식과도 잘 섞이는데 심지어 과일 스무디에 넣어도 잘 어울린다. 스무디에 아보카도 반 조각을 넣으면 크림 질감을 가진 강력한 영양 촉진제가 된다.

에너지 사용에 쉽게 소비되는 불포화지방산이 풍부하여 건강과 체중을 유지하기 위해 탄수화물을 제거하는 데 적합하며 암을 예방하는 데에도 좋다. 각종 비타민이 10여 종류가 함유되어 있고 각종 미네랄도 20여 종 가까이 들어 있으며 콜레스테롤을 낮추는 식품이라 여러 가지 음식 재료로 사용하면 건강과 미용에 최고의 과일을 섭취할 수 있다.

칼로리는 낮지만 영양이 높고 비타민과 미네랄이 풍부하다고 알려져 있어 최근에는 더욱 각광받는 슈퍼 푸드라고 알려졌다. 중독성이라든지 지방 함량 때문에 비만의 원인으로 지목되기도 하지만 적정량의 아보카도는 각종 견과류들처럼 체중 감량, 특히 복부 비만 해결에 도움을 주는 강력한 식품이다. 섬유질과 비타민 A, D, E, K, 마그네슘과 칼륨을 많이 섭취하게 되므로 '음식량을 줄이지 않고도' 체중을 감소시킬 수 있다. 바로 포만감은 높이고 식욕은 감소시키기 때문이다. 실제로 식사 때 아보카도를 함께 곁들이면 식후 3시간 동안 포만감은 26%정도 늘릴 수 있는 반면 식욕은 40%나 줄일 수 있다. 그리고 심장 및 혈관에도 좋다고 하며 루테인도 들어 있기 때문에 눈에도 좋다. 다만 지방 함량이 많다 보니 소화기관이 건강하지 못하면 과량 섭취 시 설사를 유발할 수 있으니 주의해야 한다.

만 들 기

아보카도 수프

재료
아보카도 1/2개, 양파 1개
물 2컵, 현미유 2큰술
파프리카 파우더 1작은술
시나몬 파우더 1/4작은술
소금, 후춧가루 조금씩

1 아보카도의 껍질을 벗기고 씨를 빼낸다.
2 양파를 채 썰어 현미유를 두르고 볶는다.
3 양파의 수분이 없어지면 물을 조금씩 넣어가며 양파가 푹 익을 때까지 볶는다.
4 아보카도를 넣고 믹서나 블렌더를 이용해 곱게 간다.
5 곱게 간 수프를 약한 불에 끓이다가 파프리카 파우더, 시나몬 파우더를 넣은 뒤 소금과 후춧가루로 간을 맞춘다.

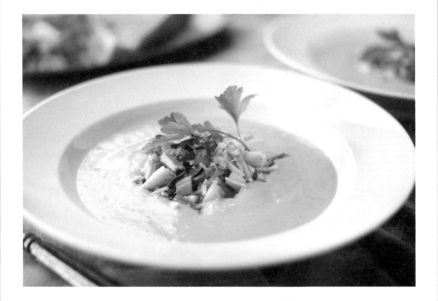

  아보카도의 지방 대부분은 단가불포화지방산이라는 몸에 이로운 지방으로 몸에 해로운 콜레스테롤을 낮추는 데 도움이 되고 심장마비와 뇌졸중 위험을 줄이는 데 도움을 준다.

  아보카도는 당분 함량이 낮은 반면 비타민은 풍부해 다이어트에 좋으며 또 불포화지방산이 풍부해 신진대사를 높여 활성산소에 의한 손상으로부터 세포를 보호하는 효능이 있다. 항산화 작용에 도움이 되며 항암에도 효능이 있다. 제아진틴 성분이 동맥을 깨끗하게 해 심혈관 질환 예방에 도움이 된다.

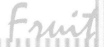

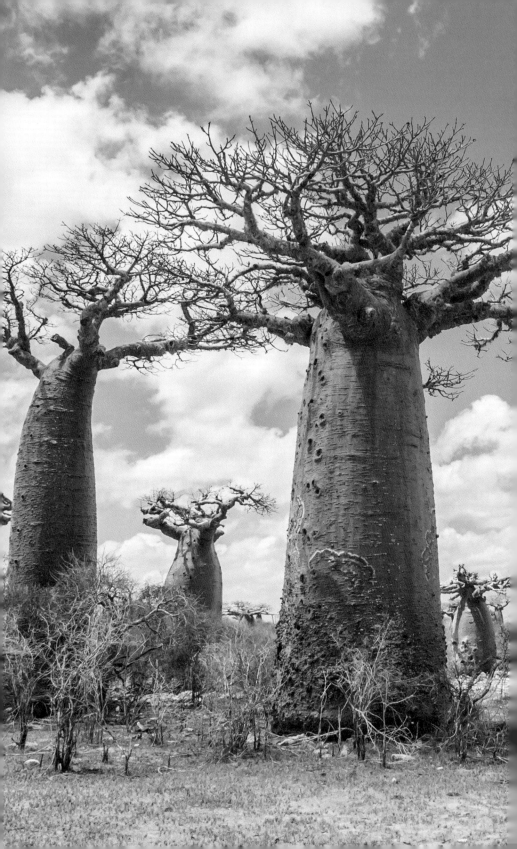

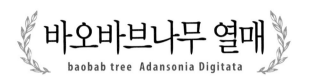

바오바브나무 열매
baobab tree Adansonia Digitata

어린왕자의 나무

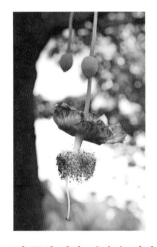

어린왕자에 나오는 바오바브나무는 바오바브 속에 속하는 8종 나무의 총칭이다. 6종은 마다가스카르 섬이 원산지이며 1종은 아프리카 본토와 아라비아 반도, 1종은 오스트레일리아가 원산지이다.

잎은 5~7개의 작은 잎으로 꽃은 백색이며 지름 15cm 정도로 꽃잎은 5개이다. 꽃자루는 길고 밑으로 처지며 지름 15㎝의 흰색 다섯 꽃잎 꽃이 핀다. 수술은 여러 개이고 밑 부분이 통 모양으로 유합되어 있다. 맥주 통처럼 생긴 줄기는 지름이 9m, 키가 18m에 달한다. 열매는 크고 호롱 박처럼 생겼으며 맛있는 점액질의 과육이 들어 있다. 어떤 지방에서는 나무껍질에서 얻는 강한 섬유를 밧줄과 의류를 만드는 데 쓰고 있다. 물을 저장하거나 일시적 은신처로 이용하기 위해 줄기에 구멍을 뚫기도 한다.

바오바브나무는 아프리카의 상징이자 아프리카 사람들의 영혼을 다스리는 신성한 나무로 아프리카에서 이 나무가 자라는 곳은 케냐와 탄자니아이다.

바오바브의 이상한 생김새 때문에 아라비아 전설에는 "악마가 바오바브를 뽑아서 그 가지를 땅으로 밀어 넣고 뿌리는 공중으로 향하게 했다."라는 말이 있다.

항산화 성분 함량이 상당히 높아 세포노화억제에 탁월하다고 하는 바오바브나무에는 우리가 건강식으로 먹는 블루베리의 13배 그리고 바나나의 168배라고 한다. 칼슘 함량도 높아 우유의 2배나 들어 있고 비타민C의 경우 오렌지 6배에 해당하는 함량이 함유되어 있다.

고려대학교 생명과학부 박태균 연구교수는 "바오바브나무의 열매에는 비타민C를 비롯한 필수아미노산 그리고 리놀레산 같은 필수 지방산, 미네랄, 식이섬유 같은 것이 풍부하고 노화 방지 효과가 있는 항산화 성분이 풍부하면서 또 과육에는 구연산, 주석산 같은 유기산이 아주 풍부해 피부 미용이라든지 면역력 강화, 항산화, 혈당 완화 등에 도움이 된다."라고 바오바브 열매의 효능효과를 밝힌 바 있다. 그리고 바오바브 열매가 당뇨에 도움이 되는 이유에 대해 "바오바브나무에는 당뇨 환자에게 유익한 성분 두 가지가 있는데 하나는 수용성 식이섬유이고 다른 하나는 폴리페놀이다. 폴리페놀은 활성산소를 없애는 데 유익할 뿐만 아니라 혈당 조절에도 도움이 된다."라고 설명을 덧붙였다.

먹 는 법

상쾌한 음료를 만드는 데 사용되거나 가루로 만들어 주스 같은 것을 만들거나 물에 타 마시며 음식물 소스를 걸쭉하게 만들기도 하고 버터 및 다양한 식재료로 쓰인다.

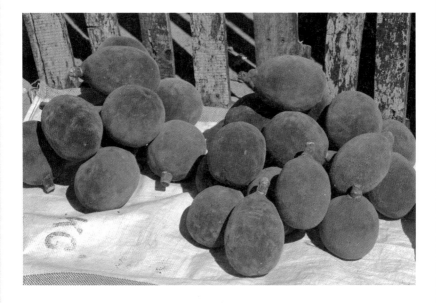

바오바브나무열매는 60년 이상 자생을 해야 비로소 효능이 있다. 혈관작용과 항암작용에 뛰어나며 칼슘이 높아 골다공증환자에게 좋고 노화, 피부미용에도 좋다. 섬유질과 단백질이 다량 함유되어 있어 근육생성과 변비에 효과적이며 그 외 비타민B, 마그네슘, 철분, 아인산, 산화방지제 등이 함유되어 있고 소화까지 도와주고 또한 폴리페놀이 풍부해 혈당을 낮추는 데 효과가 있다.

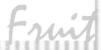

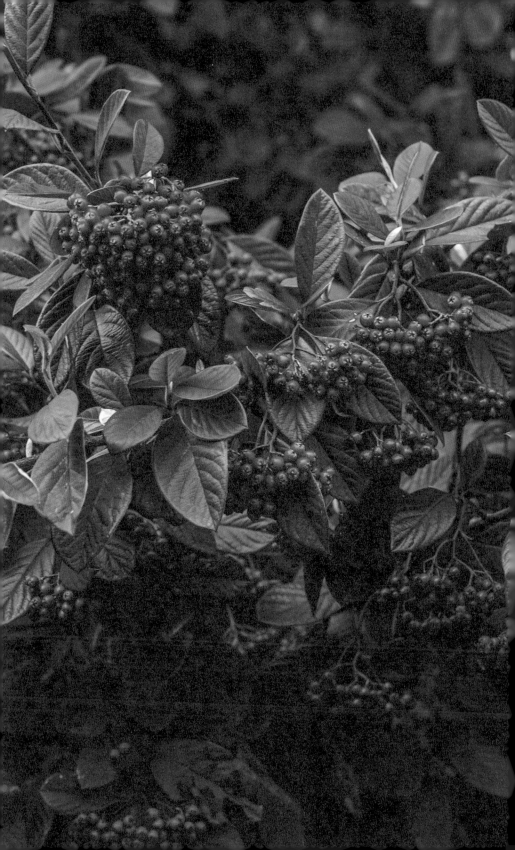

아로니아
aronia

항암, 노폐물 배출에 뛰어난 최고의 열매

아로니아는 장미과 여러해살이 식물이며 북아메리카가 원산지이다. 잎은 가지에 엇바뀌어 나고 타원형 또는 거꾸로 된 달걀 모양으로 가장자리가 톱날 모양으로 파여 있다. 4월 말부터 5월 초에 흰 꽃이 피고 8~9월에 열매를 수확할 수 있다. 영하 40도의 추위, 강렬한 자외선, 가혹한 환경에서도 잘 자란다. 아로니아는 식용 또는 약용으로 사용하며 식용 색소의 원료로 쓰이기도 하고 관상용으로도 재배된다. '레드 초크베리', '블랙 초크베리', '퍼플 초크베리'의 3가지를 합쳐서 아로니아라고 한다. '킹스베리'라는 별명도 가지고 있다.

열매의 크기는 블루베리와 비슷하며 표면이 가죽처럼 매끄럽고 단단하다. 최대 17블릭스로 당도 자체는 높으나 먹으면 떫고 신맛이 강하다. 이는 안토시아닌, 폴리페놀, 카테킨, 클로로겐산에 그 덜 익은 감의 떫은맛의 주범인 '타닌' 등, 쓴맛과 떫은맛이 강한 성분들이 이 높은 당도를 덮어버리고도 남을 정도로 많이 함유되어 있기 때문이다. 그래서 새와 들짐승들은 덜 익은 아로니아를 먹고 질식해 기절하기도 한다고 한다. 타닌의 특성상, 감처럼 숙성시키면 타닌

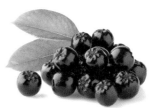

은 사라진다. 이 쓴맛과 떫은맛을 내는 성분들의 대부분이 항산화 물질이기도 해서, '좋은 약은 입에 쓰다.'는 말을 느끼게 해 주는 과일이라고 볼 수 있다. 아로니아는 체르노빌 방사능 유출에도 끄떡없었다는 걸로 유명하다. 아로니아 자체가 가진 해독능력은 이만큼 어마어마한데 그러다보니 우리 신체의 노폐물 배출에도 효과적으로 작용한다.

주스, 잼 또는 샐러드로 먹을 수 있고 최근 유행하는 효소를 만들어 먹어도 좋다. 아로니아에 많이 들어 있는 안토시아닌은 항산화작용이 강하여 노화를 방지할 뿐만 아니라 항암효과도 상당히 좋은 것으로 알려져 있다. 또 시력의 개선효과, 심장 및 혈관질환, 뇌졸중 등 혈액과 관련한 질병의 치료에 상당한 도움이 되는 것으로 알려져 있다.

만 들 기

아로니아주스

재료
아로니아 1컵
요구르트 2개
아가베시럽 1큰술 (취향에 따름)

---

1 믹서에 곱게 갈아 그대로 마시면 된다.
2 상황에 따라 토마토를 넣어도 되고 야채를 함께 갈아서 마셔도 된다.

EFFECT
효능

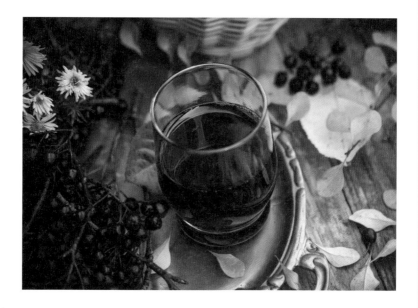

　아로니아는 안토시아닌이 블루베리의 4배 이상 많을 정도로 풍부해서 활성산소를 제거하고 세포의 산화를 방지함으로써 암의 유발 인자를 원천적으로 봉쇄, 항암 작용을 하며 당뇨수치를 감소시키고 세포노화물질을 감소시킨 것으로 밝혀졌다. 고혈압과 당뇨에도 효능이 뛰어나다. 아로니아는 맛이 가장 문제이긴 하지만 그것만 아니면 블루베리보다 성분이나 효능 면에서 월등하다는 걸 알 수 있다. 악성 지방세포의 생성을 억제할 뿐만 아니라 세포의 신호전달물질을 작용하여 지방세포도 사멸할 수 있도록 유도하고 타닌 성분이 풍부해 다이어트에도 좋으며 콜레스테롤과 중성지방 제거에 탁월하다. 그리고 아로니아에 함유되어 있는 안토시아닌과 폴리페놀은 간세포를 파괴하는 활성산소를 제거하며 간을 회복시키고 세포를 복구하는 데 큰 도움을 준다.

Fruit

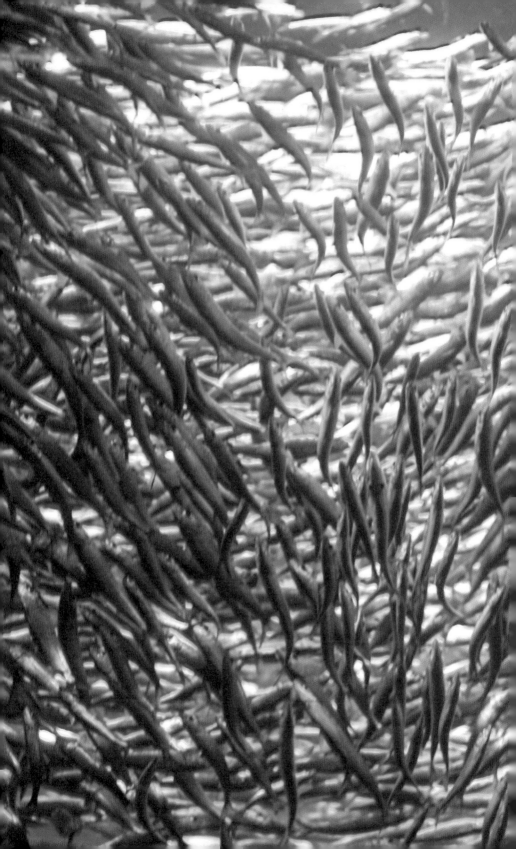

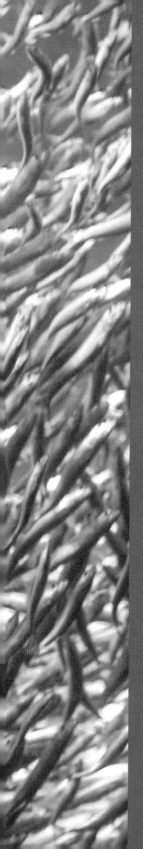

해산물

—

SEAFOOD

—

고등어 · 정어리 · 참치 · 해삼 · 굴

김 · 다시마 · 미역 · 전복 · 스피룰리나

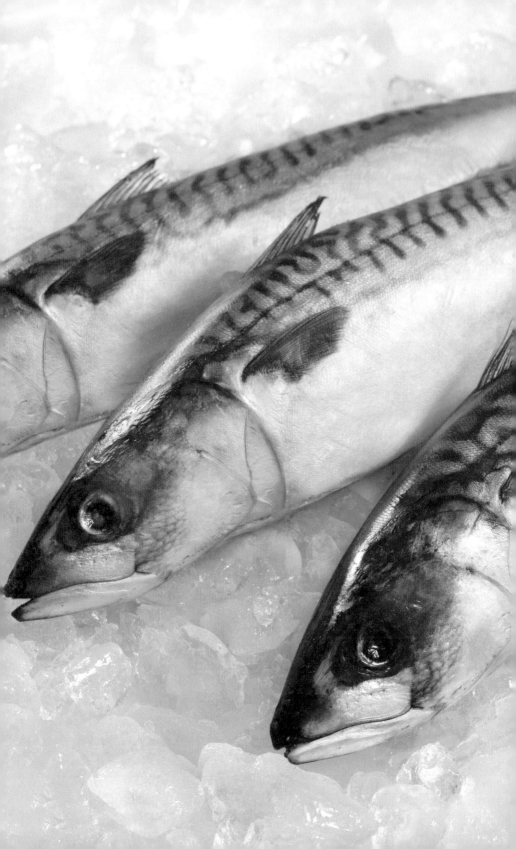

고등어
chubmackerel

뇌의 발달과 활동을 촉진하며 혈전을 막아주는 천혜의 생선

고도어古刀魚라고도 하는 고등어는 방추형이며 횡단면은 타원형이다. 등쪽은 녹색으로 굴곡된 청흑색의 물결무늬가 있다. 정약전이 쓴 국내 최고의 어류학서인 자산어보엔 고등어는 간과 심장 기능을 도와주며 '얕은 물에서 수압을 덜 받고 자라서인지 육질이 연하고 상하기 쉽다.'고 적혀 있다.

고등어는 단백질, 지방, 칼슘, 비타민A, 비타민D 등의 영양소가 풍부하게 들어 있고 생선에만 들어 있는 DHA와 EPA가 많이 함유되어 있다. DHA는 뇌의 발달과 활동을 촉진하여 기억 능력 및 학습능력을 향상시키며 특히 청소년기와 뇌의 기능이 쇠퇴해 가는 노년기에 중요하다. 심혈관계 질환과 노인성 치매를 예방하는 데 탁월한 효과가 있는데 주 2~3회 정도 섭취할 경우에 이런 효과를 볼 수 있으나 튀겨 먹으면 예방효과가 없고 굽거나 쪄먹을 경우에만 효과가 있다. DHA와 더불어 EPA는 모두 혈중의 콜레스테롤 수치를 현저히 감소시켜 고혈압, 동맥경화증에 효과가 있으며 심장병을 예방하는 데 아주 효과적이다. 단백질과 지방질이 풍부하며 비타민B2가 들어 있어 피를 보충하고 혈액순환을 좋게 하여 성장기에 있는 어린이나 기력이 약한 노인들에게는 아주 좋은 식품이다. 우리 몸에 비타민B가 부족하면 각기, 뇌빈혈, 현기증 등의 증세가 나타난다. 장어, 꽁치 등과 같이 등 푸른 생선에는 비타민B가 풍부해 이들 생선을 많이 먹으면 이 같은 증세를 예방할 수 있다. 비타민B는 속살보다는 껍질 쪽에 더 많이 들어 있다. 또한 세포의 재생을 도우며 입술 주위나 혀 주위의 염증을 예방, 치료하는 효과가 있다.

고등어에 풍부한 셀레늄이라는 무기질 성분은 불포화지방산의 산화를 방지하고 성인병 예방에 효과가 있는 것으로 밝혀져 있다. 하버드대 연구팀은 심장병 환자들을 대상으로 연구한 결과 고등어를 일주일에 두 번 이상 섭취한 경우에는 체내 불포화 지방산인 오메가3 지방산의 함량이 높아져 심장병으로 인한 사망률을 81%나 줄일 수 있다고 발표하였다.

만 들 기

고등어조림

재료
고등어 2마리, 무, 감자 1개, 양파 1/2개
다시마육수 1컵, 청양고추 2개
붉은 고추 1개, 대파 1줄기
간장 1/3컵, 고추장 1큰술
고춧가루 1.5큰술, 다진마늘 1큰술
후춧가루 약간, 설탕 1.5큰술
참기름 1/2큰술, 물 3~4큰술

1 고등어를 깨끗이 씻어 물기를 빼주고 채소를 썬다.
2 조림양념들을 한데 넣어 잘 섞어준다.
3 냄비에 무와 감자를 깔고 그 위에 고등어를 올려준다. 그리곤 양념을 뿌려준다.
4 청양고추, 붉은 고추, 양파, 대파를 골고루 올려준 후 센 불에 끓이다가 중간 불에 뭉근히 졸여준다.

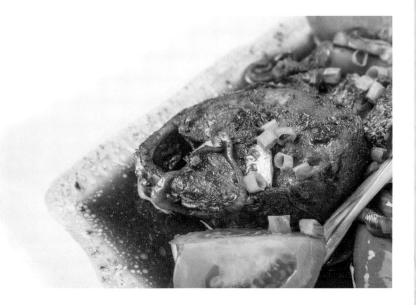

오메가3 지방산은 우리 몸에 좋은 불포화지방산으로 혈액 속의 혈전을 해소시켜 혈관을 확장시켜 주기 때문에 혈액순환을 원활하게 만들어 동맥경화, 고혈압 등의 성인병을 예방해 줌으로써 심장을 근본적으로 튼튼하게 해준다. 고등어는 좋은 지방산 '오메가3 지방산'의 대표 EPA와 DHA가 가장 풍부한 생선이다.

DHA는 뇌신경을 활성화해 머리를 좋게 하고 치매, 천식, 아토피성 피부염, 동맥경화, 암 예방에 효과가 있으며 시력도 좋게 한다. 살이 거무스름한 부위엔 철분과 EPA가 많다. EPA는 혈관에서 피가 엉기는 것(혈전)을 막아 동맥경화, 심장병, 뇌졸중 등을 예방해 준다. EPA, DHA는 산화되면 암과 노화를 일으키는 과산화지방으로 변하는데 그러나 고등어엔 지방산화를 막는 항산화제인 비타민E까지 풍부하다.

Seafood

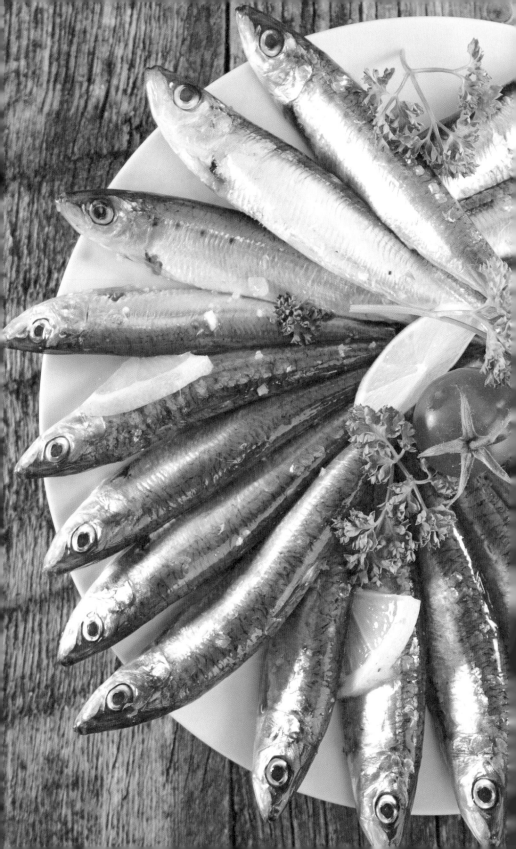

정어리
sardine

비타민의 보물고

정어리는 건강 식료품으로서 이전부터 인기가 있다.

정어리의 지방에 함유되어 있는 에이코사펜타엔산^{EPA}은 혈관의 젊음을 유지하고 동맥경화와 심근경색 등 성인병의 예방에 뛰어나다. 에이코사펜타엔산은 식물성지방에 많은 불포화지방산과 같은 종류인데 혈액의 점도를 떨어뜨리고 혈액의 흐름을 순조롭게 하며 혈관을 확장하는 작용을 하기 때문에 항상 신선한 혈액이 몸의 구석구석까지 순환하도록 도움을 준다. 동시에 악질적인 콜레스테롤을 없애고 유용한 콜레스테롤을 증가시키는 작용도 한다.

그 외에도 정어리에는 다음과 같은 인체에 유리한 성분이 있다.

1. 칼슘과 비타민D의 양이 매우 많아 칼슘의 흡수를 좋게 하고 뼈를 튼튼하게 하는 작용이 있어서 주기적으로 먹으면 골격이 튼튼해진다.

2. 혈액이 섞인 거무스름한 고기의 영양 가치는 소와 돼지의 간과 맞먹는다. 빈혈에 효과가 있는 철분의 함량이 특히 많으며 이외에도 비타민 A, B1, B2, B12 등이 많이 함유되어 있다.

3. 정어리의 지방분은 약 14%인데 거의 모두가 불포화지방산이기 때문에 혈관이 막히는 질병을 예방하고 두뇌와 전신의 신진대사를 활발하게 해준다.

4. 정어리 몸에는 핵산이 많은데 핵산은 기억력과 관계가 깊은 리보핵산의 합성을 촉진한다. 또 뇌세포의 기능을 좋게 함으로써 건망증을 막으며 학습능력을 높여 준다.

5. 필수아미노산을 균형 있게 갖춘 고단백 식료품으로서 그 함량은 소고기에 못지않다.

6. 비타민A는 다랑어나 돼지고기의 2배, 비타민B2는 다랑어의 3배가 된다.

7. 뇌의 노화를 막고 기능을 개선하며 혈관을 튼튼하게 한다.

옛사람들은 정어리에 대해 '나이가 많은 사람을 보양하고 허약한 체질을 개선하게 하여 강건하게 함으로써 장수하게 한다.'라 하였고 '민간에서 일용할 수 있는 식료품으로서 건강을 증진하고 질병에 걸리지 않게 하는 효력을 가진 생선'이라고 찬사를 아끼지 않았다.

만 들 기

정어리조림

재료
정어리 600g, 양파 2개, 청양고추 2개
붉은고추 1개, 고춧가루 3큰술, 된장 1작은술
대파 1줄기, 맛간장 6큰술, 청주 1큰술
마늘 5쪽, 생강즙, 설탕, 물엿, 참기름, 후추

1 양파를 먼저 냄비에 깔아준다.

2 정어리를 올리고 미리 만들어둔 양념장을 위에 붓는다.

3 대파를 제외한 야채를 넣은 다음 뚜껑을 닫고 중간 불에 끓여준다.

4 정어리에 손대지 않고 수저로 양념을 떠서 계속 부어주며 끓여준다.

5 마지막 대파를 넣고 조금 더 끓여준다.

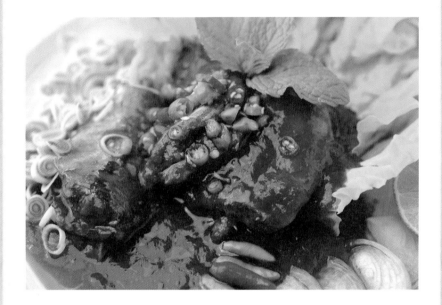

  동맥경화를 예방하고 간 기능을 강화하며 풍부하게 함유된 불포화지방산이 혈중
콜레스테롤 수치를 낮춰주고 칼륨이 혈관 내의 나트륨 배출을 도와 고혈압을 예방
하는 데 도움이 된다. 또한 치매, 빈혈, 비타민과 미네랄 성분들이 신진대사와 혈액
순환을 도와 원기를 보충하고 기력을 회복하는데 도움이 된다. 칼슘 성분과 체내 칼
슘의 흡수를 도와주는 비타민D가 풍부하게 들어 있어 뼈의 골격을 튼튼하게 하며
골다공증과 같은 뼈질환을 예방해 준다. 풍부한 DHA 성분이 성장기 어린이의 두뇌
발달을 도와주고 양질의 단백질을 비롯하여 칼슘, 인, 철분 등이 성장기 어린이의
성장 발육에 효능이 있다.

Seafood

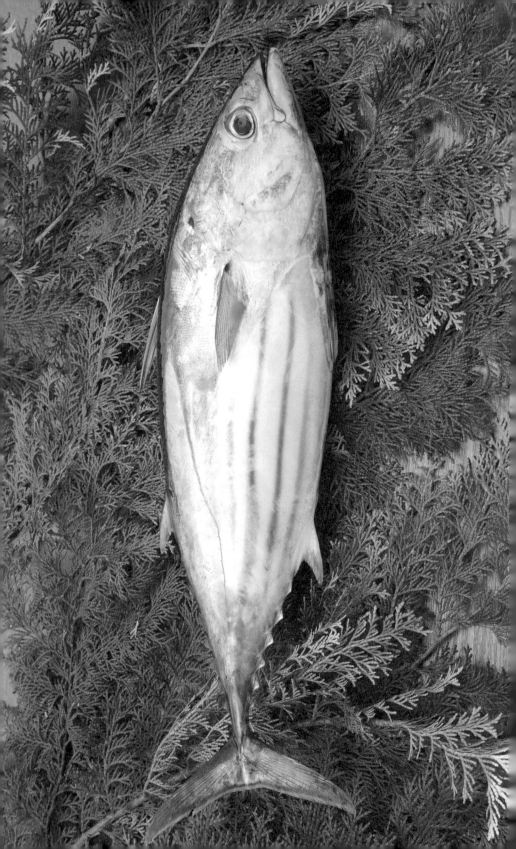

참치

tuna

바다의 쇠고기 등푸른생선

참치는 고등어과 다랑어족에 속하
는 물고기들을 일컫는 통상 명으로
참다랑어는 같은 말이다. 큰 것은
몸길이 3m, 무게는 680kg이나 된
다. 몸은 유선형으로 살이 쪘고 머
리는 원뿔모양이며 꼬리자루는 가

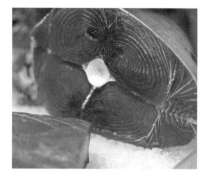

늘다. 몸 빛깔은 등 쪽이 청색을 띤 검정색이며 배 쪽은 흰색이다. 몸 옆구
리에는 연한 노란색 띠가 가로로 그어져 있다.

참치는 전 세계에 7종류이며 일반적으로 북반구와 남반구로 나뉘어 서
식, 고속으로 무리지어 바다를 유영하는 습성을 지니고 있다. 고도불포
화지방산이 풍부해 '브레인 푸드'로 불리는 등푸른생선이다. '바다의 쇠고
기'라고 불리는 참치는 고단백이면서 저지방, 저칼로리 어종으로 DHA,
EPA, 셀레늄 등을 함유하여 뇌세포활성 기능이 있다.

우리 몸에 좋은 여러 효능이나 효과를 가지고 있는 만큼 회로도 많이 먹
고 이제는 통조림으로도 다양하게 나오고 있어 접근하기 쉬운 음식이 되
었다. 단백질이 풍부하고 지방이 적기 때문에 다이어트 음식으로도 손꼽

힌다. 이뿐 아니라 칼슘, 비타민, 오메가6 같은 영양분이 다량 함유돼 한 끼 식사로도 손색이 없다.

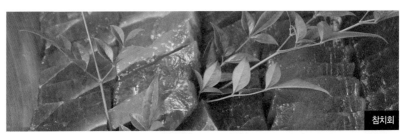
참치회

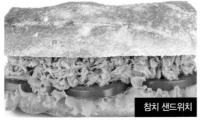
참치 샌드위치

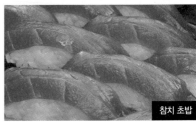
참치 초밥

만 들 기

참치캔요리

재료
참치 캔 1개
부추나 대파 한줌
당근 1개
달걀 2개
소금 후추 조금씩

1 부추나 대파를 송송 썰고 당근도 아주 잘게 썬다.
2 야채를 한데 모은 다음 캔의 참치를 쏟고 거기에 달걀을 깨뜨려 넣고 소금과 후추를 간에 맞게 넣는다.
3 잘 섞어서 팬에 한 숟가락씩 떠서 앞뒤로 잘 익혀준다.

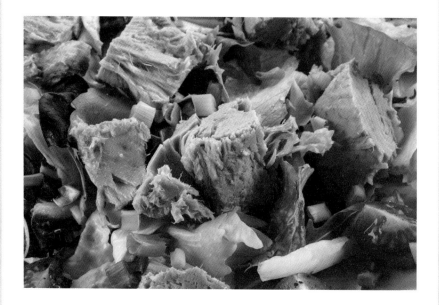

성인병에 도움을 주며 메티오닌 성분은 숙취해소에 좋다. 고단백이면서 저지방 저칼로리 식품으로 알려져 있고 기억력 향상부터 콜레스테롤 감소와 치매예방에 뛰어난 효과를 가지고 있는 것으로 알려지고 있다.

그리고 뇌세포를 증식시킨다는 DHA가 풍부하게 들어 있어 뇌기능을 돕는 성분이 풍부하기 때문에 지능 발달에 도움이 되고 철분이나 비타민 B12가 풍부하게 들어 있어 마른 여성들의 빈혈 예방에 도움이 된다. 핵산이 풍부하기 때문에 뇌세포 기능 강화로 노화방지가 되고 불포화지방산이 풍부하기 때문에 혈전 예방에 좋다.오메가3 지방산이 많아 혈관 속 콜레스테롤을 줄여 고혈압, 비만, 당뇨와 같은 성인병 예방을 돕는다. 정자생산을 도와주는 효능이 있어 정력 강화와 전립선암 예방에 좋다.

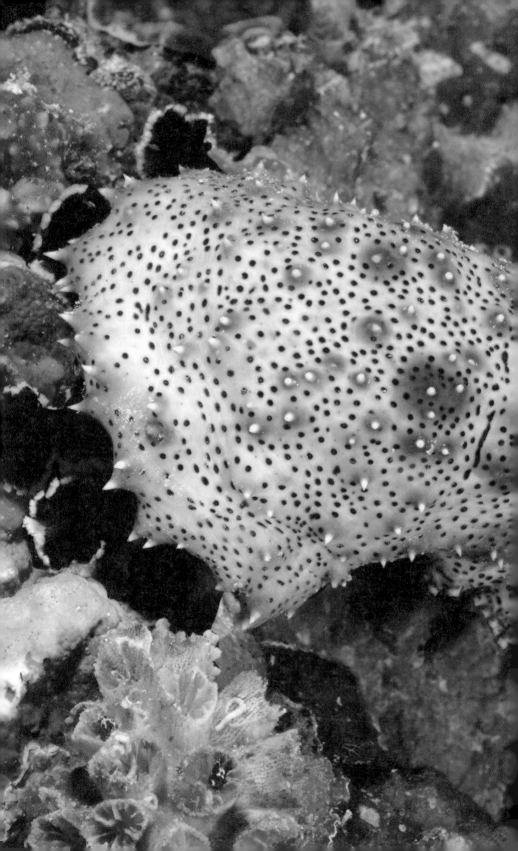

해삼
sea cucumber

바다의 산삼

'바다의 산삼'이라는 이름에서 알 수 있듯이 몸에 좋다. 해삼의 몸은 캐치 콜라겐이라는 물질로 이루어져 있어서 자기 맘대로 단단하게 변했다가 부드럽게 변했다가 할 수 있다. 이를 이용한 해삼의 생존 전략은 부드러운 상태로 바위틈 등의 좁은 곳으로 기어 들어간 다음, 몸을 부풀린 채로 굳혀 상대방이 자신을 꺼낼 수 없게 만든다.

해삼 표면의 색깔에 따라 홍해삼, 청해삼, 흑해삼, 해파리해삼 등으로 구분해 부르며 이들은 모두 같은 종이다. 다만, 선호하는 먹이와 서식처에 따라 피부의 색이 달라졌을 뿐이다. 해삼의 실질적인 성장기는 해역에 따라 다소 차이는 있으나 보통 12월에서 다음해 4월까지로 동지 전후가 제일 맛이 좋은 시기이다. 또 자생력이 매우 강해 두 개의 개체로 절단한 후 3개월 정도 지나면 절단 부위가 자연 치유된다. 적의 피습을 받거나 강한 자극을 주면 창자를 버리거나 몸을 스스로 끊어 버리기도 하는데 수개월 정도 지나면 손상된 부분이 다시 생겨난다.

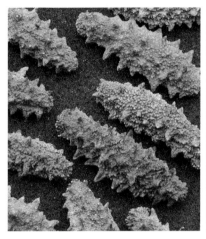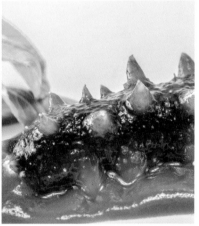

해삼초회

재료
해삼
레몬 반쪽
생미역과 무 약간
진간장 1큰술
식초 1큰술
생수 2큰술

1 해삼의 배를 갈라 내장을 따로 덜어낸다.

2 해삼의 이빨을 먼저 잘라낸다.

3 손질한 해삼은 물로 한 번만 씻어 물기를 빼준다.

4 먹기 좋게 사선으로 얇게 썰어준다.

5 해삼초회 초간장은 생수에 간장, 식초와 레몬의 즙을 짜서 넣어준다.

6 무를 갈아 즙을 내어 즙을 약간 짠 다음 고춧가루를 넣어 버무려준다.

7 해삼초회에 초간장을 뿌려준다. 그리고 씻어놓은 생미역과 함께 먹는다.

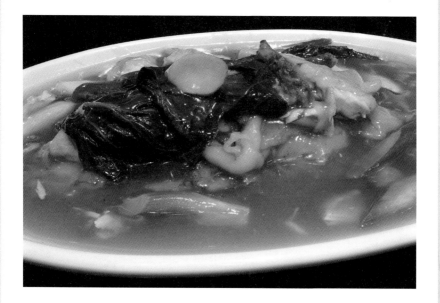

 해삼 연골 부분에는 콘드로이틴이라는 성분이 있어 활성산소를 제거해 주는 효능이 탁월하기 때문에 피부 노화방지, 기미, 주근깨 완화에 도움을 준다. 신장강화, 원기증진 및 정자생성 촉진에 영향을 미쳐 남성의 성기능을 향상시키는 데 도움이 되고 철분 성분이 풍부하게 함유되어 있어 빈혈, 어지럼증 증상이 있을 때 도움이 된다.

 단백질이 풍부해 다이어트 시 결핍될 수 있는 각종 무기질이 풍부하게 함유되어 있고 소화가 잘 되며 항암효과까지 갖추고 있다. 요오드 알긴산 성분이 함유되어 있어 혈액을 깨끗하게 한다.

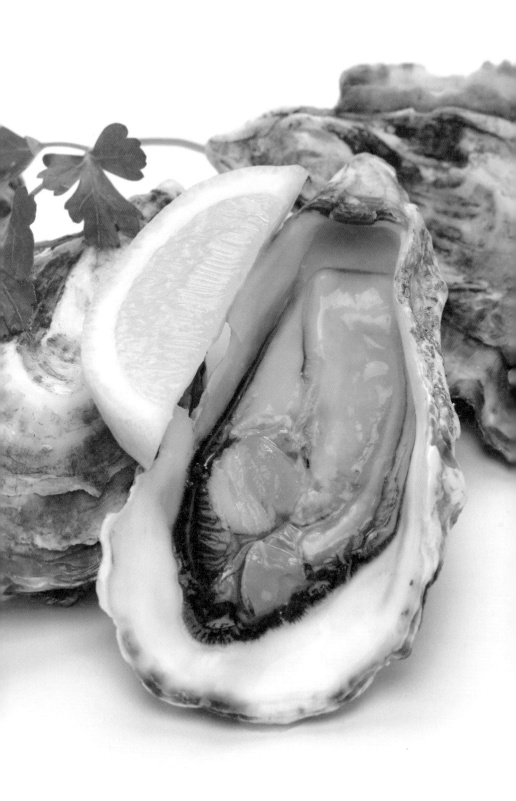

굴
oyster

돌에 핀 꽃

굴은 굴과에 딸린 바닷조개이다. 우리가 먹는 굴은 식용종인 참굴을 말하며 굴조개라고도 한다. 한자어로는 모려牡蠣·석화石花 등으로 표기한다.

굴류는 왼쪽 껍데기로 바위 등에 붙으며, 오른쪽 껍데기는 볼록해지는 정도로 좀 작다. 두 껍데기의 연결부에 이빨은 없고, 검은 인대로 닫혀 있다. 보통 가을부터 이듬해 봄까지만 굴을 먹는데, 이는 산란기인 여름에는 영양가가 떨어지고 독성을 띠기 때문이다. 비타민과 철분, 아미노산 함량이 높기 때문에 빈혈이나 각종 신체기능 저하에 좋다고 알려져 있으며 고영양식품으로 인기가 많다. 김치와 같은 음식에 들어가서 시원한 맛을 더해주며 주로 국을 끓여 먹거나 무쳐먹고 젓을 담그기도 한다. 신선한 굴은 간단하게 초장에 찍어 회로 먹어도 맛이 좋다.

굴에는 보통음식에 적게 들어 있는 무기염류성분인 아연, 셀레늄, 철분, 칼슘 말고도 비타민 A와 비타민 D가 많다.

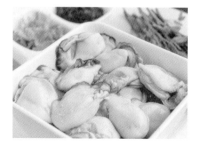

여성의 피부에 매우 좋다. 속담에도 "배 타는 어부의 딸은 얼굴이 검어도 굴 따는 어부의 딸은 얼굴이 하얗다."

는 말이 있는데 이것은 그만큼 여성들의 피부에 좋다는 이야기다. 우리 한의서 《동의보감》에도 굴은 몸을 건강하게 하고 살결을 곱게 하고 얼굴빛을 좋게 하니 바다에서 나는 음식 중에서 제일 좋다고 했다.

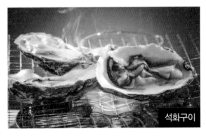
석화구이

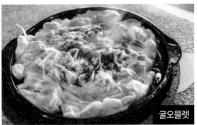
굴오믈렛

만 들 기

굴크림수프

재료
굴 1컵
굴 육수(굴 데친 물)
감자 1개
양파 1/2개
생크림 100ml
파슬리가루 약간
올리브유, 소금, 후춧가루 조금씩

1 굴을 소금물에 흔들어 불순물을 제거하여 체에 받쳐둔다.
2 굴을 끓는 물에 살짝 데치고 데친 물은 불순물을 가라앉힌 후 육수로 사용한다.
3 팬을 달군 후 올리브유를 두르고 감자와 양파는 다져서 노릇하게 볶아 식힌다.
4 생크림과 굴육수를 넣어 믹서에 곱게 갈아준다.
5 냄비에 다시 넣고 중간 불에서 끓여준다. 주걱으로 계속 저어주고 데친 굴을 넣어준 후 소금과 후추로 간을 한다.

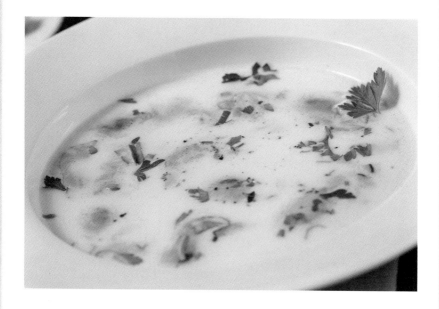

  단백질 중에서도 필수 아미노산을 많이 가지고 있어서 '바다의 우유'라고 불리고 혹은 바다의 인삼이라고도 불린다. 그리고 강장제로 여길 만큼 영양이 가득한 재료다. 칼슘과 비타민 A, B, C 등이 풍부해서 희고 매끄러운 피부를 가질 수 있게 해주고 고혈압, 뇌졸중, 동맥경화, 간장병, 암 같은 여러 가지 성인병까지 예방할 수 있다. 칼로리와 지방 함량이 적어 다이어트에 좋고 칼슘이 풍부해 식이조절 시 부족해지기 쉬운 칼슘을 보충할 수 있어 다이어트에 도움을 줄 수 있다. 철분 이외에 구리도 함유되어 있어 빈혈에 좋으며 타우린이 많아 콜레스테롤을 내리거나 혈압 저하 작용에도 도움이 된다.

Seafood

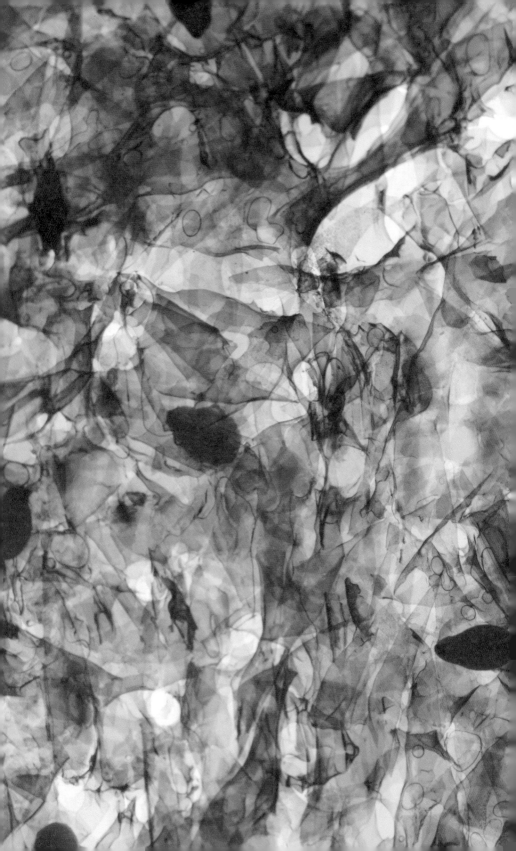

김
laver

최고의 장수식료품

김은 보리 털과의 해조로서 몸의 길이
는 30센티미터 정도이며 가장자리는 밋
밋하나 주름이 져 있다. 해태海苔라고도
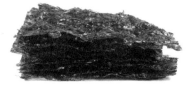

하는데 이 말은 일본식 표기이고 우리나라에서의 '파래'를 가리키는 것이
다. 우리나라 김은 자주색 또는 붉은 자주색을 띠고 바다 속 바위에 이끼
처럼 붙어 자라는데 우리나라 서남 연안에서 널리 양식한다.

수온이 높은 시기에는 곰팡이의 팡이실처럼 생긴 사상체로서, 조가비 속
에서 살다가 가을에 각포자를 내어 김으로 성숙하게 된다.

자연이 인간에게 준 최고의 선물이라고 불리어질 만큼 비타민, 무기질을
고루 갖추고 있는 식품으로서 평가받는 김은 된장찌개와 함께 우리 민족
의 보배라고 할 수 있다. 김에는 정신안정 효과가 높은 칼슘이 많기 때문
에 하루의 일을 시작하기 전에 기분을 안정시켜준다.

김은 신선한 것일수록 향기가 있는데 일명 자채紫菜 혹은 신선채神仙菜라고
도 부른다. 신선이란 불로불사의 경력을 가진 선인을 말하는 것이니 김이
야말로 귀중한 식료품으로서 대접을 받았던 것이다.

김을 불에 쬐면 빛깔이 녹색으로 선명해지는 엽록소가 있다. 이러한 엽

록소는 입 냄새를 제거하고 점막의 미란을 낮게 하며 또한 콜레스테롤의 저하를 촉진하는 작용을 한다.

김을 물에 담그면 풀모양이 되는데 이것은 김이 폴피오신이라는 항궤양 성작용을 일으키는 섬유질이기 때문이다.

우리나라에서 김이 생겨난 것은 여러 이야기가 전해지는데 경상남도 하동지방의 한 노파가 섬진강 하구에서 김이 많이 붙은 나무토막이 떠내려오는 것을 발견하여 대나무나 나무로 된 섶을 세워서 양식하기 시작하였다는 이야기와, 약 360년 전에 관찰사가 지방을 순시할 때 그 수행원 중의 한 사람이 김의 양식법을 가르쳐 주었다는 이야기가 전해져 온다. 또, 인조 때 태인도의 김여익이라는 사람이 해변에 표류해온 참나무 가지에 김이 붙은 것을 보고 양식하기 시작하였다고도 한다.

만 들 기

김볶음

재료
생김 10장
들기름 1.5큰술, 식용유 0.5큰술
통깨 1/2큰술, 간장 1큰술
설탕 1큰술, 청주 1/2큰술

1 김을 겹쳐서 가위로 자른 뒤 간장, 설탕, 청주를 섞어 양념을 준비한다.
2 중약불로 달군 팬에 들기름과 식용유를 두르고 기름이 달궈지면 약한 불로 줄이고 김을 넣고 볶는다. 너무 오래 볶으면 탈 수 있으니 주의해야 한다.
3 준비한 양념에 넣고 버무리며 통깨를 넣고 버무려 완성한다.

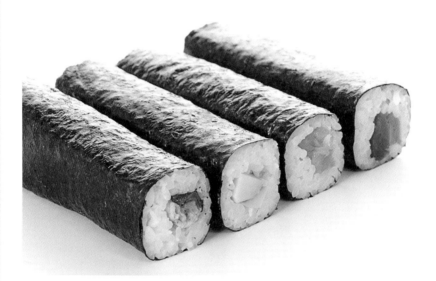

김은 칼로리가 거의 없고, 고단백질 식품으로 다이어트 시 부족된 단백질을 보충할 수 있어 다이어트에 이상적인 식품이다.

김에는 약 40%나 되는 단백질이 함유되어 있고 비타민A와 비타민B1, 비타민B2 B6 B12 그리고 비타민C도 들어있으며 비타민C는 채소에 비해 안정성이 뛰어난 것으로 알려져 있으며 통변을 좋게 하는 섬유질도 많이 함유되어 있다. 마른 김 5매에 들어 있는 단백질은 달걀 1개분에 해당하며, 비타민 A는 김 한 장에 함유되어 있는 것이 달걀 2개 분과 맞먹는다. 특히 B2가 많이 들어 있다. 또한, 김에는 콜레스테롤을 체외로 배설시키는 작용을 하는 성분이 들어 있어 동맥경화와 고혈압을 예방하는 효과도 있으며 늘 먹을 경우 암도 예방된다.

Seafood

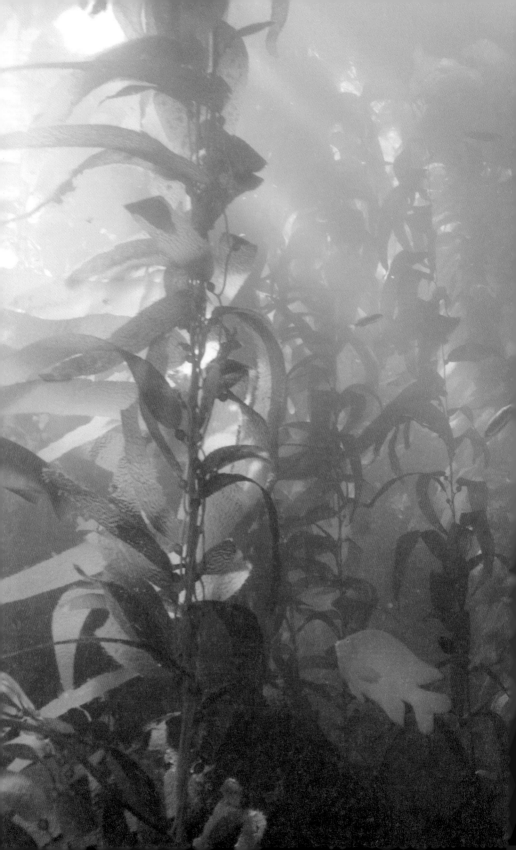

다시마
Laminaria japonica

진시황도 알고 있던 다시마의 불로효과

잎, 줄기, 뿌리의 3부분으로 이루어져 있다. 잎은 띠 모양으로 길고 가운데가 약간 두툼하며 양 가장자리는 쭈글쭈글하다. 줄기와 잎 사이에 생장대가 있어 매년 위로 자라고 끝에서는 계속 녹아 없어진다. 끝 녹음과 생장의 차이에 의해서 자란다. 잎은 길이 2~4m, 너비 2~3㎝ 정도로 황갈색 또는 흑갈색을 띠며 미끌미끌하다.

다시마는 미네랄의 저장고이다. 그리고 칼슘과 요오드, 린, 마그네슘, 철분 등 건강을 유지하는 데 없어서는 안 될 무기물이 풍부하게 함유되어 있어 인간의 무기물 부족을 해소하는 특효식료품이라 할 수 있다.

다시마에 함유되어 있는 칼륨은 체내에서 나트륨 즉 염분의 배설을 촉진하고 혈압을 낮춘다. 그리고 다시마 속의 섬유질은 노화를 방지한다. 다시마에 함유되어 있는 섬유질 중에서 가장 많은 것은 알긴산이다. 이것은 장

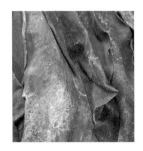

의 운동을 활발하게 하고 변비를 막으며 비만을 해소하여 고혈압을 막는 작용을 한다. 다시마의 알긴산은 불소화성분인데 수분과 함께 장내에 들어가면 배가 부풀고 식욕을 억제해준다. 또한 알긴산은 장미의 염분도 흡착하지만 그밖에 유

해금속도 흡착해서 체외로 배출시켜 버리는 능력도 가지고 있다.

다시마에 있는 많은 엽록소는 콜레스테롤을 감소시키는 기능이 있다. 위 점막의 미란을 낮게 하는 작용이 있기에 위와 십이지장 궤양 약의 성분으로 사용되고 있다. 콜레스테롤은 성인병의 시작인 동맥경화의 발생을 촉진하는 요소의 하나이다.

그리고 다시마에 함유된 요오드는 노화를 방지한다. 다시마에 있는 많은 요오드는 우리들의 몸에 없어서는 안 될 영양소의 하나이다. 이것이 부족하면 혈관이 물러지고 피부가 거칠어지며 머리털이 빠지게 되고 전신의 노화가 가속화된다.

해조류의 항암 효과에 관한 기전으로는 발암물질 흡착에 의한 항돌연변이 활성이 가장 많이 연구되어 왔다. 이런 연구를 통해 다시마에 풍부하게 함유되어 있는 알긴산 등의 섬유질이 식품의 조리, 가공, 저장 중에 생성되는 발암 원을 흡착함으로써 소장에서 흡수되는 것을 감소시켜 암 발생을 억제하였다는 결과가 보고되었다.

수천 년 전부터 우리 조상들은 다시마 등 해조류를 먹음으로써 칼슘 부족을 보충해왔다. 해조에는 칼슘을 비롯해서 바닷물 속의 미네랄성분이 거의 모두 함유되어 있기 때문에 천연 미네랄식료품인 것이다.

먹 는 법

다시마를 삶아서 초장에 찍어먹는 것이 가장 일반적이고 고추장, 식초, 깨, 설탕, 참기름을 넣고 버무려 무침으로 먹는다.

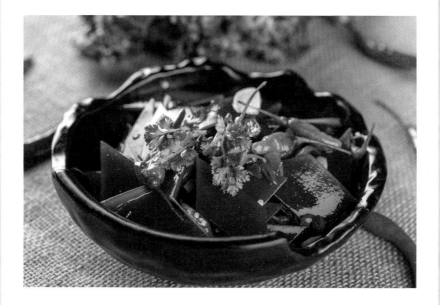

주로 순환계, 신경계, 호흡기 질병을 다스린다. 감기, 갑상선질환, 고혈압, 관절염 (화농성관절염), 근육통, 당뇨병, 동맥경화, 복막염, 비만증, 산후허로, 심장병, 심장 판막증, 알레르기, 암(유방암, 자궁암, 피부암), 위산과다증, 임신중독증, 임질, 저혈 압, 치질, 콜레스테롤 억제, 탈항, 토혈, 편도선염, 피부미용, 후두염 등을 다스린다.

진시황은 신하인 서복에게 동쪽에 봉래산이라는 장수의 나라가 있으니 그 곳에 가서 불사약을 구해오라고 분부했다. 그런데 양자강에서 배를 타고 떠났던 서복은 다시는 돌아오지 않았다. 서복이 불로불사의 영약을 가지고 귀국하기만을 학수고대 하던 진시황은 기다리다가 지쳤던지 결국은 49세를 일기로 죽고 말았다.

그렇다면 진시황이 구하려던 불로초는 무엇이었을까? 전해오는 말에 의하면 '바다의 야채로 불리는 다시마였다고 한다.

Seafood

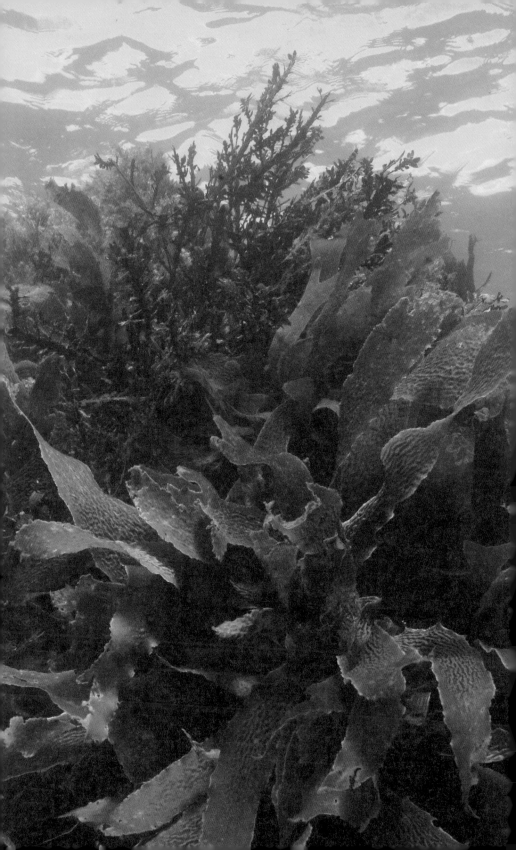

미역
sea mustard

최고의 영양소, 암세포를 자살시키는 알칼리성 식품

미역은 갈조류 곤포 과에 속하는 대표적인 해조류 중 하나로 우리나라를 비롯하여 중국, 일본 등의 동북아 지역에서 주로 먹는 식품이다. 미역은 다양한 무기질, 비타민 및 섬유질 성분을 함유하고 있는 알칼리성 식품으로 점질성 다당류를 많이 함유하고 있다.

한의학에서는 '해채', '해대', '감곽', '해조'라고 부르는데 동의보감에서 '미역은 성질이 차며 맛이 짜고 독이 없다'라고 표현하고 있다. 맛은 달고 잎의 맛은 담담하다. 열이 나면서 답답한 것을 없애고 기가 뭉친 것을 풀어주며 기운을 내려주고 소변이 잘 나가도록 도와주며 수분대사를 원활하게 하고 부종과 변비, 부인병을 치료한다. 그리고 U푸코이단이라는 섬유소가 암세포를 박멸한다. 실험용 접시에 암세포를 넣고 U푸코이단을 주입하면 24시간 내에는 절반이, 72시간 내에는 전멸한다. 특히 미역의 생식기관인 미역귀에서 추출한 물질이 암세포 억제 효과와 혈액암 바이러스 증식 억제 효과가 있다고 하여 관심을 끌고 있다. 또 베타카로틴이 많이 들어 있어 암 발생의 원인이 되는 활성산소를 제거하여 세포의 손상을 차단, 암세포 증식을 억제하는 것으로 알려져 있다. 그중 유방암을 예방하는 데 상당한 효과가 있다는 연구결과가 나왔다.

미역에는 칼슘 함량이 많은데 이것은 우유의 13배, 시금치의 25배, 쌀의 200배에 달하는 칼슘함량과 알긴산의 함양으로 부인병인 자궁경부암, 유방암은 물론 각종 악성종양의 예방 치료에 효과가 있다. 카로틴, 비타민A, 비타민B1, 비타민B2, 마그네슘, 아연이 함유되어 있고 알긴산, 푸코이단 등의 섬유질이 다량으로 들어 있다. 미역 속에 포함된 알긴산이 중성지방과 콜레스테롤을 감소시켜 주고 HDL콜레스테롤을 증가시켜 성인병을 효과적으로 억제하는 것으로 나타났다.

그리고 미역에는 섬유가 있다. 미역의 섬유는 보통의 섬유와는 달리 물에 녹으면 작은 알갱이로 분해되는데 작은 알갱이들은 진득진득한 성질을 가지고 있기 때문에 중금속 등의 독에 잘 달라붙는다. 또 미역에는 중금속의 독이 덩어리지지 않도록 하는 후고이단, 라미닌, 후고스테롤, 클로로필 등이 있다. 무슨 독이든 덩어리지면 강하게 되어 병을 만든다. 미역의 작은 알갱이들은 중금속의 하나하나에 달라붙어 몸 밖으로 몰아낸다.

만 들 기

미역오이냉국

재료
미역 불린 것 적당량, 오이 1개
국간장 1큰술, 식초 3큰술, 차가운 육수 3컵
통깨, 참기름, 소금 조금씩

1 미역을 끓는 물에 소금을 넣고 살짝 데치고 오이는 채를 썰어둔다.
2 볼에 미역과 오이를 국간장으로 먼저 무침을 해둔다.
3 차갑게 한 육수를 붓고 국간장으로 간을 맞춘 후 통깨와 참기름을 넣어 완성한다.

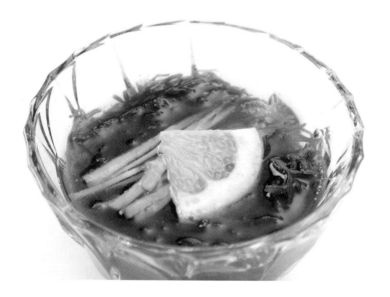

　미역 속에 들어 있는 히스타민을 비롯한 강압물질들은 혈압을 부작용 없이 뚜렷하게 낮추어 주는 강압제로도 널리 사용되고 있다. 그리고 미역에 들어 있는 여러 성분들은 여러 가지 암세포를 30%이하밖에 성장하지 못하도록 억제하는 항암효과를 가지고 있다. 미역은 또 우리 몸속에 들어가서 장의 운동을 원활하게 해주기 때문에 직장암을 예방해 주기도 한다.

　미역에는 헤파린과 매우 비슷한 향응혈 작용이 있다. 이 물질은 헤파린과 같은 방식으로 혈액 중의 지방질을 깨끗이 청소하여 혈액 중의 지방이 빨리 사라지게 하고 또 불포화 지방산은 혈액을 엉키는 것을 방지하여 혈전에 의해 일어나는 심장병, 뇌질환 예방에 효과가 있다.

Seafood

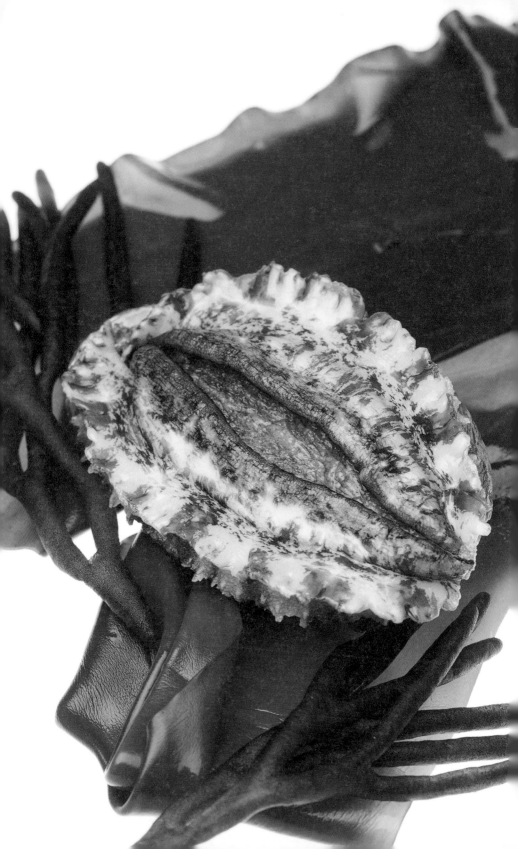

전복
abalone

조개류의 황제

몸길이는 2~30㎝이며 모양은 긴 타원형이다. 8~10월이 제철로 비타민과 미네랄이 풍부한 영양 만점 음식이다. 칼로리가 낮고 지방함량이 적어 다이어트에도 좋으며 각종 무기질이 풍부해 다른 해산물보다 맛과 영양 면에서 최고로 인정받는다.

전복은 넓적한 근육성 발이 있어 바위에 붙어 치설로 식물을 갉아 먹는다. 발은 크고 넓으며 머리에는 한 쌍의 더듬이와 눈이 있다. 암수 딴 몸이지만 외부 생식기는 발달하지 못했다. 그러나 생식선이 황백색인 것은 수컷이고 녹색인 것은 암컷이다. 암초가 많은 수역에서 해수가 깨끗하고 갈조류가 많은 곳에서 자란다.

전복을 회로 먹으면 오돌오돌 씹는 맛을 느낄 수 있다. 주로 봄에서 초여름에 먹는 전복회 맛은 살이 단단해서 촉감이 좋을 뿐만 아니라 맛도 일품이다. 전복은 글루탐산, 글리신 등의 성분이 있어 감칠맛과 달콤한 맛이 나며 지방질이 다른 생선보다 아주 적고 단백질이 많다.

전복 맛의 주요 성분은 감칠맛을 나타내는 글루탐산과 아데닌과 같은 핵산 물질로 글리신과 베타인, 아르기닌에 의해 단맛이 더해져 기본적인 맛이 구성되고 타우린과 글리코겐이 어우러져 더욱 진한 맛을 낸다.

전복의 성질이 평하고 약간 서늘하므로 몸에 열이 달아오르고 입과 목이 자주 마르는 사람, 자주 어지럽고 목덜미가 당기는 사람, 눈이 침침하고 충혈될 때, 백내장 우려가 있는 사람에게 좋다고 하며 간의 지나친 활동으로 머리가 아프거나 귀가 울리는 증세가 나타날 때 전복을 먹으면 좋다.

만 들 기

전복죽

재료
전복 2마리, 닭 육수 3컵
표고버섯 3개, 마른 목이버섯 1개
청경채 1개, 오이 1/4개, 대파 약간
맛술 1큰술, 녹말 1.5작은술
참기름 1/2 작은술, 소금, 후춧가루 약간

1 닭을 푹 삶아 닭 육수를 만든다. 전복은 내장을 제거한 뒤 칼집을 낸 뒤 압력솥에 물을 자박하게 넣고 중간 불에서 6분간 찐다. 익은 전복을 얇게 저민다.
2 표고버섯은 반으로 자르고 목이버섯은 찬물에 한 시간 가량 불린 뒤 흐르는 물에 씻어 이물질을 제거하고 적당한 크기로 뜯는다.
3 오이는 5cm 길이로 자른 뒤 삼각형 모양으로 작게 칼집을 내어 자르고 대파도 같은 크기로 자른 뒤 칼집을 넣어 심을 제거하고 반으로 자른다.
4 녹말과 물을 같은 비율로 섞어 물녹말을 만든다.
5 냄비에 청경채를 제외한 모든 재료를 담고 닭 육수를 부어 불에서 약 20분간 끓인 뒤 물녹말을 넣어 농도를 맞춘다.
6 소금으로 간을 한 뒤 청경채를 넣는다. 오이로 장식을 하고 참기름, 후춧가루를 더한다.

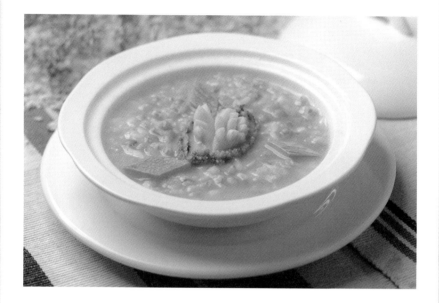

각종 미네랄과 비타민, 칼슘이 들어 있어 산모들 산후조리에 좋으며 저칼로리 고단백 식품으로 무기질이 풍부하여 피부미용과 다이어트에 좋다. 또한 비타민A와 타우린 함량이 높아 눈의 피로회복과 야맹증 예방에 탁월하다. 그리고 글리신과 아르기닌 등 아미노산을 풍부하게 함유하고 있어 원기회복 및 성장기 어린이에게도 좋다.

전복은 조개류의 황제라 불릴 정도로 단백질과 비타민이 풍부하여 옛날부터 고급 수산물로 취급되었는데 피부미용, 자양강장, 산후조리, 허약체질 등에 탁월한 효능이 있다. 전복에 들어 있는 다당류는 백혈구의 식균 능력을 활성화시켜 면역력 증강에도 도움이 되며 시신경의 피로에 뛰어난 효능을 발휘한다.

Seafood

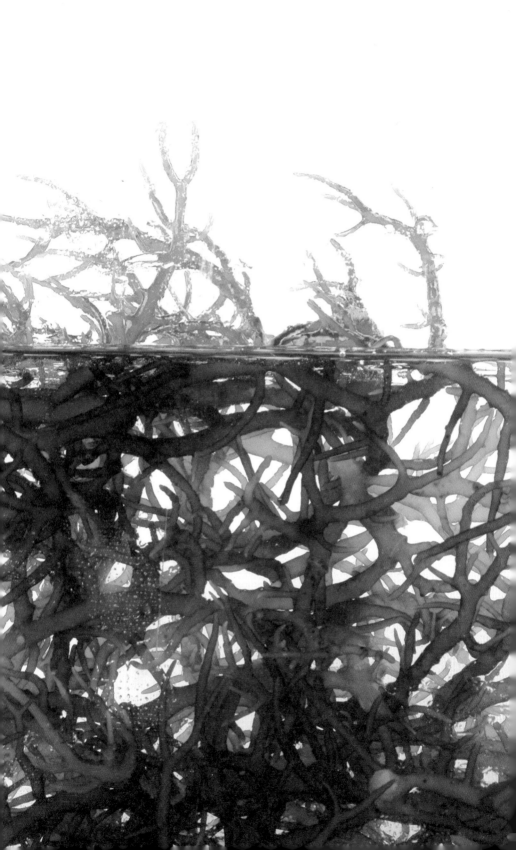

스피룰리나
spirulina

밥 대신 우주에서 먹어도 될 미래식량

스피룰리나는 약 35억 년 전 해양심층수에서 생겨난 조류다. 지구에서 가장 오래된 조류로 알려진 남조류의 나선형 다세포 생물이다. 용수철 같은 모양이어서 나선형spiral이라는 이름에서 스피룰리나spirulina라는 명칭이 된 것이다. 청록색으로 열대지방의 염호에서 자생한다. 다양한 영양소가 들어 있어 유엔 식량기구에서는 '미래식량'으로 지목했으며 세계보건 기구에서는 안전하고 이상적인 식품으로 꼽기도 했다. 단백질 함유량이 70%에 달하고 49종의 필수 영양소를 갖추고 있다.

단백질을 포함한 인체 필수 영양소가 풍부하고 항산화 효과가 있기 때문에 건강식품으로 각광받고 있다. 물론 생으로는 먹기가 쉽지 않아 말려서 먹는다.

스피룰리나는 고단백으로 피로회복에 도움을 주며 면역력을 강하게 해 주고 피부가 좋아진다. 그리고 활성산소를 제거하고 풍부한 베타카로틴 (피부 전체적으로 자외선 차단) 즉 비타민A를 섭취할 수 있기 때문에 강력한 항산화 효능을 받을 수 있다.

열량을 내는 필수 영양소뿐만 아니라 미네랄과 비타민이 풍부해 완전식품이라고 할 수 있다. 단백질과 탄수화물로 이뤄져 있으며 몸속 담즙 색소와 같은 성분인 피코시아닌이 들어 있는데 이는 항산화 작용을 도와 노화를 막고 암을 예방한다. 시력에 좋은 비타민A의 전구체인 베타카로틴은 당근의 10배에 해당하는 양이 들어 있다.

이 외에도 필수지방산인 리놀렌산, 감마리놀렌산이 풍부해 혈중 콜레스테롤 수치를 낮춰 심혈관계 질환 예방에도 도움을 준다. 특히 당뇨병 환자에게 좋다고 알려져 있는데 당뇨병 환자의 체내에서는 지방이 잘 연소되지 않아 지방을 에너지원으로 활용하는 데 한계가 있다. 이에 스피룰리나의 단백질이 혈당조절을 하여 당뇨환자에게 좋은 에너지원이 되어 준다.

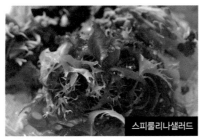
스피룰리나샐러드

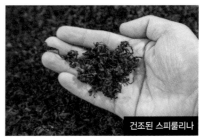
건조된 스피룰리나

만 들 기

스피룰리나주스

재료
스피룰리나 분말
브로콜리, 양배추, 사과, 당근, 토마토 등
개인 취향

1 스피룰리나는 구하기 힘들어 분말로 만들어진 것을 구입해서 섭취해야 좋을 것 같다. 여기에다 브로콜리, 양배추, 사과, 당근, 토마토 등 취향대로 넣어 믹서에 갈아 만들면 된다.

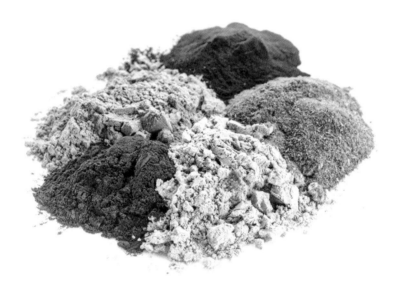

　탄수화물, 수용성 식이섬유를 비롯하여 항산화 효소와 감마리놀렌산 등이 많이 포함돼 있어 노화를 방지하고 피부건강에 좋다. 엽록소, 피코시안 색소가 있어 광합성을 하며 단백질 함유량이 60% 이상이다. 스피룰리나는 특히 암 예방과 당뇨병을 개선하는 데 탁월한 효과를 보이며 면역력을 증가시키거나 영양 불균형을 해소하는 데도 좋다. 철분이 풍부해 빈혈을 예방해 주고 베타카로틴 성분과 제아크산틴 성분이 수정체를 보호하여 백내장에도 효과적이다.

Seafood

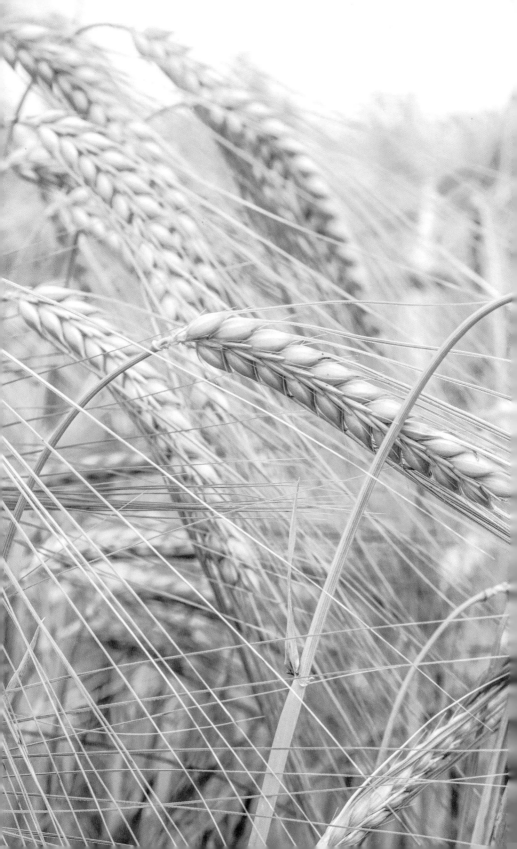

곡물

—

GRAIN

—

렌틸콩 · 메밀 · 밀싹 · 보리싹 · 아마란스

콩 · 퀴노아 · 현미 · 햄프씨드 · 아마씨

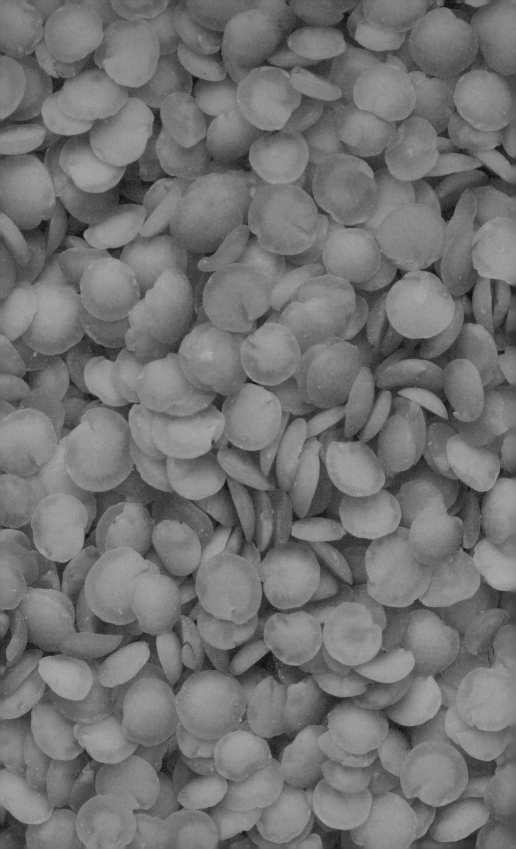

렌틸콩
lentil bean

심혈관 질환 예방의 고단백 저지방 식품

세계 5대 건강식품 중 하나인 렌틸콩은 납작하고 긴 꼬투리 안에 볼록렌즈 모양의 씨앗이 2개씩 들어 있는 일년생 콩과 식물이다. 과피는 녹색, 등색, 적색 등 다양한 색이 있다.

렌틸콩은 렌즈콩으로 부르기도 하는데 렌즈^{lens}는 양면이 구면인 볼록렌즈와 닮은 콩의 생김새에서 비롯된 이름이다. 렌틸콩의 주산지인 인도에서는 '달^{dal}'이라는 이름으로 잘 알려져 있다. 고대 그리스와 이집트 문명 때부터 주요한 식량으로 재배되었으며, 건조하고 척박한 토양에서도 재배가 쉽고 서늘한 곳에서는 1년 정도 실온 보관이 가능할 만큼 수확 및 보관이 편리하다는 장점이 있다.

고단백 저지방 식품의 대표주자로 콩, 견과류 중 세 번째로 많은 단백질을 함유하고 있다. 렌틸콩에는 일반적으로 질량의 25% 내외의 훌륭한 단백질 성분이 들어 있다. 따라서 렌틸콩은 채식주의자들에게 가장 이상적인 식품이다. 그리고 같은 무게당 단백질이 소고기보다 많고 아연이나 엽산, 비타민, 철분 등의 영양소가 풍부해서 성장기 어린이나 임산부에게도 아주 좋은 식품으로 부드러운 맛과 식감으로 여러 가지 요리에 활용하기에 좋다. 그리고 식이섬유도 많이 함유되어 있어 바나나보다 무려 12

배, 고구마의 10배에 해당된다. 이 수용성 식이섬유에 의해 혈당수치를 조절하여 당뇨에 좋고 혈중 콜레스테롤 저하에 좋아 심혈관 질환을 예방할 수 있다. 콜레스테롤이 낮아지면 혈관이 깨끗해져서 심혈관 계통의 질환의 위험으로부터 줄일 수 있다.

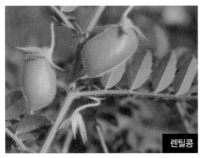
렌틸콩

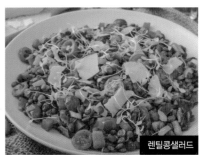
렌틸콩샐러드

만 들 기

렌틸콩수프

재료
렌틸콩 1컵, 소고기 사태 200g
당근 1개, 양파 1개, 올리브유 2큰술
물 2리터, 밀가루 1큰술
레몬 1/2개, 소금, 고춧가루 조금

1 렌틸콩을 30분 정도 물에 불린 후 손으로 비벼 껍질을 벗긴다.
2 팬에 달게 달인 양파를 올리브유와 함께 볶다가 양파가 익으면 밀가루 1큰술을 넣고 섞으면서 볶는다.
3 5분 정도를 볶다가 렌틸콩과 썰어둔 당근을 넣고 다시 저어가면서 볶는다.
4 20분 정도를 볶으면 요리가 완성되고 다 만들어진 수프를 접시에 담고 레몬즙을 뿌린다. 기호에 따라 매운 맛을 원하면 고춧가루를 뿌려 먹는다.

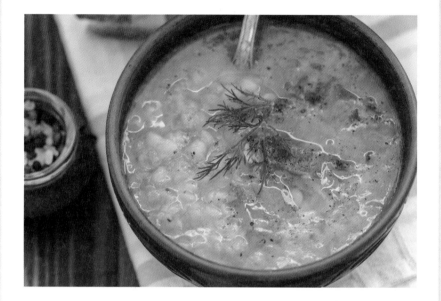

　다량의 식이섬유, 엽산, 철분 등이 풍부하여 혈관건강, 심장질환을 예방하며 당 조절에 필수적 성분인 아연이 풍부하여 혈당조절에 도움을 주고 비타민B, 엽산 등이 매우 풍부해 당뇨환자들에게 필수적으로 필요한 영양분을 공급한다.

　단백질이 풍부하여 다이어트에 좋고 장속의 유익 균은 그대로 두고 해로운 균을 줄여줘 장 건강을 좋게 하고 장 기능을 활성화하여 숙변을 제거하고 변비 개선에도 좋다.

　임신을 하게 되면 필수적으로 필요한 엽산이나 비타민B, 철분 등이 부족할 수 있는데 이런 영양소가 고루 함유되어 있어 산모의 건강에 이로우며 임신부의 심장질환에도 좋고 태아에게도 원활한 영양공급이 가능하여 기형아 예방에도 좋다.

Grain

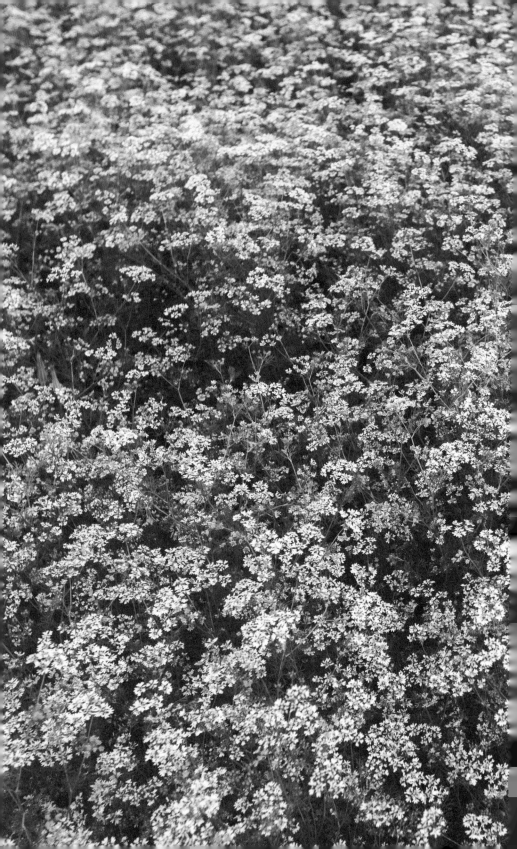

메밀
buckwheat

뇌의 젊음을 유지 치매예방의 효과

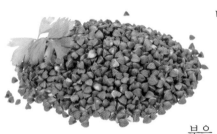

메밀은 마디풀과의 한해살이풀이다. 성질이 서늘하여 찬 음식으로 체내에서 열을 내려주고 염증을 가라앉히며 메밀의 루틴 성분은 이뇨작용을 도와 배변을 아주 용이하게 해준다. 『동의보감』에서는 메밀이 비장과 위장의 습기와 열을 없애주며 소화가 잘되게 하는 효능이 있어 일 년 동안 쌓인 체기가 있어도 메밀을 먹으면 단번에 내려간다고 기록하고 있다.

언제까지나 젊음을 유지하려면 뇌의 기능을 단련시켜 혈관의 유연함을 지속시킬 필요가 있다. 치매는 혈관의 노화가 원인이다. 뇌혈관이 경화하여 혈액이 말초 쪽으로 가지 못하면 산소도 뇌세포의 구석구석에 가지 못하고 영양장애를 일으켜 뇌조직이 망가지게 된다.

메밀에 함유되어 있는 루틴은 비타민C가 산화에 의해 파괴되는 것을 막고 혈관 벽을 강화하는 작용을 하기 때문에 혈관의 노화와 고혈압을 방지함으로써 뇌의 기능을 정상적으로 유지해준다. 다만 루틴은 메밀 자체보다도 삶는 과정에서 생기므로 메밀탕을 건뇌탕이라고도 한다.

메밀에는 트레오닌, 단백질, 아미노산, 비타민, 리신 등 다른 곡류에 비해 월등히 많은 영양소를 가지고 있어 건강식품으로도 좋다.

녹말작물이면서도 단백질 함량이 높고 비타민 B1, B2, 니코틴산 등을 함유하여 영양가와 밥맛이 좋다. 전분이 많아 가루를 내어 메밀묵이나 면을 만드는 원료가 되어 한국에서는 옛날부터 메밀묵과 냉면을 즐겨 먹었다. 섬유소 함량이 높고 루틴이 들어 있어서 구충제나 혈압강하제로 쓰이는데 이 루틴을 생산할 목적으로 재배하기도 한다.

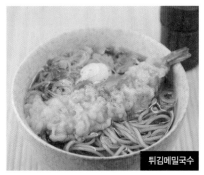
튀김메밀국수

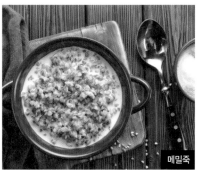
메밀죽

만 들 기

메밀소바

재료
메밀국수, 무, 쪽파
쯔유 (쯔유와 물의 비율은 1 : 5로 섞어주고
시원하게 냉장고에 미리 저장)
와사비, 김

---

1 그릇에 메밀국수를 담아주고 갈아둔 무와 김과 쪽파를 올려주고 준비한 메밀소바 육수를 부어준다. 아니면 면에 육수를 넣지 않고 담갔다가 먹어도 된다.

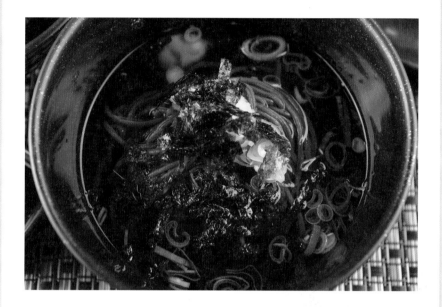

　메밀은 성인병 및 고혈압 예방에 좋은데 성인병의 주원인인 활성산소가 형성되지 못하도록 막아주어 콜레스테롤 수치를 떨어뜨리고 메밀에 많이 포함된 루틴 성분은 인체에 퍼져 있는 모세혈관의 탄력성을 지켜주며 혈압과 혈당치를 떨어뜨리는 작용과 췌장의 기능을 활성화하는 효능이 있다. 그리고 필수 아미노산 및 비타민은 비만을 예방하고 피부미용에 좋고 메밀의 플라보노이드 성분은 손상된 간세포의 재생을 촉진하고 간의 해독기능을 강화한다.

　메밀깍지로 만든 베개는 가볍고 부서지지 않으며 통풍이 잘 되어 서늘하고 습하지 않아 열기를 식히고 풍증을 없앤다고 한다. 심신을 안정시켜주고 스트레스 해소 및 두통, 눈 건강에도 좋은 효능을 가지고 있으며 모세혈관을 건강하게 해주는 효능을 가지고 있다.

Grain

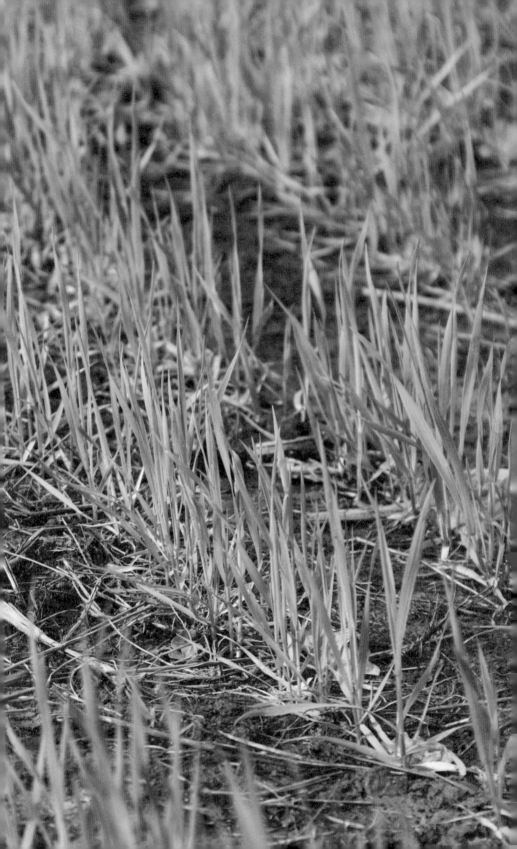

밀싹
wheat sprout

항산화 기능과 노화방지의 새싹

밀싹이란 밀의 어린 싹으로 '밀순'이라고도 한다. 밀씨는 밀싹으로 성장하다가 마디단계를 거쳐 밀로 자란다. 밀싹은 밀보다 영양성분이 약 5배 높다. 밀싹 분말 100그램이 일반채소 23킬로그램에 해당하는 양으로 대단하다. 엽록소가 약 70% 함유되어 있고 식이섬유, 필수아미노산 8가지를 포함한 20여 가지의 아미노산, 10여종 이상의 효소와 엽산, 콜린, 비오틴 등이 들어 있다.

밀싹은 주로 날로 먹거나 녹즙으로 활용한다. 밀싹에는 단백질이 부족해 콩과 함께 먹으면 서로의 영양소를 보완해주는 효과를 기대할 수 있다. 만약 밀싹 특유의 풋내가 싫다면 밀싹 20g에 바나나, 키위 등을 함께 넣고 갈아 마시면 맛있는 밀싹을 즐길 수 있다. 여기에 탄산수를 더하면 상큼한 여름 주스로도 아주 좋다.

밀싹은 집에서도 키울 수 있다. 먼저 8시간 가량 물에 불린 밀알을 흙 위에 뿌리고 그 위에 흙을 다시 덮어준다. 그리곤 아침, 저녁 분무기로 물을 주면 되는데 2~3일이 지나면 발아가 되고 이후 싹이 자란다. 통풍이 잘 되고 해가

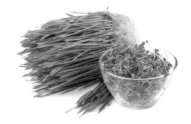

잘 드는 곳에서 2주 정도 키우면 싹이 15~17cm쯤 자라게 되는데 그 때가 바로 수확의 적기이다. 뿌리를 제외한 잎을 잘라내면 싹은 또 자라지만 영양을 위해서는 첫 싹만 먹는 게 좋다. 첫 싹을 제외한 밀싹은 영양적 가치가 전혀 없다. 비타민C는 감귤의 6배, 미네랄은 시금치의 18배, 철은 브로콜리의 52배가 많다.

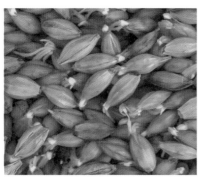 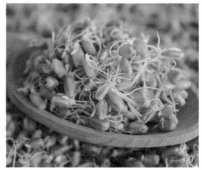

만 들 기

밀싹주스

재료
밀싹 한줌
레몬 1/4쪽
바나나, 파인애플, 사과 등 개인취향

1 밀싹을 아주 짧게 자른다.

2 섬유질이 많기 때문에 믹서에 넣고 좀 더 오래 갈아야 한다. 레몬과 과일 등을 함께 넣는다.

3 곱게 간 주스를 가는 채망으로 섬유질을 걸러준다.

4 망국자를 이용해 거품을 걷어낸다.

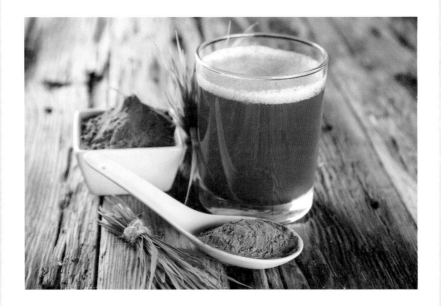

　항산화 기능과 해독기능, 조혈기능으로 다이어트에 효과가 있으며 노화방지와 피부에 도움이 되며 피를 맑게 해준다.

　강력한 항산화 작용으로 활성산소 제거, 피부건강에 좋고 체내 해독을 담당하는 간 기능에 도움이 되어 피로회복에 좋다. 식이섬유가 풍부하여 변비에도 좋고 피를 깨끗하게 하며 조혈작용과 철이 풍부해 빈혈에 도움이 되고 알칼리성 식품으로 체질개선에도 좋다. 밀싹 추출물은 당뇨병 치료에도 도움이 되는 것으로 알려져 있다.

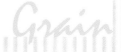

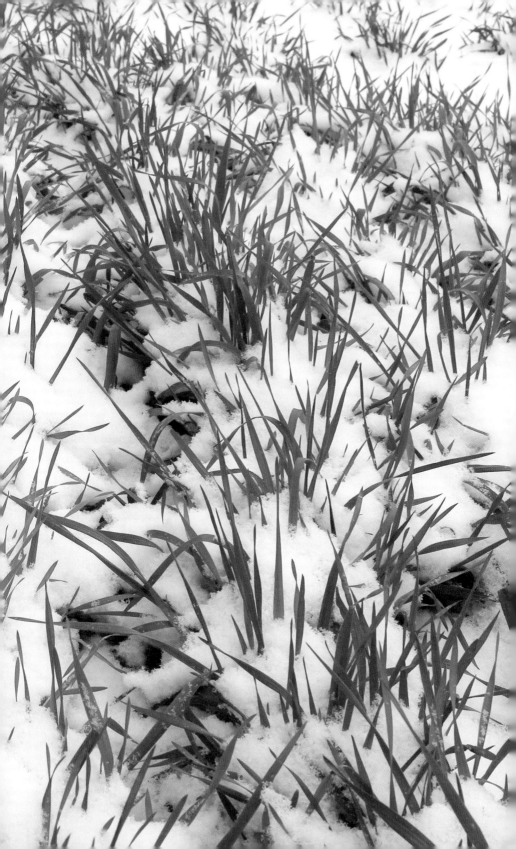

보리싹
barley sprout

암세포의 전이와 성장을 억제하는 싹

보리는 볏과로 두해살이풀이다. 줄기 속은 비어 있고 높이는 1m 정도로 자란다. 일반적으로 가을에 심어 다음해 봄에 수확한다. 질 좋은 보리는 낟알을 싹틔운 다음 말려서 맥주의 원료로 쓴다.

보리는 섬유질이 많고 장내의 청소효과가 높으므로 변비해소에 도움이 된다. 그리고 흰쌀밥에 비해 소화가 빠르며 비타민B1이 많아 각기병을 예방할 수 있고 백미를 완전히 소화 흡수하는 데 도움이 된다.

보리의 싹을 틔운 새싹보리에는 폴리코사놀, 플라보노이드 배당체 등 다양한 종류의 기능성 물질이 들어 있는데 그 중 간기능 개선 효과가 탁월하다고 알려진 사포나린 성분이 함유돼 있다.

보리 싹은 찬 성질을 가지고 있고 효소를 가지고 있어서 간의 열을 내리고 해독작용을 돕는다. 만성간염과 간경화 예방에 좋다고 하며 밀의 새싹과 보리새싹을 갈아먹고 간암을 고친 일도 있다. 보리는 최고의 자연 강장제이며 말초신경 활동 증진과 기능 향상 등으로 정력 증강에도 도움을 주는 것으로 알려져 있으며 위를 온화하게 해준다. 장을 느슨하게 하

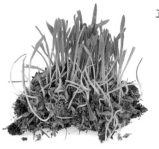

여 이뇨를 돕기도 하며 몸을 보호하고 오장을 튼튼히 해주는 식품이다.

비타민B가 풍부한 보리싹은 피로를 풀어주고 철분과 엽산이 많이 들어 있어서 산모들에게 좋은 음식이다. 뼈의 건강에 좋은 것은 칼슘 성분이 많이 들어 있어서 뼈, 치아, 손발톱을 강화시켜주고 혈액정화작용을 도와 정신이 맑고 안정되게 하는 작용을 한다. 보리싹은 칼슘이 우유의 11배이고 칼륨은 우유의 55배, 시금치의 18배나 높다. 비타민은 사과의 6배나 된다.

보리싹에 들어 있는 비타민C는 시금치의 33배, 카로틴은 6.5배나 들어있다. 그리고 면역기능을 강화하고 강력한 항산화작용으로 우리 몸속의 활성산소를 제거해 주어 피부를 윤기 있게 해주며 피부를 보호해 피부노화 방지에 효능이 있다. 우리 몸의 산성으로 변한 체질을 중화시켜서 알칼리성으로 변화시키는 데 도움을 준다.

만 들 기

보리싹 차

재료
보리싹
물

1 10~15cm 정도 자란 보리싹을 잘라 그늘에서 약간 말린다.
2 아주 약한 불로 두꺼운 팬에 보리싹을 손으로 누르고 약간 부비고 덖으면서 건조를 시킨다.
3 뜨거운 물에 우리면 좋은 보리싹 차가 된다.

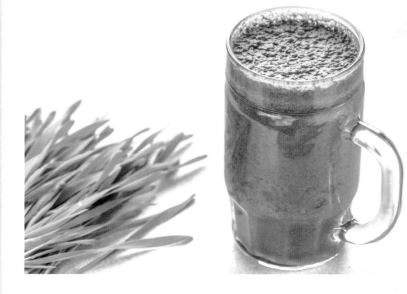

칼륨이 풍부한 보리싹은 우리 몸속의 나트륨을 제거하여 주는데 이로 인해 칼륨이 결핍됨으로써 생기는 고혈압을 예방할 수 있다. 그리고 콜레스테롤을 감소시켜서 성인병을 예방해 준다. 성인병인 혈관관계의 문제점인 혈전을 제거하고 세포를 강화시켜주어 뇌일혈을 예방한다. 보리의 식이섬유인 베타글루칸은 대장에서 담즙과 결합한 뒤 몸 밖으로 배설되면서 혈중 지질 수치를 낮추며 혈당 조절에도 도움을 주는 것으로 알려져 있다. 보리싹의 대표적인 성분은 항암과 미백효과 기능이 탁월한 루테오린인데 이는 암세포의 전이와 성장을 억제하고 피부에 색소 침착을 일으키는 멜라닌 생성을 억제한다.

밥을 할 때 보리쌀을 30%정도 혼식을 하면 혈당을 낮추고 체중도 줄여주는 효과를 얻을 수 있다.

Grain

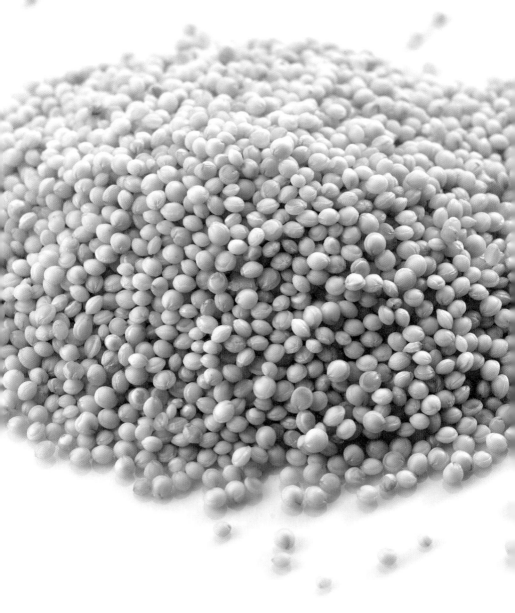

아마란스
amaranth

아마란스는 영원히 지지 않는 꽃이라는 그리스어에서 유래되었다. 하지만 이름만 영원히 시들지 않는 꽃일 뿐 정작 1년밖에 살지 못하는 꽃이다. 덧붙인다면 아마란스의 꽃말은 '불멸의 사랑'이다. 빨간 꽃이 아름다워 관상용으로 인기가 있다. 남아

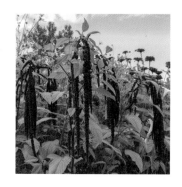

메리카 안데스산맥 고산지대에서 약 5,000년 전부터 재배되어 온 비름과 식물로 잉카인들의 주요 영양 보급원이었다. 아마란스의 씨앗은 15%정도가 식물성 단백질로 구성되어 있어 고단백 식품으로 분류되고 있다. 여기에 칼슘, 철, 마그네슘과 같은 무기질 함량도 높아서 '신의 곡물'이라는 칭송을 받기도 한다.

아마란스는 체내 단백질과 칼슘의 흡수를 돕는 라이신과 항산화 및 혈당 조절 효능이 있는 식물성 스쿠알렌 등의 성분을 함유하고 있다. 식물성 스쿠알렌은 렌틸콩보다 약 308배 많이 들어 있다.

아마란스는 아미노산의 균형 있는 배합과 전체 중 20%가 단백질로 되어 있어 다른 곡물과 비교해 영양상 이상적인 비율을 자랑하고 있고 특히 많

은 곡물에 공통적으로 결여되어 있는 라이신이라는 아미노산이 풍부하게 들어 있어 다른 곡물이 채워주지 못하는 부족한 점을 잘 채워주고 있다. 섭취하는 방법은 잡곡류 중 조와 비슷한 형태로 샐러드에 뿌리거나 밥에 함께 넣어 먹을 수 있고 쿠키나 빵 반죽에 넣어도 된다. 믹서로 갈아서 두유, 우유, 요구르트 등에 타 먹을 수도 있다.

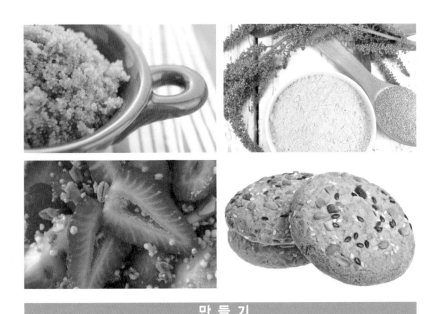

만 들 기

아마란스 주스

재료
아마란스
요구르트 또는 우유

1 아마란스는 샐러드에 뿌리거나 밥에 함께 넣어 먹을 수 있고 쿠키나 빵 반죽에 넣어 먹어도 된다. 요구르트나 우유를 타서 믹서에 곱게 갈면 아마란스 주스가 된다.

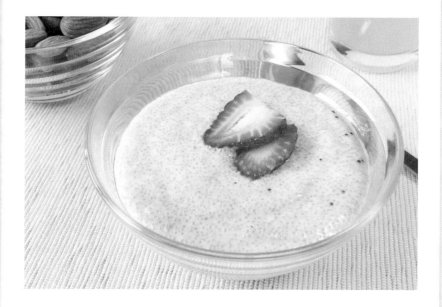

　식물성 스쿠알렌과 체내에서 생성되지 않는 라이신 성분을 함유하고 있어 오랫동안 섭취하면 성인병에도 효능을 발휘하고 폴리페놀이 풍부하여 혈당을 조절하며 혈액을 맑게 하여 고혈압, 당뇨, 고지혈증을 치료하는 데 효능이 뛰어나다. 또한 이 성분들은 항산화 및 노화 방지 효과가 있어 피부미용에도 효과적이다.

　또한 칼슘이 풍부하여 이를 섭취하는 것만으로도 골다공증을 걱정할 필요가 없으며 함유된 라이신은 간 기능 개선에 탁월한 효능을 갖고 있고 사포닌을 함유하고 있어 항암효과가 높아 암환자 및 일반 환자 치유식으로도 적합하다.

Grain

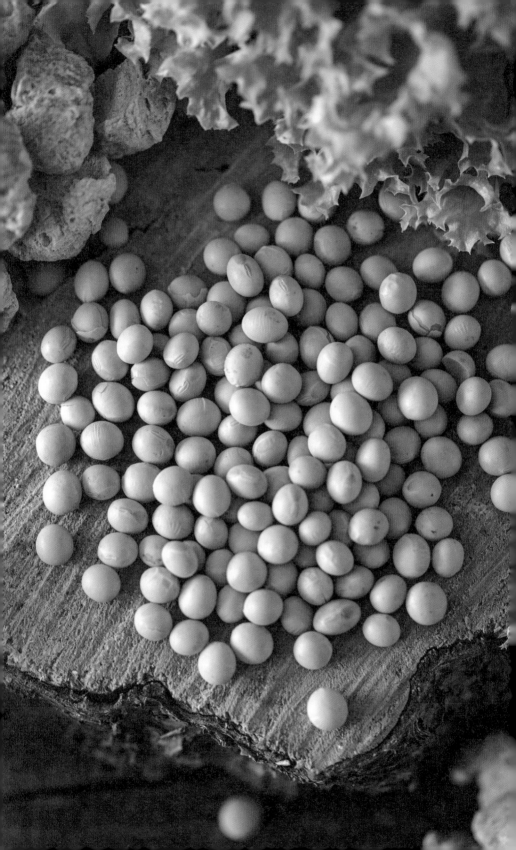

콩

bean

암을 이기는 최고의 식품

콩은 오래전부터 인간이 재배해 왔던 작물이다. 대두의 원산지는 만주와 한반도이고, 약 5,000년 전에 재배가 시작되었다고 알려져 있다. 한국에서 재배가 시작된 시기는 삼국시대 초기이다. 유럽에는 18세기에 최초로 도입되었지만 널리 재배하기 시작한 것은 20세기에 이르러서였다.

콩은 갈색이나 회색을 띠는 짧은 잔털로 덮여 있다. 꼬투리의 색깔은 밝은 노란색에서부터 회색, 갈색, 검은색에 이르는 어두운 색까지 다양하다.

육류의 대안인 콩에는 대부분의 식물성 단백질에 부족한 리신이 많이 들어 있다. 속이 빡빡하고 맛있는 콩들은 식욕을 억제하는 렙틴(체내 지방 용해물질) 호르몬을 분비하게 한다. 또한 비타민B군, 칼슘, 칼륨, 엽산 등이 절묘한 조화를 이루고 있다. 이 모든 성분들은 뇌와 세포의 건강을 지키고 피부 기능을 유지하며 혈압과 뇌졸중 위험을 낮춰준다. 섭취를 늘리려면 빵이나 감자 대신 부식으로 택해서 먹으면 된다. 콩은 포만감이 오래 지속되어 하루 중 많은 시간을 충당할 수 있는 당분 없는 훌륭한 에너지원이 된다.

동물성 단백질에 비해 칼슘 손실이 적어 골다공증에 걸리기 쉬운 사람에게 도움이 된다. 콩의 식물성 단백질을 섭취하면 비타민과 미네랄 등도 함께 섭취할 수 있으며 콜레스테롤 수치도 낮추어준다. 동물성 지방을 피하고, 콩과 같은 식물성 단백질로 식단을 바꾼다면 혈중 콜레스테롤 수치가 낮아져 심장, 혈당, 비만 문제들을 해결할 수 있다.

콩은 예로부터 오곡의 하나로 우리 민족의 주식 중 하나였으며 암을 이기는 식이요법으로 가장 많이 연구된 식품이다. 그 중에서도 유방암과 전립선암에 콩의 우수성이 가장 많이 포함되어 있다. 그래서인지 다른 어떤 음식들에 비해 콩을 건강식품으로 인식하여 콩에 관련된 음식을 즐기고 있다.

콩을 통한 양질의 단백질과 지방은 야채 및 어패류와 더불어 오늘날 암과 함께 가장 치명적인 난치병으로 꼽히는 뇌출혈, 뇌경색 등의 뇌졸중을 예방 치료하는 데 탁월한 효과가 있으며 폐암 발생을 억제하는 기능이 강하다. 그리고 노화를 막아주고 머리를 좋게 하는 것으로 알려진 '핵산' 및 '랙시틴' 성분과 콜레스테롤의 소장 내 흡수를 방해하는 작용을 하는 식물 스테롤이 있어 성인병 예방이나 치료에는 절대 빠질 수 없는 필수 식품이다.

콩 중에서도 검은콩은 약효 작용이 뛰어나 한방에서는 약재로 사용하였고 옛날부터 약콩이라 불렀다. 검은콩의 과피에 있는 검푸른 색의 안토시아닌은 본래 항산화 및 노화를 방지하는 효과가 있는 것으로 알려져 있는데 최근 연구에 의하면 항암 효과는 물론 다이어트 효과도 있다.

콩의 대표적 유효성분은 이소플라본이

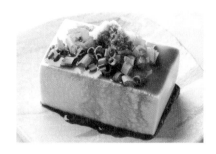

고 이소플라본에는 제니스틴, 다이드제인 및 글리이세틴 등 세 가지가 있는데 이 물질들은 콩 안에서 당과 결합된 상태로 존재한다. 이중 제니스틴이 암세포 억제능력이 가장 뛰어나며 전립선 암세포에 의하여 암이 유발된 실험동물에게 투여하였더니 암세포의 크기가 현저하게 줄어들어 효용을 입증하였다.

콩에는 단백질이 41%나 들어 있어 밭에서 나는 고기라고 하는 것이 결코 지나친 말이 아니다.

콩 속의 유익한 성분들

1 사포닌 : 콜레스테롤 감소, 혈소판 응고 억제, 동맥경화 방지, 뇌혈관 질환 예방, 심장병 고혈압 예방, 비만 예방, 노화 방지.

2 레시틴 : 노인성 치매 예방, 기억력 25% 이상 향상, 세포활성유지, 활동력과 인내력 향상, 노화 방지, 나쁜 콜레스테롤 감소, 암 유독성분 파괴, 알코올성 간경변증 예방, 간 기능 강화.

3 이소플라본 : 유방암 예방 치료, 골다공증 예방 치료, 나쁜 콜레스테롤 감소, 여성 호르몬 활성화, 동맥경화, 심장병, 뇌졸중 예방 치료, 면역력과 인내력 증가.

4 트립신 저해제(단백질가수분해 효소 저해인자) : 암 예방 치료, 당뇨병 예방 치료.

5 콩 탄수화물 : 변비와 비만 예방 치료, 면역력 증가, 노화방지, 발암물질 분해 배설, 장내 지방 찌꺼기 흡착 배설, 피부 탄력 유지, 쾌변 효과, 세균성 설사 예방 치료, 장내 부패세균 발육 억제, 장내 유용세균 번식 촉진.

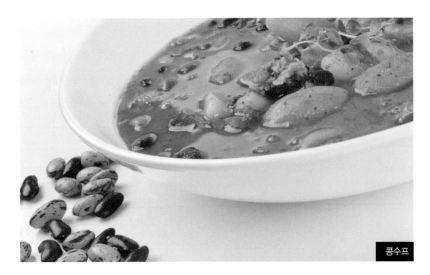

콩수프

만 들 기

콩국수

재료
백태 콩 2공기(밥그릇)
오이 1개
국수 소면
굵은소금 1/2티스푼
꽃소금 또는 설탕 조금(기호에 따라 선택)

1 콩을 깨끗이 씻은 뒤 하루 동안 불려준다.

2 냄비에 콩을 잠길 만큼 물을 붓고 굵은소금 1/2티스푼을 넣고 30분정도 중불로 삶아준다.

3 흐르는 물에 씻으면서 떠오르는 콩 껍질을 제거한다.

4 콩을 빡빡 문질러 준다.

5 삶은 콩을 식힌 후 물 1500ml를 넣고 믹서에 갈아준다.

6 소면을 삶아 찬물에 씻어 콩국물을 부어준 후 채썬 오이를 고명으로 올려준다.

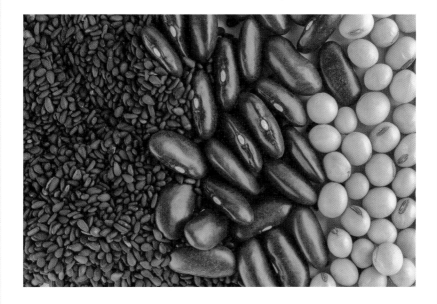

콩 속에는 건강에 이로운 물질이 많이 함유되어 있는데 그중에서도 이소플라본은 식물 에스트로겐으로 여성의 유방암, 대장암, 자궁내막암, 폐암, 골다공증, 또 남성의 전립선 비대 및 암 예방에 좋다. 이외에도 페놀성분, 사포닌, 트립신저해제, 파틴산 성분 등이 있어 암의 예방에 큰 도움이 된다.

콩은 쌀에는 부족한 영양소인 필수 아미노산 중 리신과 트립토판이 많다. 메주콩과 검은콩은 단백질만 풍부한 것이 아니라 비타민과 피의 성분인 철분과 뼈와 치아의 성분인 칼슘의 양도 풍부하여 고영양 고단백질 식품으로 꼽힌다.

콩에는 단백질, 비타민B군, 철분 이외에 이소플라본이라고 하는 식물성 호르몬이 함유되어 있는데 이는 여성호르몬인 에스트로겐과 비슷한 역할을 하는 대체물로 밝혀지면서 많은 연구와 실험들이 학계에 보고되고 있다.

Grain

퀴노아
quinoa

신의 선물, 모든 곡식의 어머니

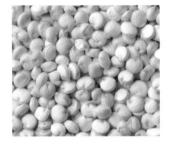

퀴노아는 남아메리카 안데스산맥의 고원에서 자라는 곡물이다. 고대 잉카제국에서 감자와 옥수수를 비롯해 3대 작물로 재배된 명아줏과 식물로 약 4,000년 전부터 안데스산맥 일대에서 주요 작물로 재배해 왔다.

퀴노아의 어원은 '모든 곡식의 어머니'로 그만큼 영양과 효능이 풍부한 곡물이다. 칼슘 함량이 아주 높고 사포닌 함량 역시 인삼의 10배 이상이라고 한다. 또한 퀴노아는 곡물 중에서 열량이 높지 않아 당뇨와 고혈압에 효과적이고 콜레스테롤 수치 유지 효과, 골다공증, 노화에도 큰 효과를 보여 신의 선물이라 불리는 곡물이다. 다양한 영양소를 고루 지니고 있으며 나트륨이 거의 없고 글루텐도 없으며 밥에 섞어서 먹으면 좋다.

쌀보다 작은 좁쌀 크기의 원형으로 색상은 흰색, 붉은색, 갈색, 검은색 등으로 구분된다. 특히 '레드 퀴노아'로 불리는 붉은색 퀴노아는 다른 종류의 퀴노아에 비해 단백질과 칼슘 함량이 더 높은 편이다. 퀴노아의 성분은 평균 16~20% 정도가 단백질로 구성되어 있을 만큼 고단백 식품으로 고대 인디오들의 주요 단백질 공급원을 담당하였다. 쌀, 보리, 밀 등 다른 곡류와는 달리 나트륨이 거의 없고, 글루텐 또한 없기 때문에 알레르기 반응을 유발하지 않는다는 것이 장점이다. 특히 양질의 단백질이 함유되어 있어서 동물성 단백질 식품인 우유를 대체할 수 있는 완전한 식물성 단백질 식품으로 손꼽힌다. 게다가 리신, 메티오닌, 아르기닌, 히스티딘 등 9가지 종류의 필수아미노산이 균형적으로 조성되어 있어 인체의 영양 공급에도 탁월한 효과를 나타낸다. 이밖에도 칼슘, 칼륨, 인, 철분, 마그네슘, 망간, 아연, 셀레늄 등의 각종 무기질과 미네랄을 비롯해 비타민, 섬유질, 녹말 등 풍부한 영양성분을 가지고 있다. 리신과 인은 근육 및 골격을 구성하는 기능으로 골다공증을 예방할 수 있고 마그네슘은 혈압을 적절히 유지하는 기능을, 망간과 셀레늄은 항산화 작용을 통해 노화를 방지하는 기능이 있다. 특히 피로 회복 및 두뇌활동에 도움을 주는 비타민B가 풍부한 것으로 알려지면서 수험생을 둔 학부모들 사이에 특히 인기가 좋다.

만 들 기

퀴노아수프

재료
퀴노아 1컵, 옥수수 2개
우유, 생크림 2컵씩, 버터 4큰술
밀가루 3큰술, 토마토 파스타 소스 1컵
치즈, 소금 조금씩

1 냄비에 물을 붓고 퀴노아를 푹 삶는다.
2 옥수수는 따로 삶아 생크림을 넣고 믹서에 곱게 간다.
3 옥수수 간 것과 토마토 파스타 소스를 넣고 한소끔 더 끓인 후 소금으로 간을 한다.
4 완성된 수프에 삶은 퀴노아를 넣고 곱게 간 치즈를 뿌려준다.

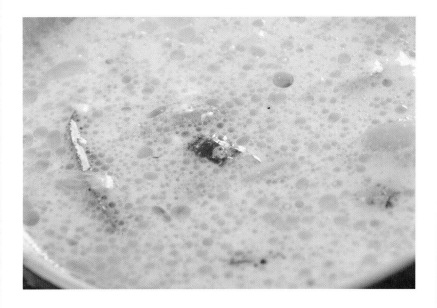

　오메가3, 오메가9 지방산처럼 불포화지방으로 이루어져 콜레스테롤 수치를 낮추는 데 효과적이고 혈당지수를 낮은 수준으로 조절해서 당뇨 및 고혈압에도 도움을 준다. 뿐만 아니라 식이섬유가 많아서 포만감이 높고 소화를 촉진해 다이어트에도 유용하다고 알려져 있다.

　쌀(백미)에 비해 단백질은 2배, 칼륨은 6배, 칼슘은 7배, 철분은 20배 이상이 함유되어 있으며 비타민B1은 백미의 5배, 비타민 E는 백미의 30배나 많은 함유량으로 두뇌 활동을 활성화시키는 효능이 있다.

Grain

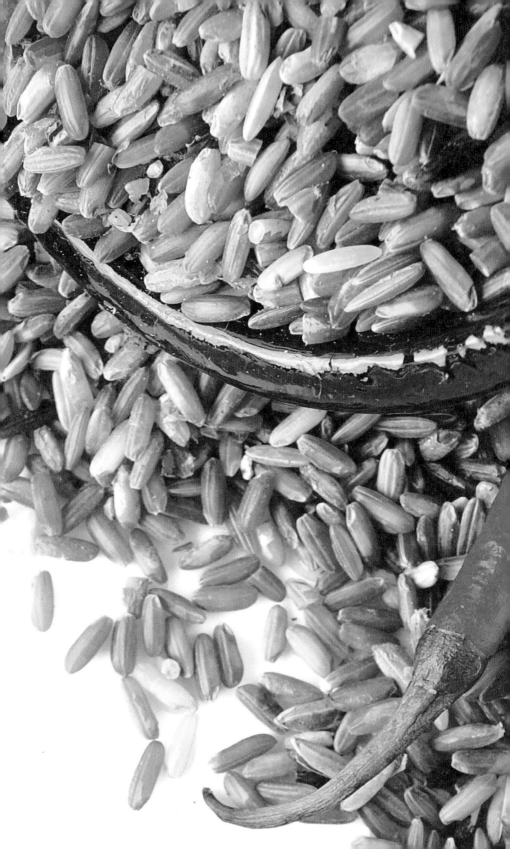

현미
brown rice

생명을 기르는 밥

현미는 벼의 왕겨를 벗겨낸 상태로 도정되지 않은 쌀(매조미쌀, 핍쌀)이다. 백미보다 비타민이나 식이섬유를 많이 포함하고 있어 상대적으로 탄수화물이 낮기 때문에 건강식품으로 취급되기도 한다.

우리가 보기에 현미는 맛없는 쌀이지만 실은 영양 면에서는 매우 균형 잡힌 알곡이다. 현미의 '현玄'은 검다는 뜻인데 우주적인 암흑을 가리키는 것이다. 그 속에서 생명을 잉태한 소용돌이 모양의 에너지가 싹트고 있는 것이다. 현미는 벼의 껍질만을 제거한 쌀이기에 정미한 쌀보다는 분명히 검다. 현미와 백미의 다른 점은 빛깔뿐이 아니라 현미는 살아 있는데 비해 백미의 생명은 위축되고 있는 것이다. 현미를 물그릇에 담가두면 차츰 싹이 트지만 백미는 썩어버린다.

현미를 완전식료품이라는 것은 생명력이 강한 배아와 겨가 그대로 남아 있기 때문이다. 배아란 싹트는 부분으로서 비타민 B1, B2, B6, E, 니코틴 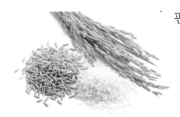 판토텐산, 콜린, 칼슘, 리놀산 등 다채로운 영양이 함유되어 있다. 겨에는 성인병을 예방하는 불포화지방산과 각종의 미네랄, 섬유소 등이 많이 들어 있다. 씹는 것이 지겨워서 현미를 먹기 싫다면 배아미를 먹어도 된다. 그 효과는 현미와 비슷하다. 쌀겨와 배아에는 리놀산이 많이 함유되어 있어 동맥경화나 노화를 방비하는 효과가 있다. 현미의 식이섬유는 인체에 흡수되지 않고 과다한 각종 영양소의 흡수를 늦춰줌으로써 칼로리 섭취를 억제한다. 변의 양을 많게 하고 장벽을 자극해 변비를 예방하며, 체내 콜레스테롤을 정상화시켜서 각종 성인병예방과 치료에 도움을 준다. 또한 신진대사를 왕성하게 해서 피부 노화를 지연시켜 주고 아이들의 두뇌 활성화에 도움을 준다.

백미는 대부분이 탄수화물이지만, 현미는 쌀겨와 쌀눈을 포함하고 있어 섬유질이나 다른 영양소를 같이 섭취할 수 있기 때문에 당뇨관리가 필요한 사람에게 적극적으로 추천할 만하다. 체중관리 식단으로도 매우 유익하다. 현미의 칼로리는 백미보다 높지만 백미보다 탄수화물이 적다. 잉여 탄수화물은 지방으로 전환되기 때문에 칼로리가 더 높더라도 탄수화물이 적은 식품 위주로 먹는 것이 체중 감량을 하는 데에 더 효과적이다.

만 들 기

현미죽

재료
현미 한 공기, 콩 1/5컵
다시마 한 조각, 소금, 후춧가루 조금

---

1 다시마는 하룻밤 물에 불리고 콩은 물을 붓고 삶아 체에 물기를 뺀 후 곱게 간다.
2 현미는 흐르는 물에 살짝 씻어 팬에 갈색이 날 때까지 볶는다.
3 콩과 현미를 냄비에 넣고 우려낸 다시마 국물을 부어 걸쭉하게 끓인다.
4 소금과 후춧가루로 간을 한다.

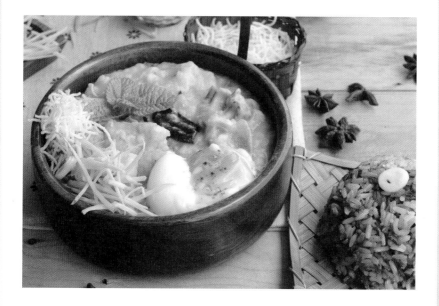

  비타민 B1, B2, B6, 엽산이 풍부하고 E는 백미보다 4배나 많고, 항동맥 경화 작용을 하는 토코트리에놀이 들어 있다. 양질의 단백질이 풍부하며 옥타코사놀이 많아 혈액 내 산소 운반 기능을 향상시켜 심폐 지구력과 근력, 근지구력 등이 증가한다. 미네랄인 철분, 인, 아연, 칼슘, 효소와 섬유소도 풍부해 변비, 비만에 좋다. 또한 항산화 효소가 풍부하여 노화방지에도 효과가 있다.

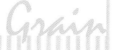

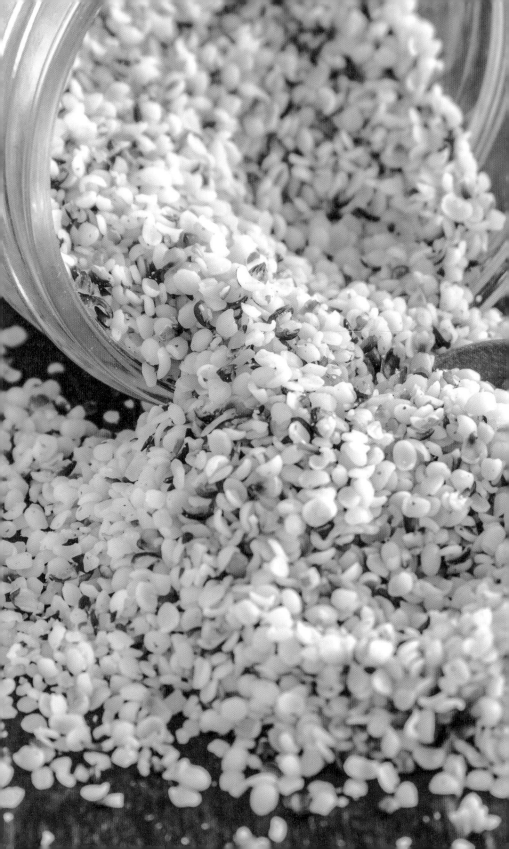

햄프씨드

hemp seed

저탄수화물 고단백의 슈퍼씨앗

햄프씨드에 대해서 설명하면 한마디로 대마의 씨앗이다. 그렇다면 대마의 환각작용때문에 먹을 수 없는 것이 아닌가 생각하겠지만 대마의 환각작용은 씨앗의 겉껍질에 있고 햄프씨드는 겉껍질을 벗겨 속에 있는 씨앗의 부드러운 부분만 고르고 나서 성분검사를 모두 거치고 난 뒤 안전한 상태로 우리가 먹을 수 있는 식품으로 나오는 것이다.

슈퍼푸드는 비타민과 무기질, 항산화 성분 등이 풍부하고 면역력을 높이는 데 도움을 주는 식품으로 알려져 있다. 특히 최근 주목받고 있는 슈퍼푸드 중 하나인 햄프씨드는 다양한 영양성분과 저탄수고단백으로 알려지며 '슈퍼씨앗'으로 평가받고 있다.

필수지방산이 풍부하게 들어 있는 대마씨는 면역력을 키워주며 또한 박테리아를 죽이고 상처 회복에도 도움을 주며 근육에 산소를 공급하여서 근육 회복과 면역력 강화에도 좋다.

가장 먹기 좋은 방법은 밥에 넣어 먹는 것이다. 뜸을 들일 때 어른 수저로 두어 스푼 뿌려주면 되고 밥을 푸기 전에 두어 스푼 뿌려주고 밥에 섞어서 먹어도 된다.

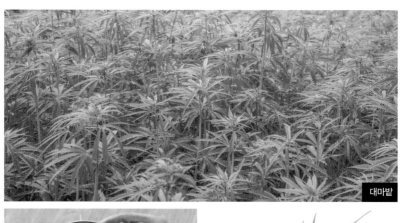
대마밭

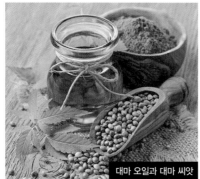
대마 오일과 대마 씨앗

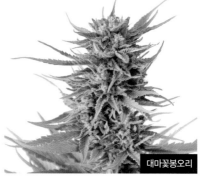
대마꽃봉오리

먹 는 법

식감이 부드러워 원료 그대로 먹어도 좋다. 땅콩과 같은 고소한 맛이 나며 샐러드나 수프, 시리얼 등에 뿌려 먹는 방법과 밥에 섞거나 나물무침에 첨가해서 먹으면 다양한 영양소를 섭취할 수 있다.

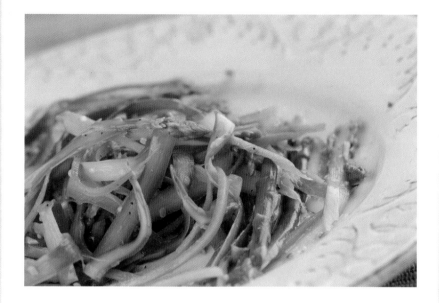

저탄수화물과 고단백 식품이기 때문에 피부, 다이어트에 좋다. 또한 식이섬유가 풍부하여 대장활동에도 도움이 된다. 그리고 필수 아미노산이 풍부하고 비타민B군 등 다양한 영양소가 포함되어 있다. 또, 불포화 지방산이 고등어의 5배, 연어의 10배, 오메가3, 6, 9가 포함되어 두뇌회전에 도움을 주어 치매 예방에 효과가 있고 콜레스테롤, 고혈압 개선에도 도움이 된다. 칼슘과 아르기닌 성분이 풍부하기 때문에 성장기에 있는 어린이나 청소년들에게 도움이 된다. 골다공증, 뼈 건강에도 좋다.

Grain

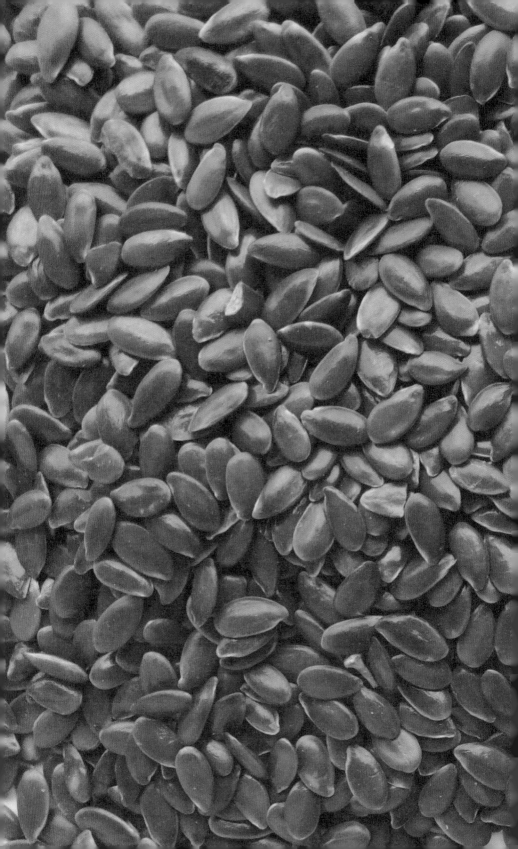

아마씨
flaxseed

'먹는 금'이라 불리는 건강식품

이집트 로마시대에는 아마씨를 '먹는 금'이라고 할 정도로 건강식품 중 하나였다. 생김새는 참깨와 비슷한 모양이고 물엿을 섞어 강정을 만들어 먹어도 좋다.

갱년기 여성에게 좋고 아마亞麻씨 효능으로는 두뇌와 눈 발달에 중요한 오메가3 필수지방산이 무려 고등어의 44배나 함유되어 있는 놀라운 슈퍼 푸드이다. 아마씨는 지구상에서 가장 오메가3가 풍부한 식품이며 리그난과 기타 영양 성분들이 합쳐져 각종 암을 비롯한 많은 질병들에서 해방시켜줄 것이다. 더 놀라운 것은 단일성분을 뽑아내는 추출과 같은 가공과정 없이 씨앗 그 자체를 먹는 것으로 이 모든 것이 해결된다는 점이다.

식물성 오메가3의 보고로 알려진 아마씨는 심혈관질환과 치매, 정신질환, 우울증 및 정서불안 등의 뇌질환 및 염증성 질환의 예방과 치료에 매우 효과적인 효능을 발휘한다. 또한 식물성 천연 에스트로겐(여성호르몬) 리그난이 석류의 441배, 참깨의 45배가 들어 있어 갱년기 증상에 좋다. 리그난은 또 혈당조절 기능이 있어 당뇨개선에 효과적이다.

식이섬유가 풍부해 아이들 두뇌발달과 성인의 뇌졸중예방, 노화방지와 다이어트에 효과적이다. 또한 갱년기비만, 관절염, 골다공증, 방광염, 심장질환, 아토피, 홍조 등의 예방효과가 있으며 리그난 성분은 암의 육종을 파괴하고 치료하는 효과가 있다. 또한 인체의 면역체계를 향상시켜 주어 유방암, 전립샘암, 대장암 등의 암세포 증식을 억제하는 것으로 밝혀져 있다.

하지만 아마씨에는 시안화배당체라는 독성이 있어 먹기 전 물에 오랜 시간 담갔다가 여러 번 세척하거나 깨를 볶는 것처럼 200도에서 약 20분간 볶아서 시안배당체를 없애야 한다.

한 번에 4g, 하루 16g 이상은 먹지 말아야 한다. 가공을 해서 먹을 수 있게 된 아마 씨앗이라도 다불포화지방산이 많아 찌든 냄새가 나기 쉬운 만큼 작은 용량 제품을 구입해 냉장 보관하고 가급적 빨리 먹어야 한다.

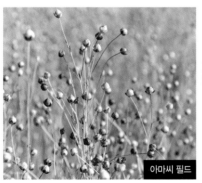
아마씨 필드

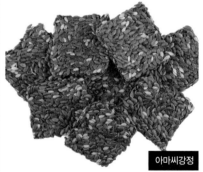
아마씨강정

먹 는 법

아마씨는 요즈음 마트에서도 쉽게 구입할 수 있다. 도토리묵이나 멸치볶음과 같은 음식에 넣어 먹어도 좋고 두유, 우유, 주스와 함께 갈아먹어도 된다. 과일이나 요거트에 뿌리거나 빵 또는 과자반죽에 넣어도 되고 밥에 적당량을 넣어 먹어도 된다.

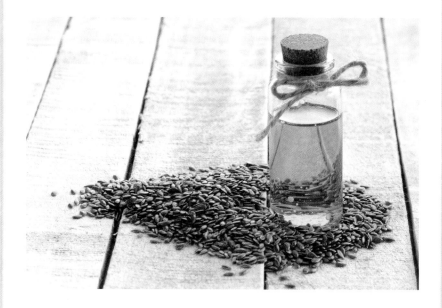

    오메가3는 혈전과 지방을 분해하여 피를 맑게 하고 혈관 벽의 찌꺼기를 청소해준다. 이렇게 피가 맑아지면 혈관과 심장이 튼튼해져 심장질환이나 고지혈증 같은 순환장애를 막을 수 있다.

    24% 식이섬유를 함유하고 있어 다이어트나 변비에 효과적이며 장 건강에도 도움이 되고 체중 감량하는 사람에게도 도움이 된다.

    유방암, 자궁암, 대장암, 전립선과 비대증 호르몬에 민감한 질병을 예방하는데 효과가 뛰어나며 다른 채소에 비해 75배에서 800배까지 리그난을 함유하고 있어 종양이나 암을 억제하는 능력이 뛰어나서 서구인들은 아마씨를 일상생활의 식이요법으로 선호하고 있다.

Grain

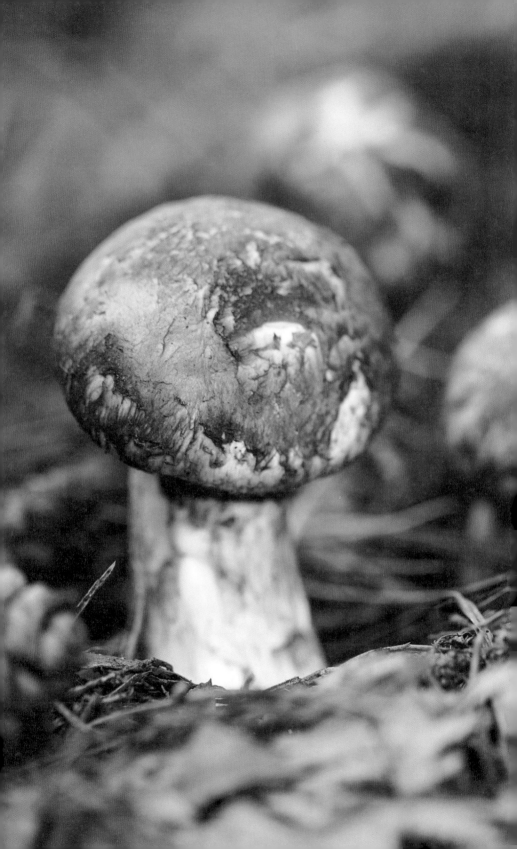

버섯

—

MUSHROOM

—

느타리버섯 · 송이버섯 · 영지버섯

차가버섯 · 표고버섯

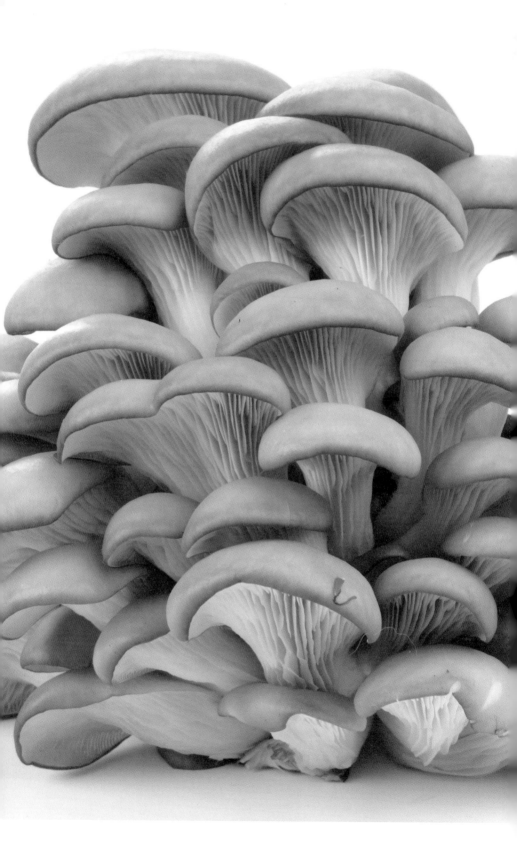

느타리버섯
oyster-mushroom

콜레스테롤 등 지방의 흡수를 방해

버섯 갓은 반 둥근 모양, 콩팥모양 또는 조가비모양, 부채모양이며 처음에 변두리는 안쪽으로 말리고 후에 펴지며 직경은 4~10㎝ 또는 그 이상 되는 것도 있다. 겉면에는 물기가 있고 어릴 때에는 잿빛푸른색이거나 거의 검은색이고 점차 연한 밤빛누런색으로 변하며 늙어지면 누런색으로 된다. 어두운 곳에서 자라는 것은 흰색을 띤다.

주름살은 자루에 대하여 길게 내린 주름살로 서로 얽히면서 촘촘하거나 성기다. 봄부터 가을까지 활엽수의 마른 고목이나 죽은 나무의 그루터기에서 무더기로 돋아나 무리지어 자란다. 그리고 우리나라 전국에서 분포하는 오리나무, 참나무, 버드나무, 미루나무 등의 넓은잎나무의 마른 원줄기 나무가 잘려진 밑둥치 등에서 대개 자라는데 갓의 뒷면의 빗살무늬가 뭉그러지지 않고 선명하며 하얀 색을 띠는 것이 신선한 것이며 갓의 표면이 약간 회색빛이 도는 것 역시 신선한 버섯이다.

느타리버섯은 삶으면 부드러워져 입 안의 촉감이 좋아진다. 따라서 이것을 국거리로 하거나 삶아서 나물로 먹는다.

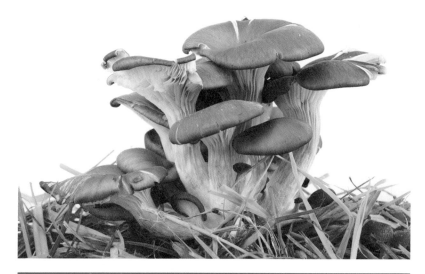

느타리버섯볶음

재료
느타리버섯 200g
당근 1/6 개
다진 마늘 1 티스푼
쪽파 3 뿌리
참기름, 통깨, 소금 조금씩

1 버섯의 밑동을 자른 후 굵은 줄기는 두 가닥으로 찢고 쪽파는 5cm 길이로 썰고 당근도 같은 길이로 채 썰어 준비한다.

2 끓는 물에 소금 한 티스푼을 넣어 버섯을 살짝 데쳐주고 금방 꺼낸다.

3 삶은 버섯을 찬물에 헹궈주고 물기를 짜준다.

4 팬에 식용유를 두르고 다진 마늘을 볶아 향을 낸 다음 데친 느타리버섯을 넣어 살짝 볶아준다.

5 쪽파와 당근을 넣어 함께 볶아주고 소금과 참기름, 통깨를 넣어 간을 한다.

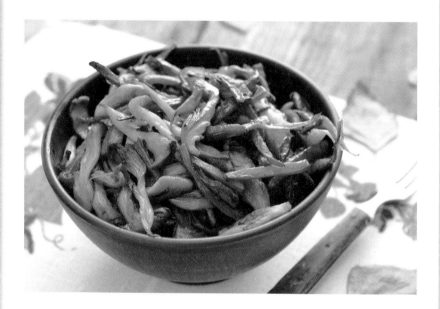

비타민D, 비타민 B2가 다량 함유되어 있어 피로회복에 좋고 성장을 촉진시킨다. 비타민D가 부족하면 암의 발병이 높아지거나 골격근 약화, 비만, 우울증 등이 나타난다. 이러한 증상에 효과적인 느타리버섯은 비타민 B2와 니아신, 비타민D가 풍부하고 비타민D 정분 중 에르고스테린이 많이 들어 있어 콜레스테롤 수치를 낮추고 고혈압, 동맥경화 등 생활습관병을 예방한다.

Mushroom

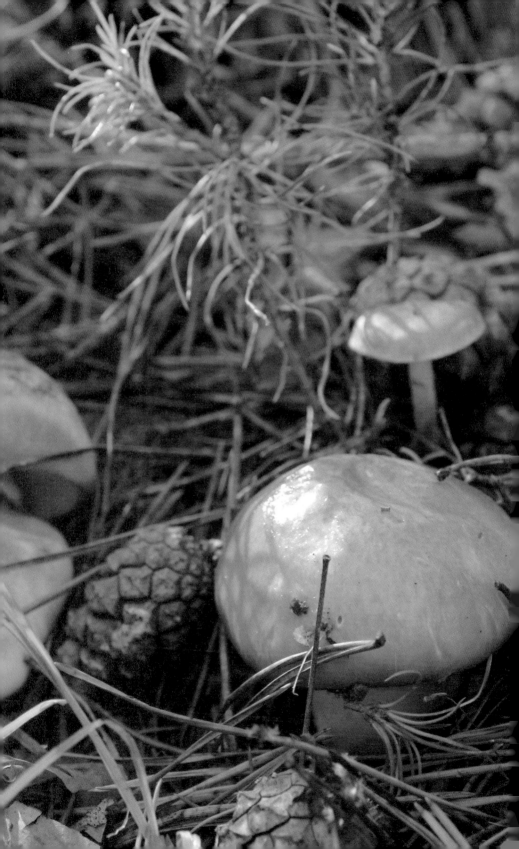

송이버섯
matsutake mushroom

고혈압과 항암 물질 풍부

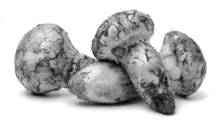

송이버섯은 소나무와 공생하며 소나무의 낙엽이 쌓인 곳에서 많이 자라는 버섯이다. 적송赤松의 잔뿌리에 균근을 형성하여 공생하는데 해마다 가을이면(19도정도) 곰팡이실의 군데군데가 팽대하여 싹이 생기고, 이것이 갑자기 발육하여 약 2주일이면 지상에 나타나기 시작하여 자실체를 형성한다. 자실체(팡이실이 모여 덩이를 이룬 것)는 갓과 자루로 이루어지는데, 갓의 윗면은 흑갈색이고 아랫면에는 많은 주름살이 있다.

포자는 주름살의 양면에 생기고 익으면 바람에 날려 적당한 곳에서 발아한다. 일반적으로 자실체는 소나무의 원줄기를 둘러싸서 바퀴처럼 발생하는데 송이버섯은 지면에서 10센티 정도 떨어진 소나무의 뿌리에서 발생한다. 특히, 화강암이 풍화된 흙을 좋아해서 알맞은 일조량과 우량, 적당한 흙의 온도를 요구한다.

아직 재배가 불가능한 천연 자연식품으로써 항상 나는 곳에서만 난다. 그래서 이를 따는 사람들은 그곳을 송이밭이라고 부른다.

신갈나무 같은 잡목이 없는 소나무가 우거진 곳을 살펴보면 운 좋게 볼 수 있는데 특히 배수가 잘 되고 솔잎 낙엽이 적당히 쌓인 곳을 유심히 살펴보면 발견할 수 있다. 신선한 송이의 경우 익히지 않은 상태에서도 특유의 송이 향을 느낄 수 있으며 익히면 향은 더 강해진다. 은은하고 산뜻한 향기가 매혹적이다.

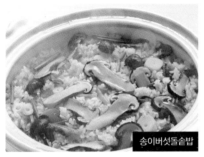
송이버섯돌솥밥

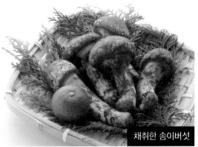
채취한 송이버섯

만 들 기

송이버섯찌개

재료
송이 썬 것 조금, 조선애호박 1/3개
두부 조금, 멸치다시마육수 5컵
다진 마늘 1큰술, 맑은 액젓 1큰술반
알새우 10개, 들기름 1큰술, 청양고추 1개
붉은 고추 1개, 대파 중간 크기 1줄기
후춧가루 조금

1 송이버섯을 얇게 썰고 애호박, 두부를 적당한 크기로 자른다.
2 달군 냄비에 들기름을 넣고 다진 마늘과 애호박을 넣고 달달 볶는다.
3 육수를 붓고 맑은 액젓, 두부와 새우를 넣고 보글보글 끓인다.
4 붉은 고추를 넣고 먹기 직전 끓을 때 송이버섯과 대파를 넣어 한 번 더 끓여주고 불을 끈다. 이때 취향에 따라 청양고추를 넣으면 된다.

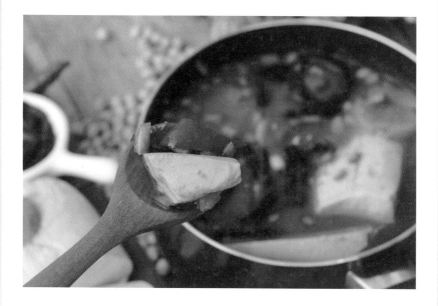

　위와 장의 기능을 도와주고 기운의 순환을 촉진하여 손발이 저리거나 힘이 없거나 허리와 무릎이 시릴 때 좋다. 당뇨병뿐만 아니라 소화기 장애에도 좋고 병에 대한 저항력을 키워준다. 고혈압에도 효과가 높으며 꾸준히 먹으면 혈압이 정상으로 돌아가고 항암물질이 풍부하여 종양 저지율이 91.8%, 종양 퇴치율이 55.6%에 이른다는 연구보고가 있다.

Mushroom

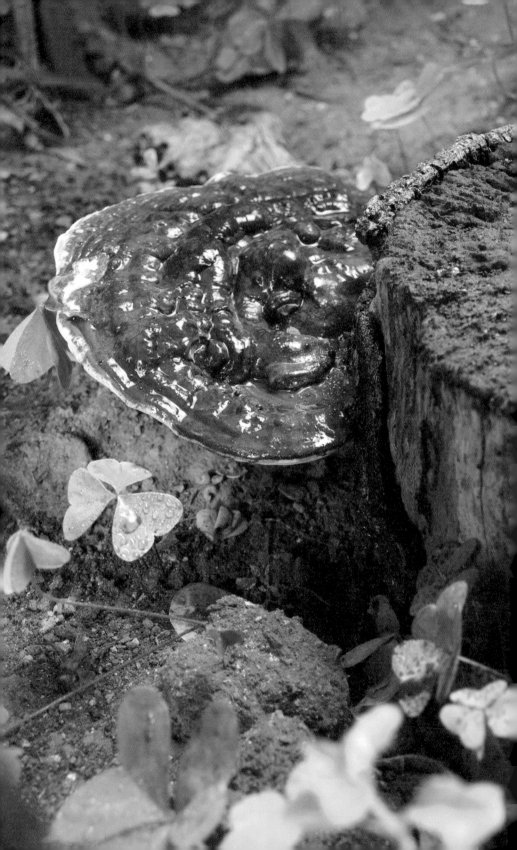

영지버섯
Lingshi mushroom

항암효과의 불로초

갓과 줄기는 광택이 나며 갓은 콩팥 모양이거나 원형이다. 색은 처음에는 황백색, 황갈색이었다가 적갈색이나 자갈색으로 변한다. 살은 백색과 황백색의 코르크질로 되어 있고 자루는 적갈색이다.

중국에서는 영지버섯을 일러 '불로초'라 말한다. 수명 연장 효과가 있는 버섯 종류로 인식하고 있는데 암을 예방하고 치료하기 위해 많이 사용되고 있는 암에 좋은 버섯이다. 《본초강목》에서는 영지버섯을 십장생에 속하는 고급 약재로 구분하고 있으며 산삼과 더불어 가장 좋은 약으로 소개되었다. 그리고 "눈이 맑아지고 장을 보호하며 기억력 증진, 심장보강, 비장보호, 악성종양의 치료, 풍을 다스려 자궁암, 대장암에서 나오는 출혈을 방지한다."라고 말한다.

갈색 영지는 다른 것보다 약효가 높다. 영지가 속한 구멍장이버섯류의 대다수가 항암효과가 있는 것으로 알려져 있다.

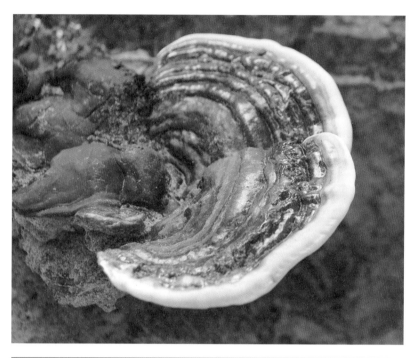

만 들 기

영지버섯 달인 물

재료
영지버섯 50g
물 2리터

1 영지버섯 50g을 작은 크기로 조각낸다.

2 조각낸 영지버섯을 약탕기 또는 주전자에 넣고 물 2리터를 붓는다.

3 센 불로 시작해 끓기 시작하면 약한 불로 낮추어 물의 양이 10~20% 정도 줄어들 때까지 달인다.

4 달인 물은 수시로 마신다. 공복에 따뜻하게 데워 마시면 좋다.

5 재탕은 효과는 있으나 미미하다.

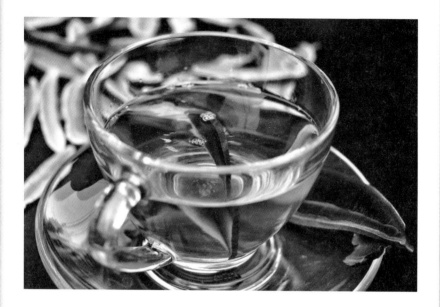

　베티글루칸 성분이 들어 있어 암세포를 막아주는 작용을 하며 인체에 서식하고 있는 유해균, 암세포를 억제하고 전이를 막아주며 면역력을 강화하는 작용을 한다. 항암치료와 예방에 뛰어나다. 우리 인체에 흐르는 혈액과 혈관 내벽에 쌓여 있는 노폐물이나 혈관 내 콜레스테롤이 생길 때 고혈압, 동맥경화, 심장병 등 혈관계 질환이 발생할 수 있는데 이때 영지버섯을 달여 마시면 혈관에 쌓여 있는 유해물질과 노폐물을 배출시켜 혈관계 질병에 효과를 보여준다.

Mushroom

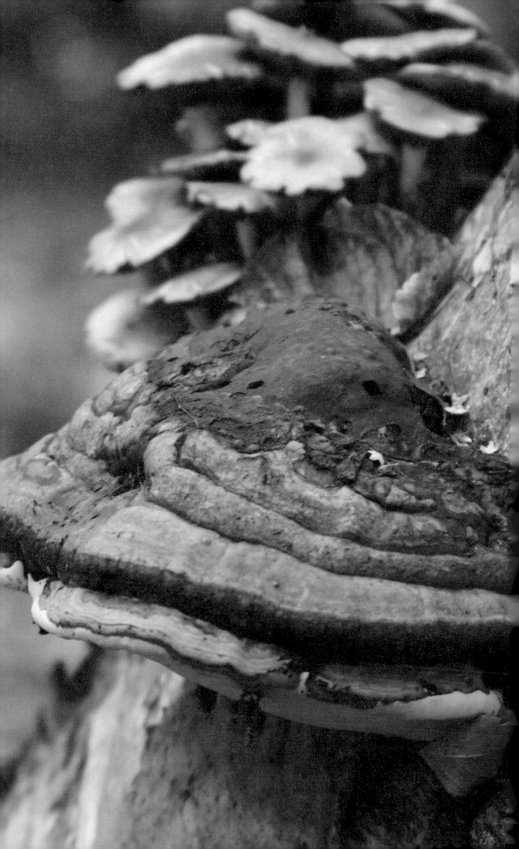

차가버섯
Chaga mushroom

천연 영양덩어리 유일한 버섯

차가버섯은 러시아나 북유럽 등 추위가 강한 지역의 자작나무에서 기생하며 나오는 버섯이다. 자작나무 내부에 균이 잠식하여 수액과 영양분들을 흡수하며 재생하는데 추운 지역의 자작나무에서 자라는 버섯일수록 효능이 좋다. 차가버섯은 살아 있는 자작나무에서 직접 영양분을 공급받아서 축척해 천연 영양덩어리가 자연적으로 생기는 유일한 버섯이라고 하며 우리 몸에 유익한 성분이 약 8천여 가지가 들어 있는 버섯이라고 한다.

버섯 자체가 돌덩이처럼 딱딱해서 망치로 깨부숴야 한다. 게다가 유효성분이 열에 약해서 저온에서 침출해야 한다. 러시아의 대문호인 솔제니친이 작품 "암병동"에서 극찬을 해서 널리 알려지기도 했다.

차가버섯 하나가 자라기 위해서는 자작나무 한 그루 전체의 영양분이 필요하며, 차가버섯에 영양분을 빼앗긴 자작나무는 그 수명을 다하지 못하고 죽어간다. 이러한 이유로 러시아 현지에서는 차가버섯을 '자작나무의 암'이라 부른다.

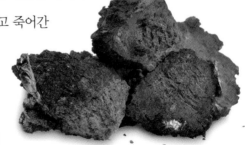

우리 몸은 원래 항원 항체

를 통한 면역체계를 가지고 있는데 몸에 이상이 생기지 않도록 각 기능을 조절하여 이상이 발생되더라도 심화되기 전에 정상으로 환원시킬 수 있는 능력을 가지고 있는 것이 차가버섯이다. 면역세포를 활성화시키는 베타글루칸이 풍부한 것으로 잘 알려진 약용버섯이다.

차가버섯은 자연식품이기 때문에 부작용이 없으므로 건강한 사람이 음용하면 신체 면역력을 높여 질병 예방에 도움이 된다.

차가버섯 먹는 법은 크게 차가버섯 원물을 우려내 먹는 방법과 추출분말을 타서 마시는 방법으로 나뉘고 있다. 차가버섯 원물 덩어리를 먹는 방법은 다음과 같다.

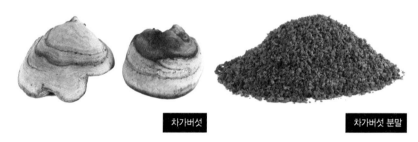

차가버섯

차가버섯 분말

만 들 기

차가버섯 달인 물

재료
차가버섯

1 물을 100도 이상 끓인 다음 50~60도 될 때까지 식혀둔다.
2 차가버섯 원물을 가루로 만들어 식힌 물에 약 48시간 동안 담가둔다.
3 이렇게 우려낸 추출액을 걸러내 사흘 동안 나눠 먹으면 된다.

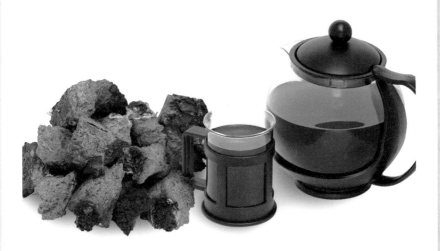

　면역 증진 물질로 항암 및 제암 작용을 하는 다당류 등의 물질이 다량 함유되어 있
는데 이 물질들은 신체의 면역기능을 담당하는 T-세포의 기능을 증진시켜 체내의
면역세포가 암세포를 효과적으로 파괴하도록 유도하고, 다른 약용 버섯에 비해 당
뇨, 위장질환의 치료와 예방에 위암, 대장암, 식도암, 폐암, 간암, 유방암, 췌장암, 자
궁암 등에 탁월한 작용을 보인다. 고혈압, 아토피피부염, 당뇨, 변비 등의 대체요법
에 병용되고 있다고 한다. 암뿐만 아니라 치료가 어려운 난치성 질환에 아주 좋은
효과를 보인다.

Mushroom

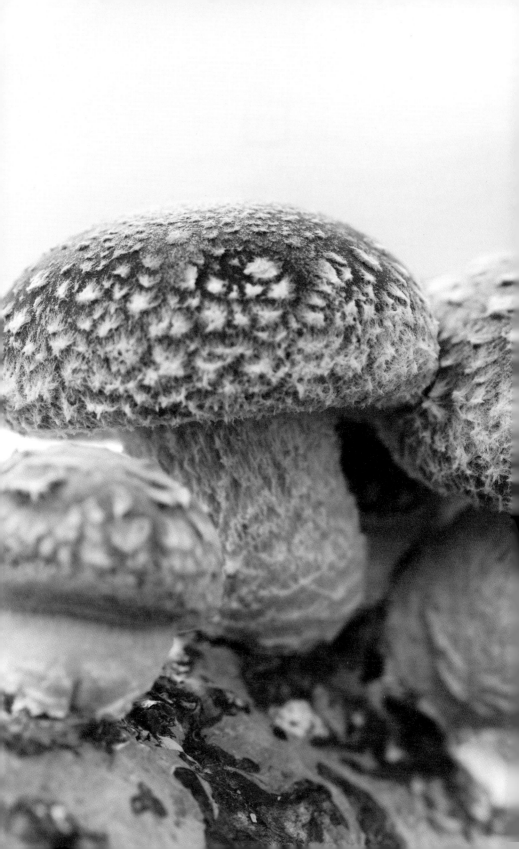

표고버섯

 oak mushroom

불로장생의 명약

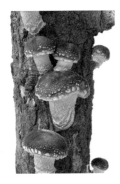

느타리과에 속하는 버섯으로 밤나무나 떡갈나무 등 죽은 나무에 기생하여 자란다. 향과 맛이 좋아 각종 음식의 재료로 널리 이용되며 생으로 이용하거나 말려서 사용하기도 한다.

예로부터 '불로장생의 명약'으로 불릴 만큼 체내에서 백혈구를 활성화시켜 암을 억제하는 효과가 있는 암에 좋은 음식이다. 혈중 콜레스테롤 저하, 동맥경화를 억제하며 골다공증을 예방하는 데 도움이 된다.

『동의보감』, 『본초강목』에서는 '표고버섯은 기를 강하게 하고 허기를 느끼지 않게 하기에 풍을 고치고 혈액순환을 돕는다.'고 한다. 버섯 종류 중에서 표고버섯에 들어 있는 레티닌은 면역체계를 활성화시켜 암에 좋은 음식일 뿐만 아니라 감기, 바이러스성 질환, 고혈압, 당뇨병에도 효과적이다.

표고버섯에는 에리다데민이라는 물질이 있어서 이것이 핏속의 콜레스테롤 수치를 내린다고 한다. 또, 혈압을 낮추는 작용도 있기 때문에 고혈압이나 동맥경화의 예방에 알맞다. 에리다데민은 마른버섯을 물에 우려낼 때 녹아 나오므로 즙액은 버리지 않고 이용하는 것이 좋다. 또한, 비타민

B1과 B2도 풍부하다.

표고버섯의 감칠맛은 구아닐산으로 핵산계 조미료의 성분이다. 향기는 렌치오닌에 의한다. 이 밖에 표고버섯에는 비타민D의 효과를 가지는 에르고스테롤이 많이 함유되어 있어 체내에서 자외선을 받으면 비타민D로 변한다. 한편, 식물체에는 존재하지 않는 것으로 알려져 있던 비타민 B12가 표고 속에 많다는 것도 밝혀졌다.

표고버섯의 에리다데닌 성분은 콜레스테롤을 제거하므로 피가 잘 흐르고 비타민 D가 많아서 건강에 좋다는 것이다. 오랜 경험에서 얻은 결과로 합리적임을 알 수 있다.

만 들 기

표고버섯수프

재료
표고버섯 3장, 양파 1/4개, 쪽파 1대
버터 1/2큰술, 밀가루 반큰술, 가래떡 50g
물 한 컵 반, 소금, 후춧가루 조금씩

1 버섯을 물에 충분히 불린 뒤 밑동을 떼어내고 곱게 다진다.
2 양파와 쪽파는 작게 채 썰고 가래떡은 아주 작게 썬다.
3 냄비에 버터를 두른 뒤 버섯과 양파, 쪽파, 가래떡을 함께 넣어 달달 볶아준다.
4 충분히 볶아지면 밀가루를 넣어 갈색이 나도록 다시 볶다가 물을 넣어 은근히 익혀준다.
5 다 끓어지면 소금과 후춧가루로 간을 맞춘다.

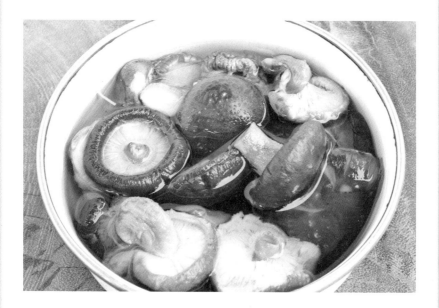

　식이섬유량이 풍부하다. 암을 억제하는 식이섬유 일종인 글루칸이 포함되어 암을 억제하는 효과가 있다. 혈중의 높은 콜레스테롤 값을 낮추는 작용을 하며 혈압강화 작용도 한다. 뼈의 발달에 도움이 되는 에르고스테롤이 많이 포함되어 표고버섯의 삿갓에 가장 많다.

　항염증작용, 혈당강화작용, 강심작용, 혈압강화작용, 항바이러스작용 등의 효과가 연구를 통해 입증되었다.

Mushroom

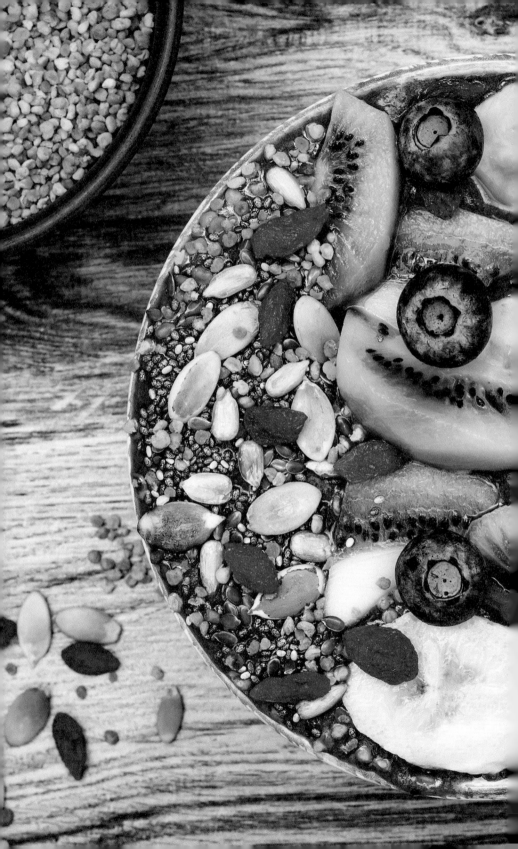

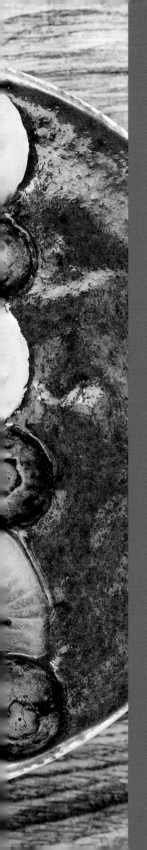

그 밖의
건강식품

—

etc.

—

벌꿀 · 비폴렌 · 강황 · 달걀 · 요구르트 · 인삼

칠면조 · 양고기 · 클로렐라 · 타이거넛츠

사차인치 · 차요테 · 브라질너트

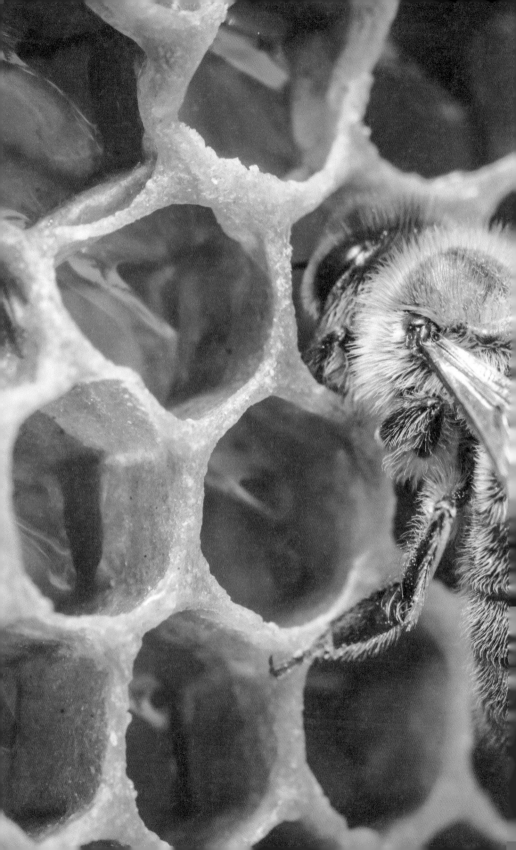

벌꿀

honey

피부 건강, 면역력 증진과 혈액정화 작용

벌꿀은 꿀벌이 꽃의 밀선에서 빨아내어 모아 두는 달콤하고 끈끈한 액체 감미료이다. 그 성분은 대부분 당분이며 식용하거나 약으로 쓴다. 단순히 꿀로 줄여 부르며 유의어로 봉밀, 석청, 석밀이 있다. 예로부터 약으로도 많이 사용해 왔다. 벌꿀에 함유된 꽃가루의 영양 가치도 인정받고 있다. 벌꿀의 색과 맛은 그것의 원료가 되는 꽃의 종류에 따라 다르다.

벌집에는 세 종류의 벌이 있다. 한 마리의 여왕벌, 새로운 여왕벌들을 기르는 수벌, 20,000~40,000 마리의 암컷 일벌. 일벌은 애벌레를 기르고 벌집의 꿀이 될 꽃꿀을 모은다. 이들은 벌집을 떠나 당이 가득한 꽃꿀을 모아 벌집으로 되돌아온다.

벌집에서 벌들은 꽃꿀이 부분적으로 소화될 때까지 꿀주머니를 이용하여 꽃꿀을 여러 번 섭취하고 되내뿜는다. 벌들은 벌꿀이 만족할 만한 품질을 얻을 때까지 이러한 과정을 통하여 떼를 지으며 일한다. 그 뒤 육각형으로 된 방들에 저장한다.

꿀의 성분들은 단당체로 이루어져 있기 때문에 먹었을 때 인체로의 흡수가 매우 빠르고 에너지로서의 전환이 빠르게 이루어져 인체가 단시간에 에너지를 낼 수 있게 해준다. 그렇기 때문에 피곤할 때 꿀을 한 수저 먹으면 금방 피로가 회복된다.

예로부터 살균, 해독 기능을 이용하여 자연 방부제로서의 역할을 해온 꿀은 고대 이집트에서도 방부제로 쓰였을 정도로 그 효능이 입증되어 왔다.

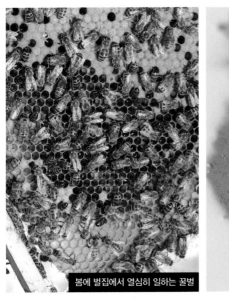
봄에 벌집에서 열심히 일하는 꿀벌

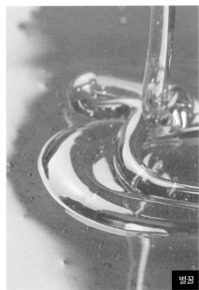
벌꿀

먹 는 법

특별하게 먹는 방법보단 생으로 먹는 방법과 음식에 넣어 먹는 방법, 그리고 뜨거운 물에 타서 마시는 방법이 좋다.

EFFECT
효능

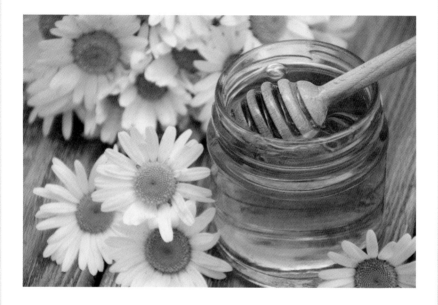

　꿀은 풍부한 미네랄과 비타민을 함유하고 있어서 지속적으로 먹는다면 피부 건강에 도움을 준다. 특히, 탄력을 유지하는 데 탁월한 효과가 있으며 피부를 탱탱하게 유지시켜 주름 완화에도 좋다.

　면역력 증진에도 좋으며 혈액정화 작용을 도와 특히 심장과 폐를 튼튼하게 해주며 성장기 어린이의 면역력을 증진시키는 데 큰 도움이 된다.

　특히 장내에 기생하고 있는 나쁜 박테리아를 멸균시켜주고 위장 활동을 활발하게 촉진시켜 변비가 있는 사람의 숙변 해결에도 큰 도움이 된다.

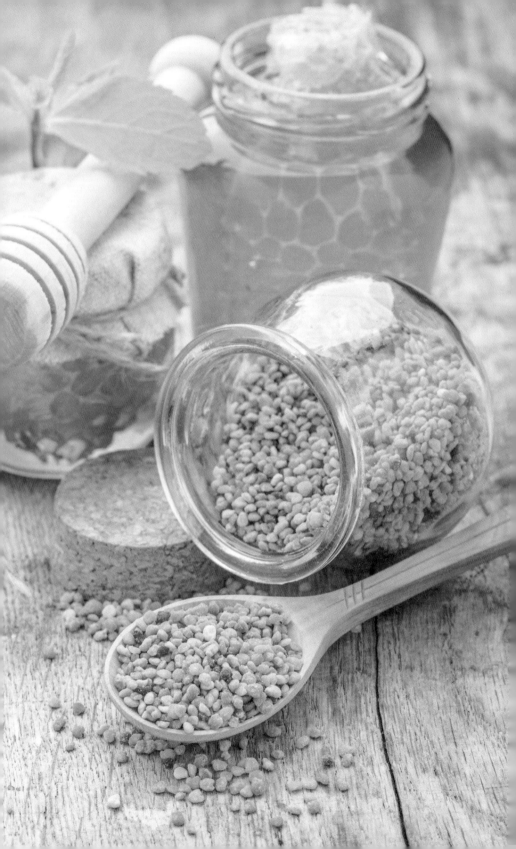

비폴렌
bee pollen

천연 강장제 꿀벌 화분

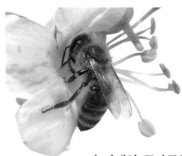

천연 자양강장제로 알려진 비폴렌은 일반적으로 벌화분이라고 불리며 신비의 영약 로열젤리의 주성분으로 세포의 성장에 꼭 필요한 천연 영양소를 다량 함유하고 있다. 꿀벌이 자신의 타액과 미세한 꽃가루를 뭉쳐서 만드는 작은 덩어리로, 꿀벌 화분이라고 불린다.

화분 1kg을 모으기 위해 꿀벌은 지구 한 바퀴에 가까운 거리를 비행하기에 강한 생명력이 응집된 것으로 알려져 있다. 다리에 묻은 화분이 벌이 벌집에 통과하여 들어갈 때, 화분 통에 똑 떨어지며 모인다.

의학의 아버지인 히포크라테스와 유럽을 주름잡았던 바이킹족 그리고 미의 여왕인 클레오파트라가 즐겨 애용했다고 전해지는데 스페인에서는 이런 비폴렌을 건강을 위해 다양한 요리에 필수 음식으로 넣어 먹는다.

비폴렌의 성분과 효능을 보면 사람의 생체기능을 활성화시켜 주는 물질이 50여 가지 이상이 들어 있어 질병, 인체 기관의 쇠약한 기능 등 넓은 범위에 영향을 끼친다. 비폴렌 성분에는 비타민16종, 탄수화물, 항산화 작용에 뛰어나 전립선암과 유방암 세포의 항암효과를 향상시킨다. 화분의 입자 속에는 우리 인간의 생명 유지와 성장에 필요한 모든 영양소가 골고루 들어 있다고 알려지고 있다.

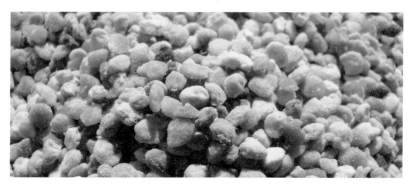

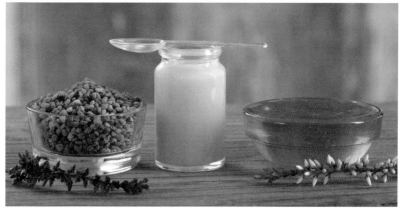

먹 는 법

그냥 과자처럼 씹어 먹어도 좋지만 발효제품인 요거트제품과 함께 하면 좋고 꿀과 함께 섞어서 먹으면 좋다. 비율은 1:1 비율로 꿀과 비폴렌을 섞어 일주일 정도 숙성시켜 먹으면 아주 이상적인 섭취법이 된다.

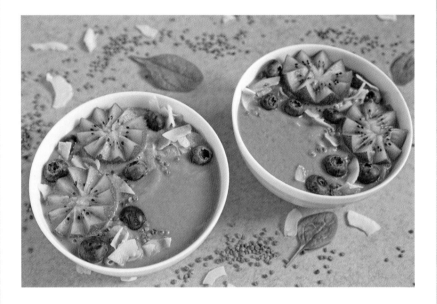

 아미노산 미네랄, 비타민 등 특히 플라보노이드라는 폴리페놀 성분이 많아 항산화 작용이 뛰어나고 면역력을 증강시키는 작용을 한다. 항노화, 회춘, 정력 및 건강을 유지하고 활력을 주는 데 많은 도움을 준다.

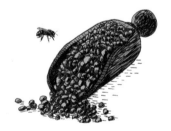

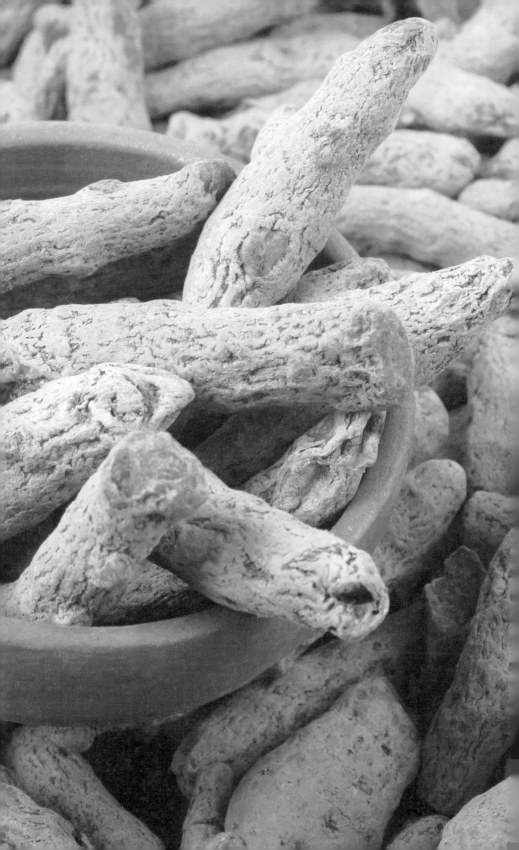

강황
turmeric

죽기 전에 꼭 먹어야 할 음식

죽기 전에 꼭 먹어야 할 음식 중의 하나
이면서 슈퍼푸드 중 하나인 강황은 중국
남부와 인도 및 동남아시아에서 자라는

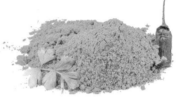

여러해살이풀이다. 인도, 네팔, 스리랑카 쪽에선 전통 의술에서 약으로 쓰였고 향신료로도 쓰게 되었다. 향신료로 쓸 때는 강황의 뿌리줄기 부분을 쓴다. 뿌리줄기를 물에 넣어 몇십 분간 끓이고 말린 후 가루를 내서 쓴다. 가루의 색은 노란색을 띤 주황색에 가깝다.

주로 잎이나 꽃등은 쓰지 않고 뿌리줄기만을 쓰는데 맵고 쓴맛을 내며 노란색을 지니기 때문에 카레라이스를 만드는 재료로 쓰인다. 뿌리줄기의 색깔은 연한 주황색을 띠며 톡 쏘는 냄새가 날 때 가장 좋고 대부분 요리에 쓰이지만 인도에서는 약으로 쓰이기도 한다.

생강과라 생김새도 생강을 꼭 닮았는데 맵고 쓴맛을 내는 향신료로 도금都金, 울금鬱金이라고도 하며 생강형태의 뿌리줄기를 강황, 고구마 형태의 뿌리줄기를 울금이라고 한다.

뿌리를 말린 후, 고운 분말로 만들면 바로 강황가루가 되는데 카레에는 향신료가 많이 들어 있어 강황의 냄새가 카레의 냄새인 건 아니다. 다만 고운 노란빛은 강황의 색을 빼닮았다고 할 수 있다.

강황이 재료인 카레를 먹을 때 후추를 뿌려 먹으면 흡수율이 높아진다. 후추의 피페린이 커큐민 성분의 흡수를 촉진시켜 20배 이상이나 효과가 좋아진다. 그러나 강황은 맛이 강하고 몸을 따뜻하게 하는 일종의 약초이기에 몸에 열이 많은 사람에게는 맞지 않으니 적당히 먹어야 한다. 고기 재울 때 양념과 함께 쓰면 어느 정도 고기의 비린내를 잡아주는 효과를 볼 수 있다. 보통 강황은 쓴맛이 강하기 때문에 가루나 환으로 만들어서 강황의 유용성분을 섭취한다. 그러나 가루보다는 환으로 먹는 것이 간편하기 때문에 강황환으로 만들어 먹는 것이 좋다. 그리고 환으로 만들어 먹으면 밀도가 높아져서 양이 많지 않아도 커큐민, 쿠르쿠민 등을 많이 흡수할 수 있다. 이 성분들은 또 간 해독을 도와주고 항암효과를 주는 성분들이어서 꾸준히 섭취하는 것이 좋다. 장점을 갖고 있는 강황환은 대장건강에도 도움이 된다. 강황환을 만드는 방법은 일단 강황을 찌고 말리는 과정을 거치고, 말린 강황을 갈은 강황가루와 찹쌀 등을 섞어서 환을 만들면 된다.

먹 는 법

1 밥을 지을 때 강황가루를 넣어 밥으로 먹으면 건강한 밥이 된다.
2 시중에 파는 카레를 요리해 먹을 때 강황가루를 조금 더 첨가시켜 먹으면 더 건강한 카레가 된다.
3 우유나 물에 5g 정도를 타서 매일 마시면 좋다.
4 밥상요리에서 요리를 할 때 구이나 부침요리를 할 때 강황가루를 넣어 먹으면 건강한 밥상이 된다.

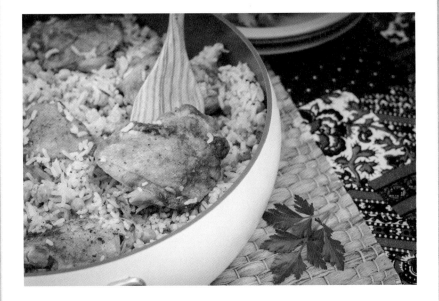

　노란빛은 커큐민 성분 때문인데 강황가루 효능의 대부분을 맡고 있을 정도로 많은 효과를 가지고 있다. 염증을 일으키는 물질이 생성되는 것을 막고, 통증을 줄여주고, 두통을 완화시키는 등의 효과가 있다. 그리고 건강한 세포에는 전혀 해를 끼치지 않고 암세포를 공격하는 성질이 있어 암을 예방할 때도 좋고 치매를 발생시키는 베타 아밀로이드의 형성을 방지하여 치매 예방에 좋다. 또 고지혈증과 근육통이나 관절통 예방 및 회복에 효과가 있고 간에도 좋다고 알려져서 각광받고 있다.

　강황을 가루 내어 식후 커피스푼으로 한 숟가락씩 복용하면 지방으로 인한 독소를 완화하는 데 도움을 주어 건선증상치료에 도움이 된다. 또 강황은 담즙분비를 증가시켜 담낭의 수축을 강하게 하여 담즙분비를 강화한다. 때문에 지방 대사를 도우며 이를 통해 간, 장의 순환을 높여 배를 따뜻하게 한다.

etc.

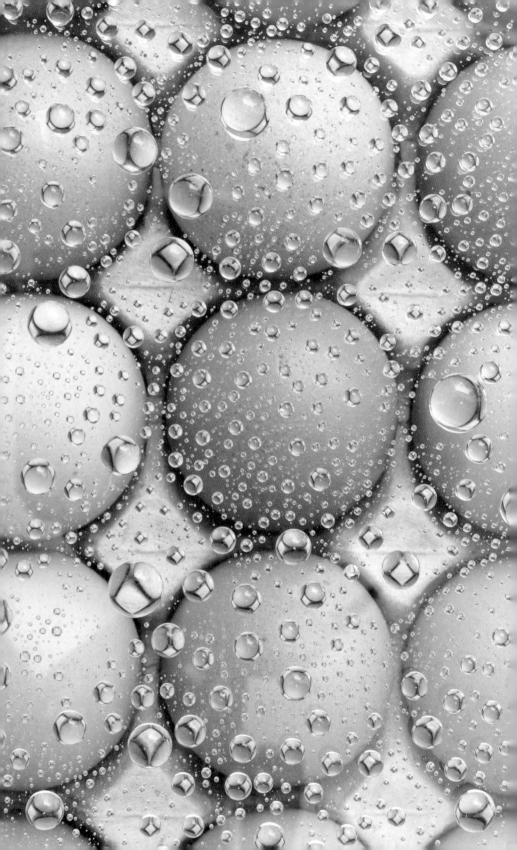

달걀
egg

생체 이용률 최고의 완전식품

완전식품인 달걀은 계란이라고도 한다. 달걀의 성분이나 인체에 작용하는 영양성분으로서의 효과는 익히 알려져 있다. 달걀의 겉은 단단한 껍데기에 싸여 있고, 그 안에는 2층의 속껍질이 있다. 겉껍데기에는 작은 구멍이 많아서 그 구멍을 통하여 호흡을 한다. 또 시간이 지나면 이 구멍을 통하여 이산화탄소와 수분이 증발하고, 미생물이 침투하여 내용물이 빨리 썩게 된다. 2층으로 된 속껍질 사이의 한쪽에는 공기집이 있는데, 이 공기집은 갓 낳은 달걀일 때는 작았다가 시간이 지나 수분과 이산화탄소가 증발하면 차차 커진다. 속껍질 안에는 흰자위가 있고 겉껍데기와 노른자위 주위에는 묽은 흰자위가 있으며 그 중간에는 된 흰자위가 있다. 노른자위는 얇은 막으로 둘러싸여 있고 양쪽 끝이 알끈으로 고정되어 있다.

달걀은 고단백질 식품으로 다른 육류나 생선, 우유의 단백질보다 뛰어난 생체 이용률을 갖고 있다. 사람이 지닌 단백질과 굉장히 흡사해서 체내로 빠르게 흡수되어 영양을 저장하고 사용하는 활동이 활발하다.

아침식사로 달걀을 먹으면 같은 양의 단백질이 포함된 시리얼을 먹는 것보다 포만감 효과가 더욱 높은 것으로 나타났다. 달걀은 천연 '식욕억제제'라는 것이 밝혀져 다이어트를 하는 사람들에게 좋다. 단백질의 아미노산

조성은 영양학적으로 가장 이상적이다. 흰자는 단백질이 주성분이고 노른자는 지방과 단백질이 주성분이다. 노른자에는 비타민 A, D, E, B2와 철분이 많이 들어 있으므로 성인은 하루 한 개 정도 먹는 것이 좋다.

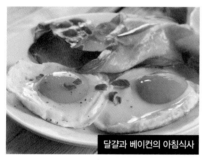
달걀과 베이컨의 아침식사

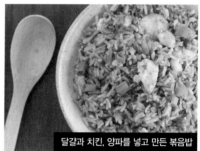
달걀과 치킨, 양파를 넣고 만든 볶음밥

만 들 기

새로운 맛 달걀말이

재료
달걀 4개, 쪽파 4줄기, 당근 1/4개
허니머스터드소스 조금
케첩 조금, 스테이크소스 조금
소금 조금

1 쪽파와 당근을 송송 썬다.

2 달걀을 풀어 송송 썬 쪽파와 당근을 넣은 뒤 소금으로 간을 맞추고 잘 섞어준다.

3 달걀말이 전용 팬이나 일반 팬에 기름을 두르고 달구고 익혀낸다.

4 달걀물이 약간 덜 마른 상태에서 말아가기 시작한다.

5 완전히 말리면 남은 달걀 물을 부어 부쳐서 함께 말아 식힌 다음 먹기 좋게 썰어 접시에 담아낸다.

6 그런 다음 허니머스터드소스, 케첩, 스테이크소스를 동시에 뿌려 먹는다.

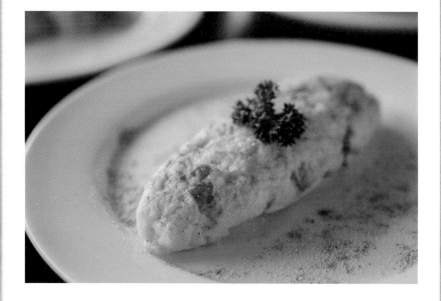

　사람의 근육을 발달시키는 아미노산도 풍부하고 루테인과 제아잔틴도 함유돼 있어 시력감퇴를 늦추고 백내장을 예방하는 효과가 있다. 또 초란을 해먹으면 당뇨병에 좋다. 초란의 섭취 방법은 계란을 깨끗이 씻어 컵에다 넣고 식초가 7할 정도 잠기게 부은 다음 뚜껑을 덮고 3~4일 정도 두면 껍질이 말랑말랑하게 된다. 껍질째 뒤섞어 식후 3회로 나누어 마신다. 꿀을 넣고 물로 묽게 하면 마시기 쉬운데 당뇨병 환자를 이 방법으로 3달 동안 치료한 결과 당뇨가 완전히 없어졌을 뿐 아니라 혈중 콜레스테롤도 낮아지고 혈압도 내렸다는 임상사례가 있다.

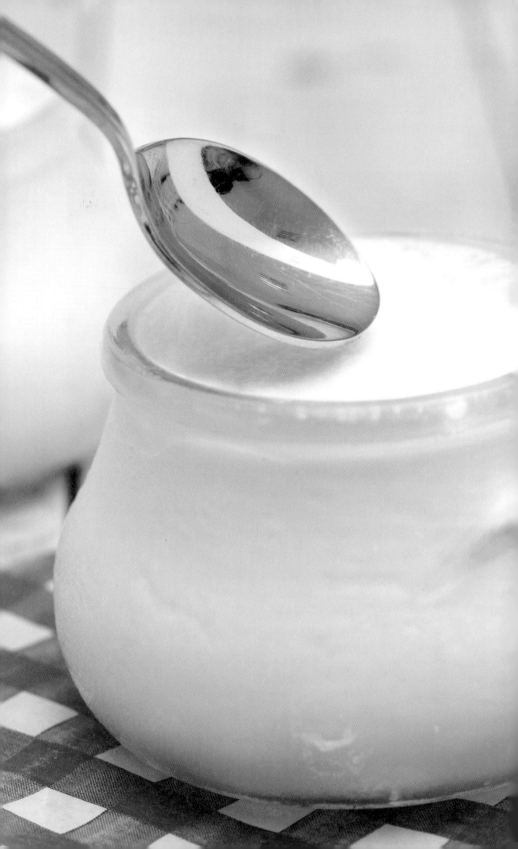

요구르트
yogurt

세계 5대 건강식품의 하나

우리나라의 김치와 인도의 렌틸콩, 일본의 낫도, 스페인의 올리브 오일과 함께 세계 5대 건강식품의 하나로 꼽히는 요구르트는 질감이 부드러우며 젖산을 함유하고 있기 때문에 약간 신맛이 나는 것이 특징이다.

보통 요구르트는 우유나 양젖, 염소젖, 물소젖으로 만드는데 미국과 유럽 중북부에서는 우유를 주로 사용하고 터키와 유럽 남동부에서는 양젖, 염소젖을 사용한다. 이집트와 인도에서는 보통 물소젖을 쓴다. 요구르트는 이러한 것 등을 살균하여 반쯤 농축시키고 이에 유산균을 번식시켜 발효, 응고시킨 음료를 가리킨다. 액체일 때도 있고 고체일 때도 있으며 그에 따라 마시기도 하고 숟가락으로 떠서 먹기도 한다.

요구르트의 기원에 대해서는 많은 설이 있지만 터키에서 처음 시작되었다는 설이 유력하다. 터키의 가정에서는 냄비의 뚜껑을 덮지 않고 유즙을 끓여서 소독하고 수분을 증발시킨다. 그런 후 차게 식혀 유산균을 넣고 몇 시간 동안 배양시킨 뒤 천천히 실내온도로 식혀서 먹는다.

요구르트는 아토피 피부염과 설사 증상을 완화시키는데 대장에서 가장 유익한 활동을 하는 것으로 잘 알려진 비피더스균을 증식시키는 효과가 있고 과민성 대장증후군을 예방한다.

요구르트에 함유된 생균제는 우리 몸의 면역체계를 강화하여 감염을 예방한다. 건강에 유익한 살아 있는 미생물과 생물활성물질의 활약으로 몸 안의 병원균을 억제하고 소화를 돕는 매우 유익한 슈퍼푸드로 세계 전역에서 즐겨 먹는 음료이다. 다양한 향미료와 감미제가 첨가되고 자연 상태에서는 신선한 과일이나 야채를 섞기도 한다.

요구르트를 살 때에는 반드시 살아 있는 활성 배양균이 들어 있는지 확인하도록 해야 한다. 저온 살균한 요구르트는 맛은 좋지만 필요한 유산균까지 살균해 버렸기 때문에 영양적인 면에서는 떨어질 수밖에 없다.

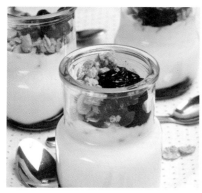 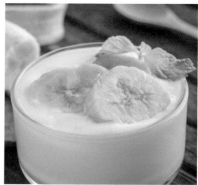

먹 는 법

아침 식사 전에 요구르트를 먹는 것은 바람직하지 않다. 왜냐하면 밤사이 위액의 분비가 늘어 위의 산도가 높아져 있기 때문이다. 따라서 요구르트를 먹으려면 반드시 물을 먼저 먹고 난 후나 식후 즉시 먹는 것이 좋다. 세계 장수촌으로 알려진 코카서스 지방에서는 식후 디저트처럼 요구르트를 한 그릇씩 먹는다. 위의 산도가 가장 낮을 때 먹는 것이 효과적이라는 사실을 경험적으로 알기 때문이다.

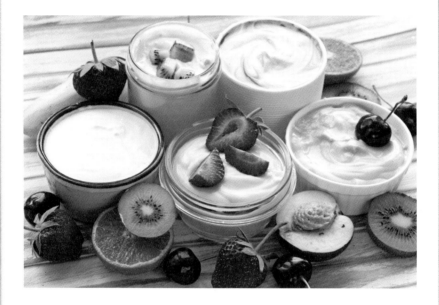

　프로바이오틱스라는 유익균이 함유되어 있어 인체로 들어오는 병원균이나 유해균의 번식을 막아주며 박테리아와 싸워 이길 수 있는 면역력을 강하게 해준다. 특히 이 균으로 인해 장내 유해균이 제거되면서 소화기능이 향상되고 장염 등 소화기관 질병을 예방하고 개선하는 데 도움을 준다.

　단백질과 칼슘이 풍부하며 당뇨에도 효과가 있다. 불면증 해소, 체내지방 흡수율 감소, 남성의 성기능 향상에 좋다.

etc.

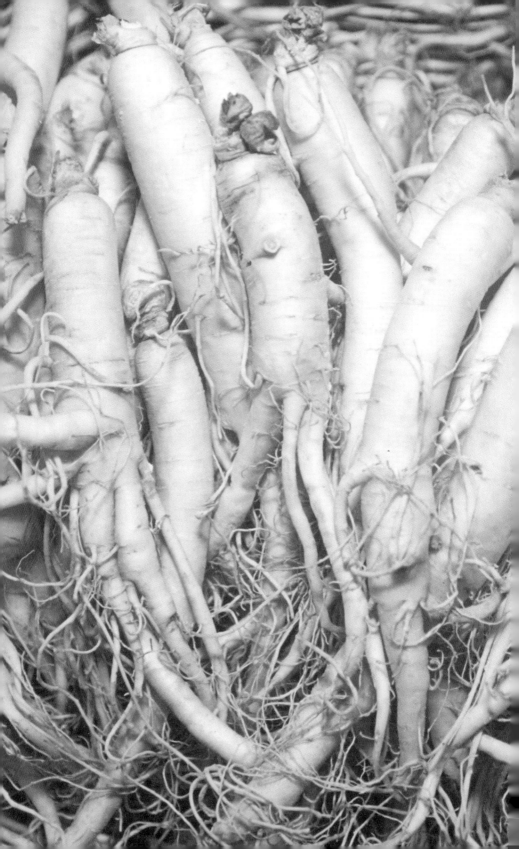

인삼
ginseng

동맥경화 예방과 생체방어능력을 높이는 효능

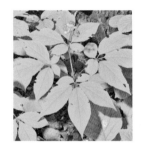

두릅나뭇과에 속하는 약용식물로서 뿌리가 꼭 사람처럼 생겼기 때문에 인삼^{人蔘}이라는 이름이 붙었다. 높이는 60cm 정도이며, 잎은 줄기 끝에 서너 개씩 돌려나고 봄에 녹황색의 꽃이 피고 열매는 타원형으로 붉게 익는다.

1392년 고려시대에 인공재배에 성공한 이래 쭉 인공재배로도 잘 자라고 있다. 여러해살이식물이기 때문에 오래 묵을 수 있으며 오래 묵을수록 약효성분이 더 뛰어나다. 세계 여러 곳에서 자라기는 하지만 한국에서만 자라는 토종인삼인 '고려인삼'이 유명하다.

인삼은 정신적, 육체적 외에도 스트레스를 개선시켜 주고 피로회복을 도와 각종 질병을 예방할 수 있고 면역력도 증가하고 단백질의 합성을 도와 손상된 간의 재생을 증가시켜준다. 또한 몸속에 있는 콜레스테롤 대사를 촉진시켜 주어 숙취해소에 도움이 되고 인슐린과 유사한 성분이 들어 있는데 이 성분은 인슐린이 하는 일을 도와주어 당질과 지방질의 대사에 관여하는 호르몬 분비 기능을 정상화시켜 당뇨병에 좋다.

인삼은 동맥경화를 예방하고 생체방어능력을 높여 고혈압을 낮춰주는 작용을 하며 견골 세포가 죽는 것을 늦추어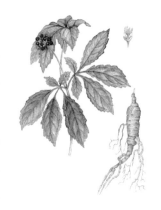
관절염 치료에 좋다. 그리고 인삼 안에 있는
배당체는 중추 신경계에 관여를 해 학습력과
기억력을 높여주며 발기부전을 치료한다.

인삼의 효능에 대해서는 예로부터 한
방의학에서 수천 년 동안의 경험에 의하
여 그 약효가 특출한 것으로 인정받아왔
다. 488~496년에 도홍경은『신논봉경』을 수정하였는데, 이 저서에
의하면 '인삼은 주로 오장을 보하고 정신을 안정시키며 경계驚悸를 멈
추게 하고 눈을 밝게 하며 머리를 지혜롭게 하고 오랫동안 복용하면
수명을 연장한다.'고 하였다.

인삼의 한방적 효능을 종합적으로 집약한 인삼칠효설(人蔘七效說)

보기구탈(補氣救脫) 원기를 보하고 허탈을 구한다.(피로회복 및 체력증진)

익혈복맥(益血復脈) 혈액을 보충하고 맥을 회복시킨다.(빈혈, 저혈압, 심장쇠약)

양심안신(養心安神) 마음을 길러주고 정신을 안정시킨다.(노이로제, 자율신경계)

생진지갈(生津止渴) 진액을 생기게 하고 갈증을 멈추게 한다.(당뇨)

보폐정단(補肺定喘) 폐를 보하고 천식을 낫게 한다.(폐결핵, 천식)

건비지사(健脾止瀉) 위장을 튼튼하게 하고 설사를 멈추게 한다.(위장염, 설사, 변
비, 식욕부진)

탁독합창(托毒合瘡) 독을 배제하고 부스럼을 없앤다.(종기, 피부병, 건조증)

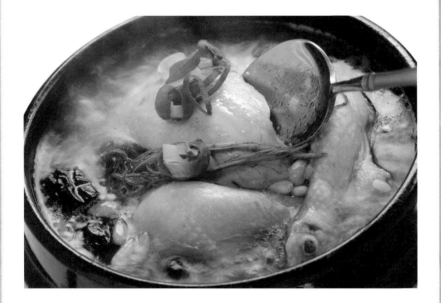

 폐기능을 도우며 진액을 생성하고 안신작용 및 신기능을 높여 준다. 약리작용은 대뇌피질흥분과 억제, 평형, 항피로, 항노화, 면역증강, 심장수축, 성선촉진, 고혈당 억제, 단백질합성 촉진, 항상성유지, 항암, 해독작용에 뛰어난 효능을 보이고 있다.
 요즘 가정에서도 홍삼을 직접 만들어 먹는데 과정에서 여러 가지 문제점이 발견되고 있다. 홍삼은 수삼을 증기에 찌고 말리는 과정을 거침으로써 다량의 사포닌 함량이 생겨나는데 일반 가정에서의 경우 건조과정이 제외되기 때문에 유효성분 추출에 실패하거나 홍삼이 제대로 만들어지지 않게 된다. 건조과정을 거치지 않은 홍삼은 인삼을 달인 물에 불과하기 때문에 뛰어난 홍삼의 효능을 기대한다면 전문 업체의 제품을 선택하는 것이 효과적이다.

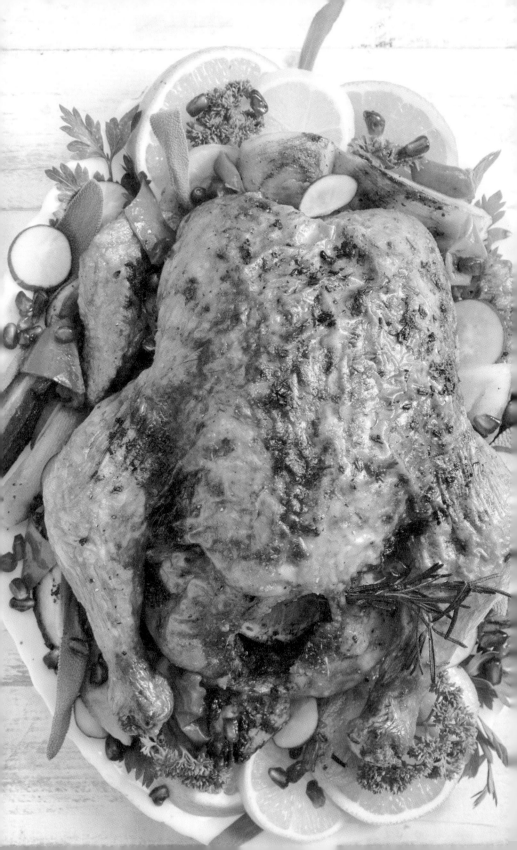

칠면조
turkey

행복호르몬 항우울성분 풍부

칠면조요리는 미국에서 주로 '추수감사절'에 먹는 것으로 알려져 있다. 미대륙 원산의 닭목 칠면조과의 조류인데 닭에 비해 상당히 큰 편이다. 몸은 청동색, 검은색, 흰색 따위가 있고 꼬리가 부채 모양으로 퍼져 있으며 머리와 목에는 털이 없고 살이 늘어졌는데 그 빛이 여러 가지로 변하므로 이런 이름이 붙었다. 칠면조 고기는 지방이 적은 것이 특징이며 단백질이 많이 함유되어 있어 불포화지방산이 풍부하고 칼륨 함량이 높아 고지혈증과 동맥경화증 등 혈관순환기계 질환 예방에 효과적이다. 또한 류신, 라이신과 같은 필수 아미노산이 많아 어린이의 성장발육과 기력 회복에 도움이 되며 저열량 고단백으로 다이어트에 도움을 준다.

칠면조는 많은 효능이 있지만 가장 주목받는 것은 바로 우울증 예방과 개선효과를 꼽을 수 있다. 우울증의 발생지인 뇌는 아연, 마그네슘과 같은 미네랄, 모든 종류의 비타민을 필요로 하는 기관이다. 따라서 우울증과 같은 정신질환의 원인 역시 경쟁이나 스트레스만은 아니며 오히려 에너지와 영양소의 불균형으로 인해 빚어진다고 볼 수 있다.

칠면조는 항우울성분이 풍부한 것으로 나타났다. 우선 '행복호르몬'으로 알려진 세로토닌의 재료인 필수아미노산 트립토판이 풍부해서 우울증을 개선시킬 수 있다. 칠면조 음식을 섭취함으로써 자연스럽게 세로토닌 분비를 촉진해 여러 신경전달물질 사이의 불균형을 방지해 주기 때문이다.

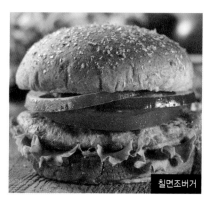
칠면조버거

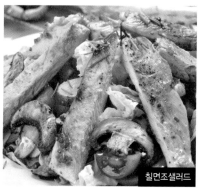
칠면조샐러드

만 들 기

칠면조불고기

재료
칠면조 고기 300g
조미간장 2큰술, 양파즙 1큰술, 마늘 한줌
다진 마늘 1큰술, 대파 1줄기, 월계수잎 2장
물엿 1큰술, 참기름 1/2큰술, 청주 1큰술
깨소금, 후추, 실고추 조금씩

1 냄비에 간장과 물을 붓고 채썬 양파와 대파, 다진 마늘, 월계수 잎을 넣고 푹 끓여 조미간장을 만든다.
2 조미간장에 물엿과 청주, 참기름, 후추, 양파즙, 다진 마늘, 실고추, 깨소금, 생강 등을 넣은 양념으로 재웠다가 굽는다.

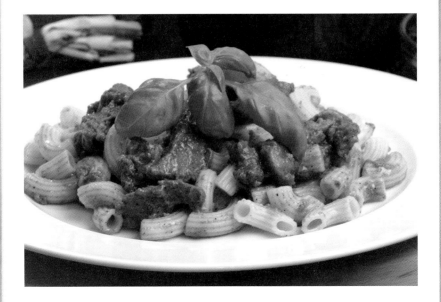

　칠면조 가슴살과 같은 저지방, 고단백 음식은 저칼로리 음식으로써 콜레스테롤과 칼로리가 적어 다이어트에도 이용되며 성장기 아이들에게도 좋다. 칠면조 고기에는 면역체계를 유지하는 데 필수적인 아연과 갑상선 호르몬대사, 항산화 방어체계, 관상동맥질환을 예방하는 셀레늄이 풍부하며 심장에 좋고 암에 걸릴 위험을 낮춰준다. 그리고 '아르가닌'이라는 성분이 남성의 정력향상에 기여한다.

etc.

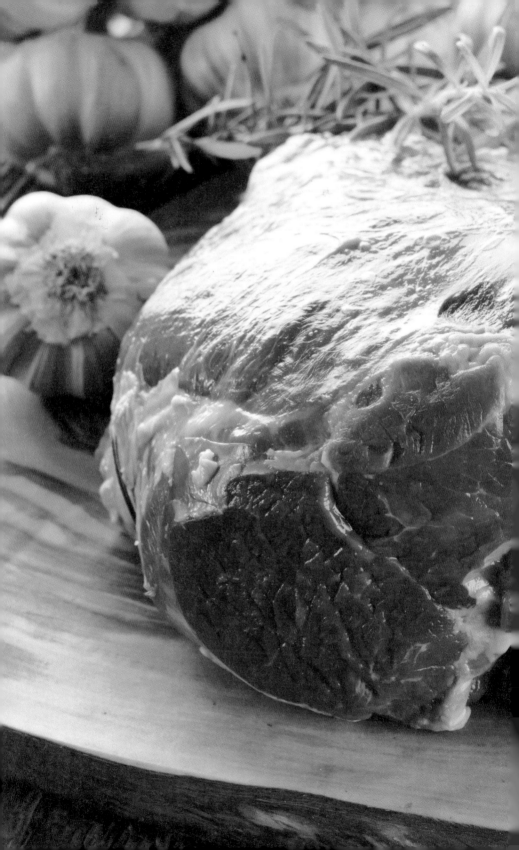

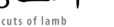

양고기
cuts of lamb

아미노산 함량이 높고 당뇨와 혈압을 다스린다

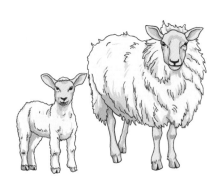

유목 문화의 전통을 가진 민족들이 초원에서 키우는 양은 그들에게 생명이었으며 주식처럼 애용되어 왔다. 돼지고기에 견주어 양고기가 더 붉은 빛을 띠며 소고기보다는 색이 엷다. 근섬유는 조직이 가늘고 약해 소화가 잘 되나 특유의 향이 있어 좋아하는 사람과 싫어하는 사람으로 갈린다. 지방은 희고 단단한 육질이다. 가열한 후 식게 되면 지방이 금방 굳어지므로 반드시 가열해서 먹어야 한다. 양고기의 특이한 냄새를 제거하기 위해 마늘을 필수적으로 섭취하여야 한다.

양고기는 두 가지가 있는데 1년 이하로 키워진 어린 양고기를 램이라고 한다. 이는 육질이 부드럽고 맛이 담백함을 뜻한다. 반면에 1년 이상 키워진 양은 뮤튼이라고 해서 섬유질과 근육이 발달해 질기고 맛이 담백하지 못하다는 뜻으로 분류가 된다. 이는 전문점에서 구분하는 용어이나 일반인들이 섭취할 때는 그렇게 정확하게 구분하지는 않는다.

먹 는 법

돼지고기나 소고기처럼 찜을 해서 먹어도 되고 갈비구이나 꼬치구이를 해서 먹으면 된다.

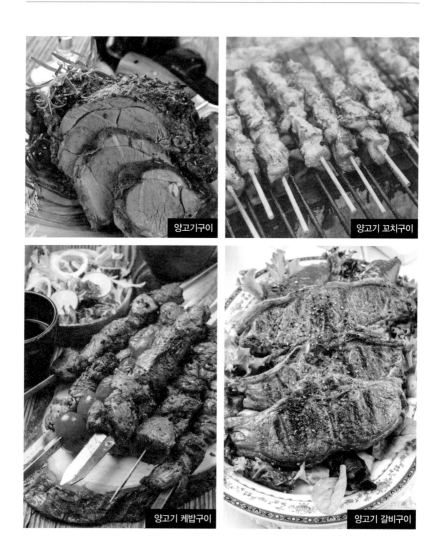

양고기구이

양고기 꼬치구이

양고기 케밥구이

양고기 갈비구이

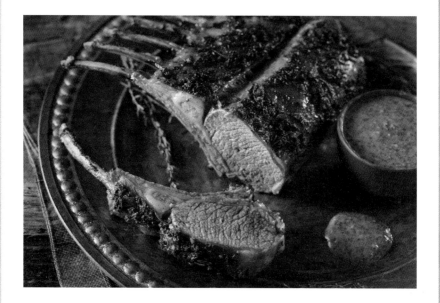

소고기나 돼지고기에 비해 아미노산 함유량이 높고 비타민과 칼슘 등이 풍부하다. 양고기를 섭취하면 습한 기운을 다스려 추위를 막아주고 위를 따뜻하게 해준다. 비타민B1이 많아 불면증과 스트레스 해소 등에 도움이 되며 당뇨와 혈압을 다스리고 피부미용과 골다공증에도 좋은 효능을 보인다. 정력과 기운을 돋우고 비장과 위를 튼튼하게 해주며 오장을 보호하는 효능이 있다.

단백질, 철분이 많고 칼슘도 풍부하여 결핍성 빈혈 예방에 좋으며 그것은 철분과 단백질로 구성되는 혈액의 헤모글로빈 덕분인데 양고기는 냉증에서 오는 빈혈에 특히 효능이 있다.

etc.

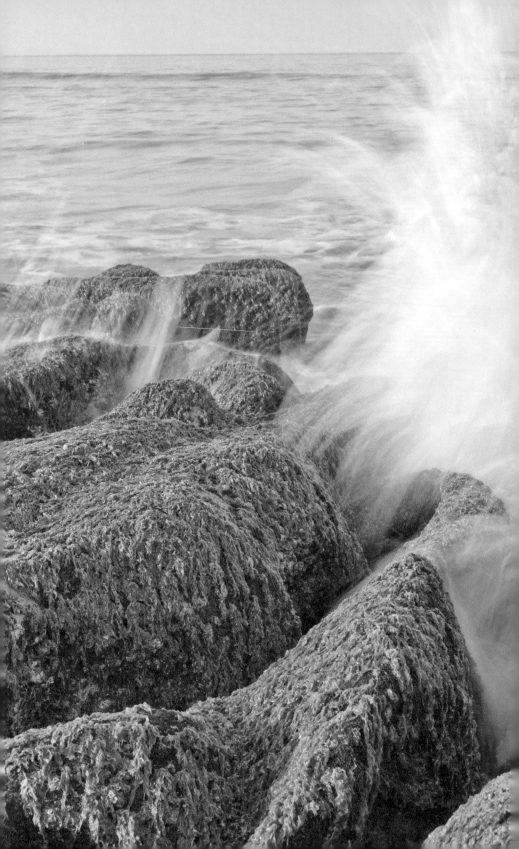

클로렐라

chlorella

필수영양소를 지닌 완전식품

클로렐라란 담수에 서식하는 단세포 녹색 식물로 일반 식물에 비해 많은 양의 엽록소와 단백질, 비타민, 무기질 등의 영양소를 포함하고 있다. 엄청나게 작고 타원형의 단세포로 구성되었으며 운동성은 전혀 없고 분열로 증식하는 원시적인 형태의 녹조류다. 대략 10종정도가 알려져 있으며 광합성 능력이 뛰어나 빨리 자라고 빨리 수가 불어난다는 특징이 있다. 적당한 조건만 갖추면 하루에 10배씩 쑥쑥 불어나며 같은 양의 벼와 비교하면 연간 유기물 생산량이 8배에 달한다고 한다.

기본적으로 세포 안에 탄수화물, 단백질, 지방을 모두 가지고 있어서 그냥 먹어도 필수영양소는 다 섭취할 수 있는 완전식품이다. 배양조건에 따라서 이 3가지의 함량을 조절할 수도 있고 그 외에 비타민, 섬유질 등도 모두 섭취할 수 있기 때문에 미래의 대체식량으로 활발하게 연구가 진행되어 왔다. 그러나 생산 단가가 높은 편이어서 식량이 되지는 못하고 있다. 대신 건강식품을 만들기 위해 재배하고 있다.

단백질에서부터 비타민, 무기질과 식이섬유 등의 몸에 좋은 영양소를 담고 있으며 엽록소 함량은 일반 채소의 10배가 넘는다. 아주 미래지향적인 음식이다.

클로렐라가 특히 몸에 좋은 이유는 좋지 않은 식습관으로 산성화되어 있는 몸의 내부를 알칼리로서 중성효과를 가져오기 때문이다. 하지만 특유의 강한 맛이 있어서 그 맛을 덮을 수 있는 스무디와 같이 먹는 것이 좋다. 또한 물이나 주스에 타먹어도 좋고, 음식에 같이 넣어 먹어도 좋지만 클로렐라 분말을 만들거나 이보다 더 쉽게 섭취하는 방법은 클로렐라 정을 물과 함께 먹는 것이 좋다.

먹 는 법

분말로 된 100% 원말을 사다가 요구르트나 우유에 타먹으면 간편한 주스가 된다. 여기에 간단히 야채나 과일을 곁들여 믹서에 갈아서 먹어도 된다.

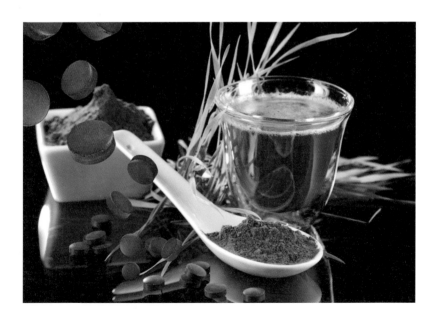

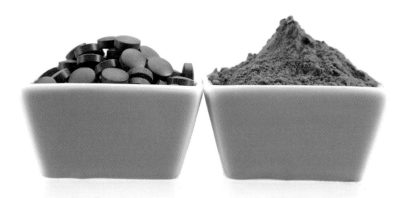

 혈액 정화의 효능도 있고 면역력 강화를 통해 병에 대한 저항력이 강화된다. 혈액 속의 단백질의 일종이라고 하는 알부민을 유지시키고 백혈구를 증가시킨다. 또한 안티에이징 효과가 있어 피부가 젊어지는 효과뿐만 아니라 피부의 회춘이나 신체의 노화 속도를 지연시켜 준다. 그리고 항산화 작용이 있으며 위와 장 등의 건강을 유지시켜 준다.

 피로회복은 물론 변비에도 좋고 위궤양, 십이지장궤양의 예방과 개선, 상한 위 점막을 수복하는 효과가 있다. 아이들에게는 성장에 큰 도움을 주고 어른들에게는 노화방지, 아토피에도 큰 효능을 가져온다. 또 신진대사를 촉진해서 당뇨예방에 큰 장점을 가지고 있다.

etc.

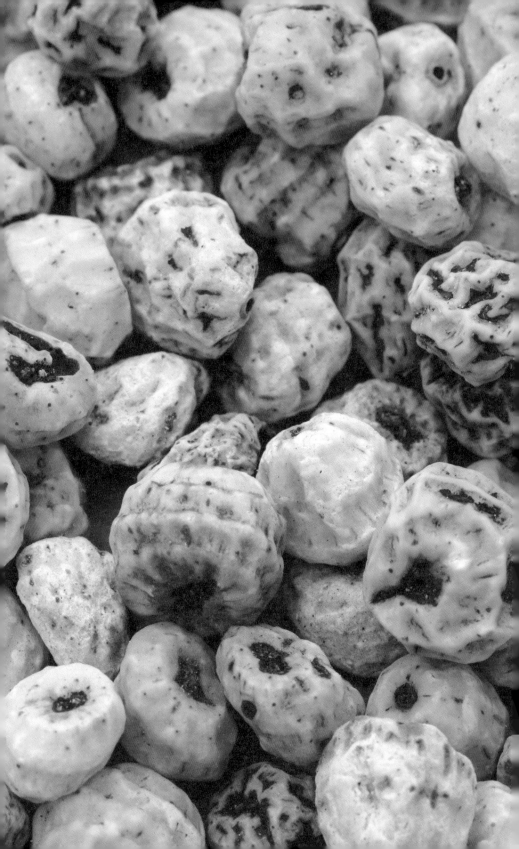

타이거넛츠
tigerNuts

당뇨병, 심장병 예방에 탁월한 식물덩이뿌리

추파라고 하는 식물의 덩이줄기인 타이거넛츠는 주로 아프리카와 스페인에서 재배되며 모양은 쭈그러진 땅콩 같은 넛츠모양이지만 사실 견과류가 아닌 덩이줄기과에 속하는 식물덩이뿌리다. 몸에 좋은 영양소를 다량 함유하고 있어 건강을 지켜주고 풍부한 불용성 식이섬유가 함유되어 있는데 당뇨병, 심장병 예방에 탁월한 것으로 알려져 있다.

식이섬유는 우엉의 14배, 아몬드의 2.5배 정도로 아주 높다. 변비를 예방하고, 체중감소 및 다이어트 후 장기간 체중유지에 도움을 줄 뿐만 아니라 콜레스테롤을 낮추고 꾸준히 섭취하면 대장암, 관상동맥 심장질환, 비만, 당뇨, 위장 장애를 방지하는 효과를 누릴 수 있다.

그리고 마그네슘, 칼륨, 비타민E 등 다양한 영양소도 풍부하게 함유하고 있다. 타이거넛츠 가루 100g에는 하루 권장량의 13~17% 정도의 마그네슘이 함유돼 있어 혈당과 혈압 조절에 효과적이다. 아울러 칼륨이 풍부해 뼈를 튼튼하게 만들 수 있으며 심장 기능을 강하게 만든다. 타이거넛츠 속 아미노산엔 아르기닌이라는 물질이 들어 있는데 혈액의 순환을 원활하게 해주며 당뇨병 환자의 혈당을 조절하는 데 탁월하고 비타민E는 활성산소의 생성을 억제해 심혈질환에 노출되는 위험을 줄여준다. 간편하게 섭취하는 방법은 타이거넛츠를 물에 담가 5~6 시간 동안 충분히 불린 다음 건조 중량의 3배에 달하는 물을 붓고 곱게 간다. 체에 걸러 건더기는 제거하고 남은 액체에 입맛에 맞게 설탕을 첨가하여 먹으면 된다. 베이커리 류는 밀가루 대신 사용하면 더욱 고소한 맛을 낼 수 있으며 크랜베리, 건포도 등과 함께 요거트 위의 토핑으로 사용해도 좋다. 또는 간식용 핑거 푸드로 휴대용 용기에 담아 가지고 다니며 먹어도 좋다. 타이거넛츠는 완전식품이라 불리는 우유를 대체할 수 있는 식품으로도 꼽히고 있다. 타이거넛츠와 물을 함께 갈아 타이거넛츠밀크(오르차타)로 만들어 먹으면 우유나 두유보다 더 성질이 좋은 단백질을 섭취할 수 있으며 이 외에도 좋은 지방, 칼슘, 인, 올레산을 많이 섭취할 수 있다. 특히 유당 제품에 거부감이 있는 사람들도 부담 없이 먹을 수 있어 미국, 유럽에서는 식물성 우유로 권장하고 있다.

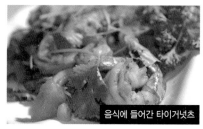
음식에 들어간 타이거넛츠

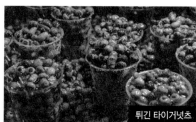
튀긴 타이거넛츠

먹 는 법

믹서에 우유나 물을 넣고 갈아 마신다. 분말을 섭취할 경우 역시 우유나 물에 타서 마시면 되고 생으로 먹어도 된다. 평소 먹던 샐러드에 첨가해 드레싱과 함께 먹으면 좋다.

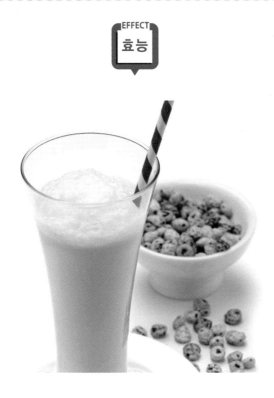

　자연에서 얻을 수 있는 가장 좋은 천연 마그네슘 식품으로 알려져 있다. 칼륨, 칼슘, 오메가 지방산, 비타민 C, E 등 각종 영양소들이 풍부하게 함유되어 있어 당뇨병, 심장병, 심혈관 질환 등 각종 성인병 예방은 물론 기초적인 대사활동에 큰 이점이 있는 것으로 전해지고 있다. 항산화성분 때문에 암 예방이나 면역력을 높이는 데 아주 효과가 있으며 셀레늄이란 성분 때문에 피부의 탄력을 유지시켜 주고 피부미용에도 좋다.

etc.

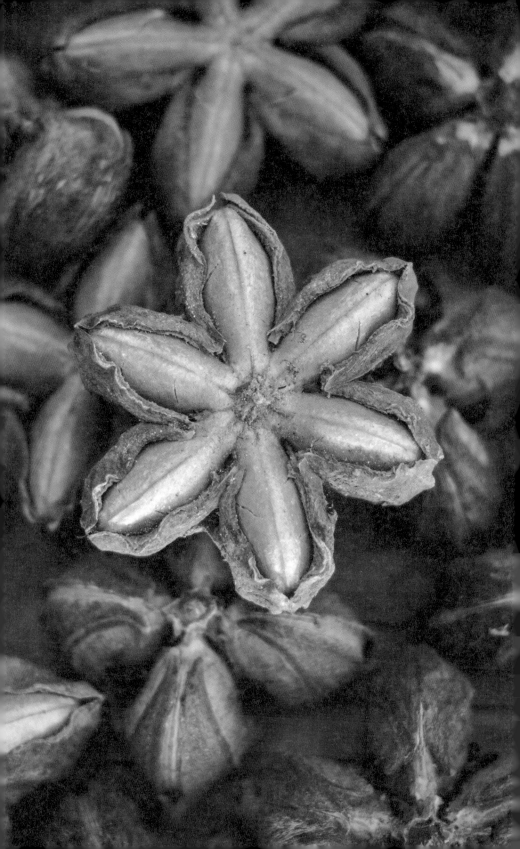

사차인치
Sacha-Inchi

혈전을 녹이는 신비의 열매

 남아메리카에서 자생하는 견과류 일종으로 '잉카땅콩', '잉카너트', '오메가너트', '산땅콩' 등으로도 불리는데 수세기에 걸쳐 페루의 원주민들에 의해 중점적으로 재배되고 있다. 별 모양의 열매인 사차인치 열매는 그래서 '땅 위의 별'이라 불리고 있으며 보통 2미터에서 3미터까지 자라는데 열매에 4~5개의 씨앗이 들어 있다. 땅콩과 같은 일종이라고 생각하면 된다.

 15세기 잉카제국 때부터 재배가 시작된 고급 작물인 이 열매의 씨앗에는 단백질과 지방, 필수 미네랄이 아주 풍부하게 들어 있어 심혈관 건강에 절대적으로 도움이 되는 식품으로서 각광을 받고 있다. 지방 함량의 대부분이 필수 지방산인 오메가3 지방산과 오메가6 지방산으로 구성되어 있어 슈퍼푸드 중의 하나로 인정을 받고 있는데 등푸른생선을 능가하는 오메가 성분의 함량을 가지고 있어 잉카인들은 이 식물을 통해 다량의 성분들을 섭취할 수 있었다.

 오메가 3와 6는 인체에 없어서는 안될 필수지방산임에도 불구하고 우리 몸에 생성되지 않아 반드시 음식물로 섭취를 해야만 한다. 맛

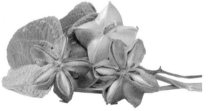

은 땅콩과 비슷하면서 약간 짭조름하고 알 특징이 납작하다. 폴리페놀과 비타민E, 아연, 칼슘, 단백질, 필수아미노산, 트립토판 등을 다량 함유하고 있기 때문에 강력한 항산화 작용까지 있는 신비의 열매이기도 하다.

먹 는 법

열매가 열대지방에서 자라는 특성 때문에 우리나라에서는 전량 수입에 의존하고 있다. 하루 권장량 10~15알 정도가 알맞은데 1회 3알 정도를 네 번에 나누어 섭취하는 것이 좋다.

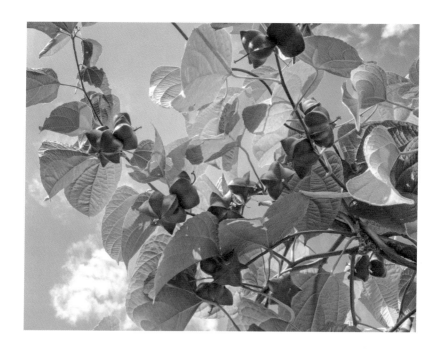

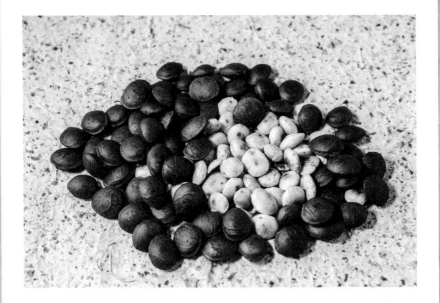

오메가3 지방산이 풍부하여 혈액 내 중성지방을 줄이고 피떡이라고도 하는 혈전의 생성을 막아 혈관이 막히는 것을 방지하고 혈압을 조절하는 효능이 있다. 오메가3 지방산은 체내 합성이 되지 않아 섭취가 필요한 영양소로 아몬드의 2,500배, 피칸의 25배, 연어의 12배나 된다. 그리고 섭취시 오메가3 지방산이 DHA로 바뀌어 뇌, 뇌신경 조직, 망막 조직 등의 구성 성분과 두뇌 학습 능력을 높인다.

etc.

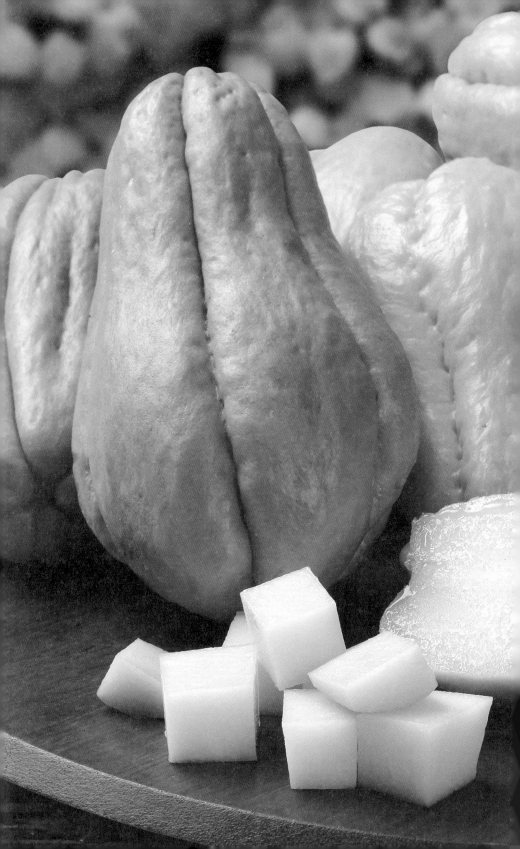

차요테
Chayote

남미의 무 천국의 채소

열매의 모양이 마치 부처님 손을 닮았다고 해서 '불수과'라고도 불리는가 하면 껍질이 악어의 피부처럼 거칠어 '악어배'라고도 불리는 이 채소는 주로 열대지방에서 재배되며 호박과에 속한다. 1년 내내 수확이 가능하지만 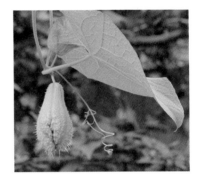 9~10월, 4~5월 사이에 수확량이 가장 많다. 덩굴성으로 잎은 열매보다도 크고 넓적하다. 열매의 속은 크림색 또는 연두빛을 띠는 노란색이다. 열매는 초록색부터 옅은 녹색, 백색 등 여러 가지 색을 띠고 있는데 껍질을 얇게 벗겨 반으로 자르거나 얇게 썰어 식재료로 장아찌나 볶음, 수프, 튀김, 샐러드 등으로 이용된다.

무, 오이와 비슷한 맛을 가지고 있으며 식감이 아삭아삭하고 단맛을 가지고 있다. 생김새는 마치 서양 배와 비슷하고 표면이 울퉁불퉁하다.

우리나라 기후가 이제 아열대로 변해 가고 있어 차요테를 재배하는 농가가 늘어나고 있는데 일 년에 두 번 수확할 수 있어 새로운 소득 작목으로 떠오르고 있다.

차요테 피클

재료

차요테 2개

물 1컵

식초 반 컵

설탕 반 컵

소금 2티스푼

피클링스파이스 1티스푼

1 껍질을 벗긴 뒤 반을 갈라 씨를 제거한 뒤 적당한 크기로 썬다.

2 물과 설탕, 피클링스파이스를 넣고 함께 끓이다가 소금을 넣는다.

3 소독한 유리병에 끓인 재료를 넣고 식초를 넣어 3일 가량 숙성시킨 뒤 먹는다.

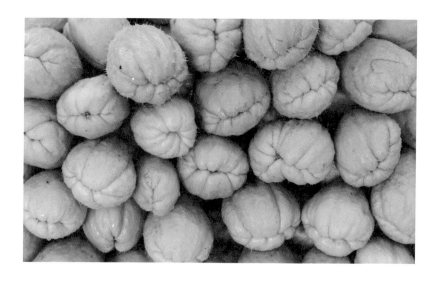

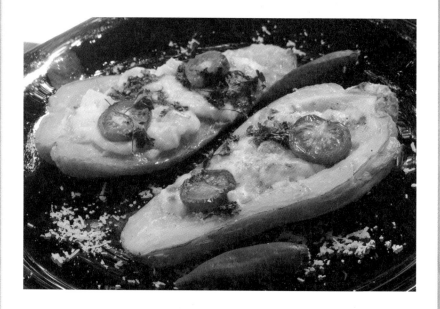

　임신을 한 여성들의 필수 영양소 비타민C와 태아의 뇌 발달에 좋은 엽산이 풍부해 임산부의 유산을 막고 빈혈을 예방하며 높은 수분 함량과 섬유질로 변비나 소화작용에 좋은 효과를 볼 수 있으며 포화지방이나 콜레스테롤이 없어 다이어트에 효과적이다. 또한 아연, 구리, 필수 미네랄이 풍부하여 피로 해소는 물론 피부 미용과 감기 예방, 면역력 개선 등 면역 체계에 도움을 주어 면역력을 증강하고 엽산과 마그네슘, 칼륨 등의 성분이 다량 함유되어 기억력 향상과 치매를 예방하는 데 아주 효과가 있다. 동맥경화 방지는 물론 신경전달 물질인 세로토닌과 멜라토닌 형성에 도움을 주고 심장과 근육 기능 등에 기본적인 도움을 준다.

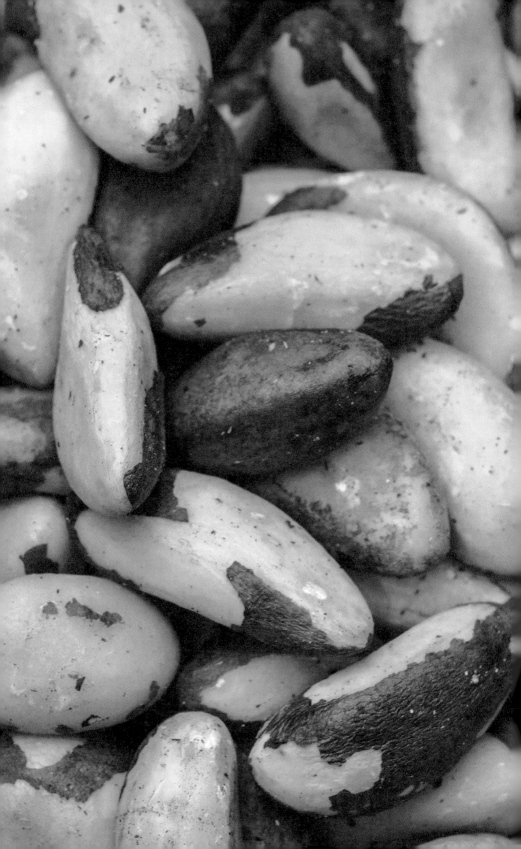

브라질너트
Brazil nut

아마존의 신비 셀레늄의 왕

브라질너트 나무의 씨앗으로 아마존강, 네그루강 등 주변에서 볼 수 있다. 크기는 약 50미터에 달하고 지름은 1~2 미터로 아마존 밀림에서도 큰 나무에 속한다. 줄기에는 세로 줄무늬 모양의 껍질이 있으며 잎이 난 자리에는 다른 잎이 자라지 않는 특성이 있다. 겉껍질을 벗겨내면 흰색의 씨앗을 볼 수 있는데 이 과육은 백색으로 크기가 아몬드 두 배 정도로 옛날부터 원주민의 중요한 식량이었다. 보통 날 것으로 먹지만 요즘에는 그 효능이 탁월한 것이 입증되어 제과 제빵의 재료로 활용하거나 아이스크림 등에 넣어 먹기도 하고 올리브유 대신으로 사용하기도 한다. 미국 농무부 USDA 기준 셀레늄 함량 1위로 주목받는 식품 중 하나이다.

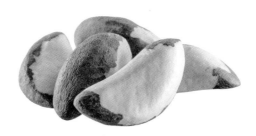

견과류를 대신하여 조림류의 반찬에 견과류 대신 넣거나 잘게 부숴 우유나 두유에 섞어 식후에 간편하게 먹으면 된다. 견과류 특성상 날 것으로 먹어도 아삭아삭한 느낌의 고소한 맛을 느낄 수 있다.

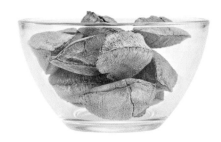

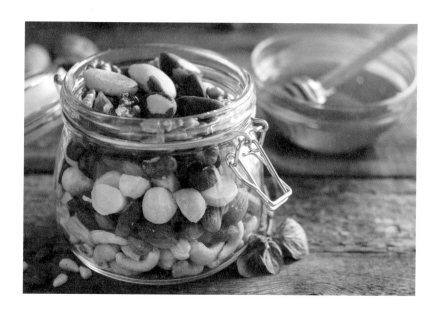

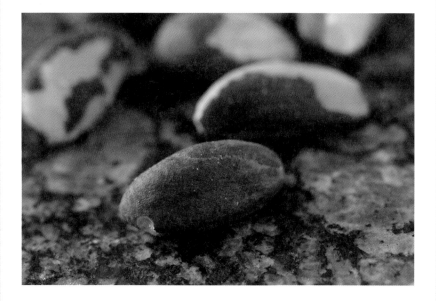

  식이섬유가 풍부하여 변비에 좋고 비타민C와 B가 들어 있어 시력회복, 피부개선, 면역력 강화와 염증완화에 도움을 준다. 특히 셀레늄이 많아 생식기능을 개선하고 전립선암을 예방하며 노화방지 등에 효과가 있다. 천연 미네랄 셀레늄은 체내에서 스스로 생성할 수 없어 음식으로 섭취해야 하는 영양소이다. 그러나 한 번에 너무 많이 섭취를 하게 되면 다소의 정서 불안 등 부작용을 겪을 수 있어 하루 두 개 정도를 섭취하는 것이 좋다.

etc.

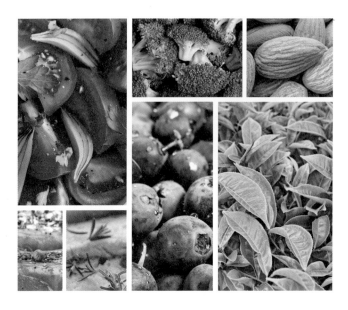

자료출처

네이버 지식백과, 다음 백과사전, 『식물명실도고(植物名實圖考)』
『동의보감(東醫寶鑑)』『본초강목(本草綱目)』『본초습유(本草拾遺)』
『본초도경(本草圖經)』『사천중약지(四川中藥誌)』『항암본초(抗癌
本草)』『자산어보』『신강본초약수책(新疆本草藥手冊)』『동의학사전
(東醫學辭典)』